"十三五"国家重点图书出版规划项目

BEIJING JISHUITAN HOSPITAL ILLUSTRATED
TIPS AND TRICKS IN ORTHOPAEDIC TRAUMA
SURGERY:
FOOT AND ANKLE FRACTURE

积水潭医院创伤骨科
—— 手术技术 ——
足踝骨折

主 编 武 勇 龚晓峰

北京科学技术出版社

图书在版编目（CIP）数据

积水潭医院创伤骨科手术技术 . 足踝骨折 / 武勇，龚晓峰主编 . —北京：北京科学技术出版社，2022.11

（积水潭医院创伤骨科技术丛书 / 吴新宝主编；4）

ISBN 978-7-5714-1232-6

Ⅰ . ①积… Ⅱ . ①武… ②龚… Ⅲ . ①骨疾病–外科手术②足–外科手术③踝关节–外科手术 Ⅳ . ①R68②R658.3

中国版本图书馆CIP数据核字（2020）第233023号

责任编辑： 杨 帆		**网 址：** www.bkydw.cn	
责任校对： 贾 荣		**印 刷：** 北京捷迅佳彩印刷有限公司	
图文制作： 北京永诚天地艺术设计有限公司		**开 本：** 889 mm×1194 mm 1/16	
责任印制： 吕 越		**字 数：** 310千字	
出 版 人： 曾庆宇		**印 张：** 17	
出版发行： 北京科学技术出版社		**版 次：** 2022年11月第1版	
社 址： 北京西直门南大街16号		**印 次：** 2022年11月第1次印刷	
邮政编码： 100035		ISBN 978-7-5714-1232-6	
电 话： 0086-10-66135495（总编室）			
0086-10-66113227（发行部）			

定 价：328.00元

编者名单

（按姓氏笔画排序）

王 岩 王金辉 孙 宁 李 恒
李 莹 李文菁 杨慎达 武 勇
龚晓峰 赖良鹏

序

踝关节与双足是人类完成直立行走的关键结构。双下肢所承受的垂直应力经由踝关节传导以及距下关节和跗横关节偶联活动的转化，使得人类能够适应各种不同地面，完成行走、跑步和跳跃等活动。如果足踝创伤处理不当造成力线异常、关节半脱位/脱位、关节面不平整、稳定性下降，都会引起功能残疾。

在过去几十年内，随着 AO 内固定原则的普及和各种内固定技术的改良，足踝创伤的治疗效果有了巨大的进步。本书是武勇教授领导的足踝外科团队集体努力的成果，也是对创伤骨科足踝小组十余年工作的总结。本书保持了"积水潭医院创伤骨科技术丛书"的特点：从 Pilon 骨折到足趾损伤，每一个部分的检查、评估、治疗均以病例的形式呈现；通过对手术入路、复位顺序、操作细节、随访结果的分析，配以详尽的图片，期待能够为读者提供一本可按图索骥的工具书。值得一提的是，每个病例结尾的特点分析都是笔者临床经验的总结，相信读者会有共鸣。

我非常高兴能够将这本新书介绍给国内从事足踝创伤治疗的同道，以期提高足踝创伤的治疗水平并造福广大患者。

蒋协远

前言

  积水潭医院足踝外科成立于 2018 年 3 月 1 日，是积水潭医院骨科的第八个亚专业学科。建科时包括我在内的 5 名大夫，都有着从事创伤骨科 10 年以上的临床经历，我们对足踝部位骨折损伤（如 Pilon 骨折、踝关节骨折、距骨骨折、跟骨骨折、Chopart 损伤、Lisfranc 损伤等）的诊断治疗抱有很大的兴趣，并通过不断学习和临床实践使我科在业内收获了较高的声誉。这本书就是我们对足踝部位骨折损伤治疗经验和体会的总结。本书每个章节先简明介绍基础理论，包括骨折的机制、分型、手术入路、复位固定技术等，随后列举多个临床病例，对理论加以验证和解释，以便于学习和理解。这些精选的病例资料齐全，具有代表性、多样性、经典性、示教性和实用性，读者在日常工作中遇到问题时可以参考书中的思路和方法进行处理。本书贴近临床，重点突出，着重于解决实际问题，相信会对读者有所帮助。同时本书难免存在不足之处，也望同道们批评指正。

积水潭医院足踝外科   武   勇

目录

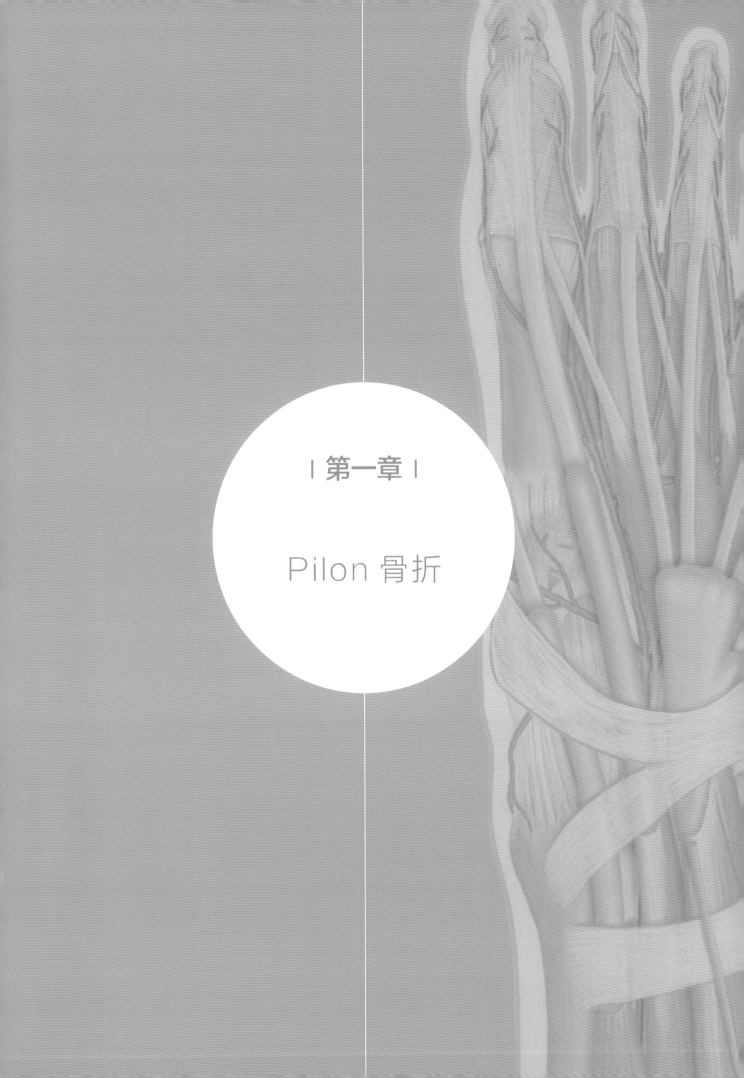

| 第一章 |

Pilon 骨折

Pilon 骨折是指主要通过轴向暴力造成的以胫骨远端负重区关节面损伤为主的踝关节周围骨折。Pilon 骨折通常为暴力性损伤导致，暴力性损伤造成的骨骼、关节面、软组织损伤都较为严重。Pilon 骨折手术一直都是足踝医师和创伤骨科医师面临的极具挑战性的手术之一，即使术者能够解剖复位关节面、恢复胫腓骨远端力线，但由于关节面软骨损伤严重，Pilon 骨折患者的中远期临床疗效通常较差。因此，医师在治疗此类骨折时，需要在术前认真仔细地根据骨折类型、软组织条件和临床经验，设计手术入路、复位顺序、固定方法，在术中充分显露关节面予以解剖复位，通过相对微创的操作恢复下肢力线，采用更能保护骨膜血供的内固定系统，获得稳定的早期固定。术后尽早开始功能练习，以便踝关节更快地恢复正常活动范围。

一、损伤机制

根据损伤能量不同，Pilon 骨折可以分为低能量损伤（单纯摔倒）、中能量损伤（滑雪伤）和高能量损伤（机动车事故／高处坠落）。

1968 年，Rüedi 在有关 Pilon 骨折的经典报道中指出：损伤时足所处的位置与轴向负荷共同决定了损伤类型。当足处于屈伸中立位时，垂直压缩力将造成关节面中央塌陷骨折；当足背伸时，垂直压缩力会造成关节面前侧的压缩骨折；当足跖屈时，垂直压缩力会造成后踝压缩骨折。

在垂直暴力造成距骨顶向上冲击胫骨远端关节面的同时，通常合并弯曲或剪切暴力，在挤压内外侧、前后侧的同时造成对侧的牵拉伤，如果同时合并旋转暴力则会加重关节面损伤程度，加大骨折块移位。

二、骨折形态特点

1．X 线片特点　根据 X 线片表现可以区分 AO/OTA B 型（部分关节内）骨折和 AO/OTA C 型（完全关节内）骨折，C 型骨折手术较 B 型骨折手术更为复杂，预后也不如 B 型骨折。在 X 线片上须注意的内容包括：原始移位是外翻还是内翻（指导接骨板放置位置）；是否存在腓骨骨折；干骺端骨折延伸范围（提示损伤暴力大小）；距骨和腓骨内侧缘距离是否增大（提示外侧副韧带是否损伤）；后外侧骨块是否与干骺端相连（可能增加术中复位难度）。

2．CT 扫描特点　在横断面上，胫骨远端关节面通常存在矢状面和冠状面 2 个方向上的多条骨折线。最常见的骨折线形态呈 Y 字形，起自下胫腓间隙、横行向内并分为前后2个骨折线，从而形成3个主要骨折块：内踝骨折块、后外侧骨折块、前外侧骨折块，随着暴力损伤的加剧，3个骨折块的移位增大，而且在交界处出现粉碎性骨折块（图1-1）。当胫骨长度短缩明显、关节面损伤严重时，应该在牵引下完成CT扫描。最好在一期急诊手术时使用胫骨远端外固定架撑开关节，此时通过关节周围韧带结构的牵拉，能够部分恢复关节面周围骨折块的位置（图1-2），从而有利于对关节面各骨折块之间关系的判断。除了观察骨性损伤以外，还须注意是否存在胫后肌腱或神经血管束的卡压和嵌顿（图1-3）。

三、术前处理

根据损伤能量不同，Pilon骨折治疗的手术时机也有所不同。对于低能量损伤患者，在水疱出现之前、皮肤存在皱褶时手术，能够取得良好的疗效。

图1-1 胫骨远端关节面CT扫描轴位片可见Y字形骨折线将关节面分为内踝骨折块、后外侧骨折块、前外侧骨折块（A）。随着暴力损伤的加剧，3个骨折块的移位增大，在交界处出现粉碎性骨折块（B）

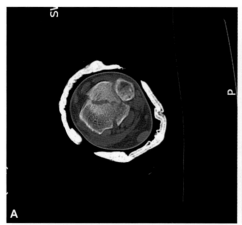
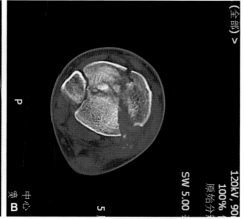

图1-2 Pilon骨折使用跨踝关节外固定架撑开前（A）后（B）CT扫描轴位片可见有韧带相连的关节周围骨折块：后外侧骨块与内踝骨块后缘、前外侧骨块与内踝骨块前缘距离缩小

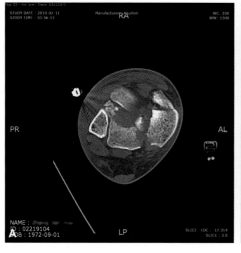
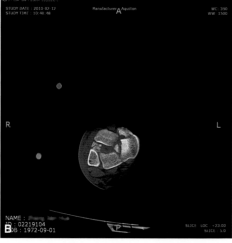

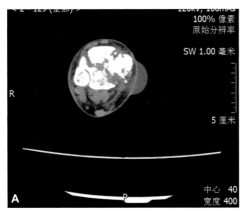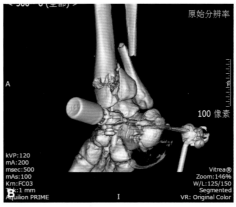

图 1-3 CT 扫描轴位片可
见胫后肌腱嵌顿在
骨折端（A），重建
片可见骨折线位于
胫后肌腱沟内（B）

对于高能量损伤，除非是在高级别创伤中心由经验丰富的足踝医师或创伤骨科医师实施切开复位内固定术，否则急诊手术内固定的并发症发生率较高。对于这类软组织损伤较重的 Pilon 骨折（图 1-4），伤后一期可以使用外固定架撑开胫骨长度，改善干骺端短缩，部分恢复关节面移位（图 1-5）。在消肿治疗的同时完善 CT 检查，设计相应的手术入路和固定方式，待皮肤皱褶出现后，再行二期切开复位内固定术。

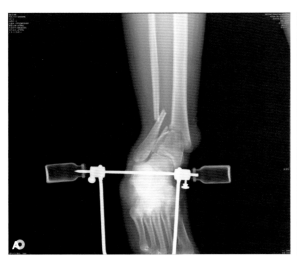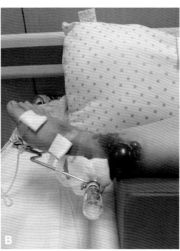

图 1-4 Pilon 骨折外翻移
位（A），伤后软组
织肿胀严重（B）

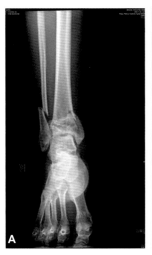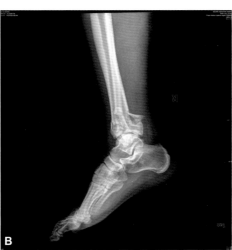

图 1-5 伤后（A、B）和跨
踝关节外固定架撑
开后（C、D）踝关
节正侧位 X 线片对
比，可见胫腓骨长
度部分恢复、胫距
关节面间隙和对合
关系改善

图 1-5 （续）

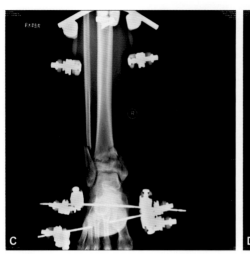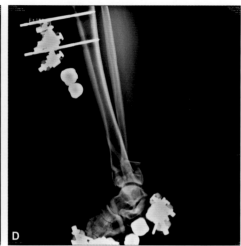

四、手术入路选择

根据术前 CT 扫描图像选择手术入路，判断关节面骨折线的位置，并据此位置选择相邻的手术入路（图 1-6），这样显露关节内骨折线最容易。常用入路如下。

1．前内侧入路　切口近端自胫骨脊外侧起，向远端延长至胫前肌腱内侧，弧形跨过踝关节止于内踝下缘。为了改善关节面前外侧部分的显露，可以垂直踝关节间隙切开（图 1-7A），切开时注意保持皮肤、皮下组织和骨膜的完整性，将其作为一个全层皮瓣切开，以保留骨膜至内侧皮肤的血供。尽量不要切开胫前肌腱腱鞘（图 1-7B），如果切开腱鞘，术毕必须予以缝合。显露关节面可以经关节囊破损处或平行皮肤切口切开关节囊。

2．前正中入路　以踝关节为中心，自关节近端 6cm 水平起，向远端切开至距舟关节水平。切开皮肤后要注意保护从外侧跨过切口的腓浅神经。在踝关节近端纵行切开伸肌支持带，显露胫前肌腱和蹈长伸肌腱，胫前动脉和腓深神经位于蹈长伸肌腱内侧。将蹈长伸肌腱与神经血管束一起拉向外侧，将胫前肌腱拉向内侧。显露关节囊并沿其撕裂处打开（图 1-8）。如需向近端延长，切口应位于胫前脊外侧，以免形成痛性瘢痕。

3．前外侧入路　切口自踝关节近端 5cm 水平起，经前外侧结节略偏内，向远端延长至第三、四跖骨基底。切开皮下组织，找到腓浅神经予以保护。切开伸肌支持带，将蹈长伸肌腱、第三腓骨肌腱、腓深神经及足背动脉拉向内侧。在切口远端，可看到趾短伸肌肌腹，将其游离可以增加更远端部分的显露。

4．后外侧入路　能处理腓骨骨折和复位固定后外侧关节面骨折块。在

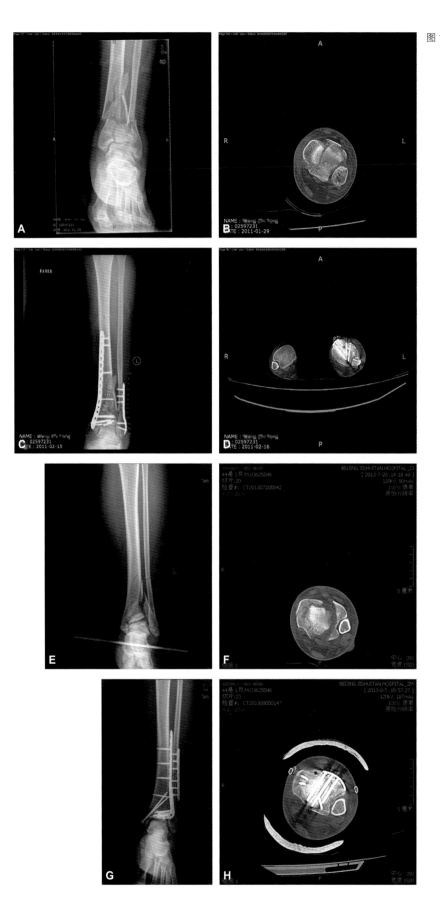

图 1-6 当 Pilon 骨折关节内骨折线偏内（A、B）时，选择前内侧入路（C、D）。当关节内骨折线偏外（E、F）时，选择前外侧入路（G、H）

图 1-7 改良胫骨前内侧入路（A）的纵切口部分远端垂直跨越踝关节间隙，能够改善对前外侧部分的显露，深层剥离时要在胫前肌腱鞘内侧切开，保持腱鞘完整性（B），这样能减轻术后缝合时皮肤的张力

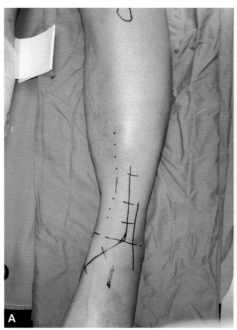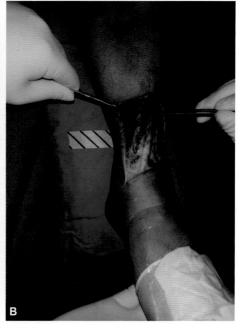

腓骨长短肌腱和跟腱之间做纵切口，于切口近端皮下分离腓肠神经加以保护。在腓骨长短肌腱和拇长屈肌之间切开肌筋膜，将拇长屈肌肌腹向内拉开，将腓骨长短肌腱向外拉开以保护腓肠神经，即可显露胫骨后侧皮质。此处可以看到位于踝关节后侧关节囊表面的腓动静脉，要尽量加以保护。

5. 后内侧入路 起自内踝尖远端，向近端沿着胫骨后缘切开，即可显露胫后肌腱鞘。保持腱鞘完整，沿着胫后肌腱鞘的前缘切开，向后剥离可以

图 1-8 前正中入路的深层剥离位于胫前肌腱和拇长伸肌腱之间，将胫前肌腱拉向内侧，将拇长伸肌腱与神经血管束拉向外侧，可以充分显露胫骨远端前方部分

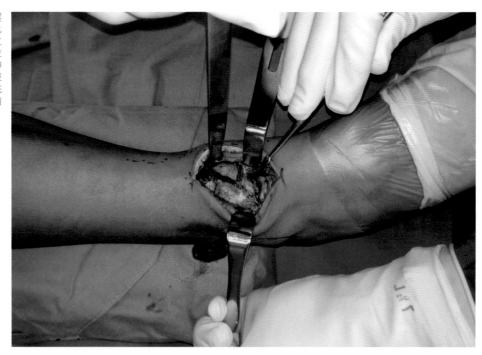

复位后内侧骨折块，此处常用抗滑接骨板固定。也可以沿着胫后肌腱鞘后缘，在其与趾长屈肌间隙之间切开，将趾长屈肌向后牵开，显露更偏后外侧的骨折。经趾长屈肌和拇长屈肌间隙向后外侧显露须要直接牵拉神经血管束，相对应用较少。

五、基于骨折形态的手术原则

（一）根据 AO/OTA 分型的复位原则

对于 B3 型骨折，与干骺端、骨干相连的关节面骨块通常是后外侧骨块，以该骨块为复位基石，将前方骨块和内侧骨块逐一复位到后外侧骨块上即可获得满意的关节面复位。切口选择可以参考前方和内侧骨折线位置，选择与关节内骨折线相邻的手术入路能够在切开皮下组织后直接显露关节面骨折线（如病例 1——部分关节内骨折图 1-10A 箭头所示和病例 4——43C3 图 1-55B 箭头所示）。C1 和 C2 型骨折都是关节内简单骨折，复位原则与 B3 型骨折类似。

对于关节内多条骨折线的 C3 型骨折，所有关节面骨折块与干骺端、骨干均失去连续性。此时通常须要先解剖复位固定合并的腓骨骨折，通过下胫腓后韧带的张力改善后外侧骨块的位置，再以此为复位标志，逐一复位其他关节面骨块（如病例 3——开放 AO43C1 图 1-38C 和 D 显示后外侧骨块和图 1-44A 和 B 箭头所示骨块复位固定）。当后外侧骨折块较小或是无法获得一定的稳定性的情况下，可以在后外侧入路固定腓骨骨折的同时，将后外侧骨折块与干骺端、骨干进行固定，从而获得其他关节面骨折块复位的参考标志。

对于关节面骨折线是从近端骨干骨折线延伸而来的骨折类型，可以通过解剖复位近端骨干骨折线来获得远端关节面骨折的复位（如病例 2——图 1-27D 和图 1-33G）。

（二）根据骨折内外翻、屈伸畸形的固定原则

对于 B3 型骨折，通常表现为内翻畸形，在关节面骨折使用螺钉固定后，要在胫骨内侧放置支撑接骨板；对于粉碎严重的病例，前方增加 1 枚接骨板有助于增强固定稳定性（如病例 1——部分关节内骨折图 1-11A 空心钉和图 1-20B 接骨板外螺钉）。

对于 C1 和 C2 型骨折，当关节内简单骨折线被拉力固定后，近端简单骨折可以使用拉力螺钉固定和接骨板固定；近端复杂骨折可以使用锁定接骨板桥接固定，接骨板放置在压力侧，即内翻畸形放置在内侧。

对于 C3 型骨折，通常使用 2 枚接骨板交叉固定，这样才能在所有关节

面骨折块上固定 2 枚螺钉，控制骨块稳定性。此时在畸形成角的压力侧使用 1 枚主要接骨板固定，在与之成 90° 角的方向上使用 1 枚体积较小的接骨板完成固定。

六、手术操作技术

1. 显露关节　徒手牵拉很难持续保持良好的关节显露。所以，应该使用股骨撑开器。将股骨撑开器的外固定针固定在胫骨近端和距骨上，可以在踝关节上获得最大牵开力；如果固定在跟骨上，张力跨越踝关节和距下关节，会减小对踝关节的牵开效果。如果一期使用胫骨外固定架固定，在消毒前可以拆下外固定架连杆，保留固定针，将固定针和切口一起消毒。将外固定架连杆高压消毒后，在术中继续使用以牵开关节。

2. 关节面复位　通过外固定架充分牵开关节间隙，经由关节囊韧带的牵拉作用，可以获得周围骨块（前外侧骨块、后外侧骨块、内踝骨块）的大致复位。当下胫腓联合韧带完好时，解剖复位腓骨骨折有助于后外侧骨块复位。此时翻开前侧关节面骨块或内踝骨块，即可看到中央塌陷的关节面骨块。清理关节面骨块间血肿，以后外侧骨块为标准进行复位。依次将中央骨块、前外侧骨块、前方骨块复位到后外侧骨块上。使用 1.5mm 或 2mm 克氏针临时固定关节面骨块，无法固定的关节面小骨块可以通过两旁较大的骨块将其挤压在中间。最后复位内踝骨块，使用克氏针临时固定。C 臂透视正侧位和踝穴位，判断关节面复位情况，关节面复位满意后开始复位干骺端骨折。

3. 干骺端重建　干骺端简单骨折无须植骨。多数情况下，在关节面复位后干骺端会出现较为明显的缺损，可以将近端压缩的松质骨向远端推挤支撑关节面，或者使用异体骨或人工骨填充缺损，增加关节面的稳定性。

4. 关节面固定　在干骺端缺损内植骨，关节面骨块获得进一步支撑后，使用 3mm 或 4mm 空心钉固定关节面骨块。然后调整关节面骨块和近端骨干之间的力线，并透视证实。术中如果使用外固定架或股骨撑开器，此时须要注意适当放松其张力，否则近端力线无法被矫正。

5. 骨干固定　在使用接骨板将重建后的关节面骨块与骨干固定时，接骨板近端部分通常使用微创技术插入，接骨板远端部分可以利用已有手术切口置入。当骨干骨折是简单骨折被拉力固定后，可以使用非锁定接骨板做中和固定用。对于严重粉碎性骨折或骨质疏松骨折，可以使用锁定接骨板做桥接固定用。

6. 闭合切口　采取分期手术后，软组织消肿充分，一般都能在无张力下闭合切口。最好是在止血带下闭合切口，如果张力明显，可考虑做减张口或使用真空负压装置改善切口条件后再闭合切口。切口缝合完成后，外敷料均匀包扎，使用小腿前后石膏托将踝关节固定于屈伸中立位。

七、预后

骨折复位质量是 Pilon 骨折获得良好临床疗效的独立影响因素。年龄、骨折分型、开放骨折与否、合并腓骨骨折与否及恢复工作时间等因素并非其独立影响因素。手术中应尽可能地改善复位质量——恢复力线和关节面对称性是提高 Pilon 骨折临床疗效的重要条件。Pilon 骨折术后恢复期较长，在术后 2 年内踝关节功能都有不断改善的可能。对于高能量损伤患者，由于关节面软骨损伤严重，软骨细胞坏死和基质破坏、促炎性因子的作用，关节活动度减小和关节炎发生的比例很高。

病例1 B3 型部分关节内骨折 1 例、程度加重 C31 型骨折 1 例

病历摘要

48 岁男性，3 米高处坠落后 4 小时就诊于急诊。体格检查未见神经血管损伤，软组织肿胀。踝关节正侧位 X 线片（图 1-9）可见胫骨远端内侧和前侧皮质劈裂骨折，胫距关节面不对称。CT 扫描（图 1-10）在内侧和前侧劈裂骨折块交界处可见塌陷骨折块，属于 AO/OTA 43B3 型骨折。行 U 形石膏托固定。8 天后软组织肿胀消退，皮肤皱褶出现，行 ORIF。

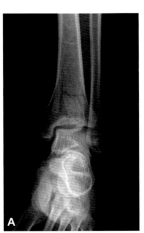
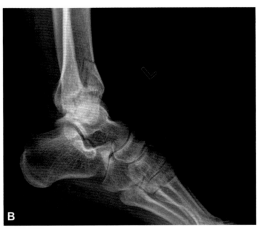

图 1-9 术前踝关节正（A）侧（B）位片可见胫距关节不对称，胫骨内侧皮质向上劈裂移位轻微（A），胫骨前侧皮质劈裂（B），骨折线累及干骺端

图 1-10 术前CT扫描，轴位片（A、B）可见前方劈裂骨折块移位明显，内侧劈裂骨折块移位轻微，在前侧和内侧劈裂骨折块交界处可见塌陷骨折块。矢状位片（C、D）可见在前侧劈裂骨折块后缘有塌陷骨折块上移。冠状位片偏前部分图像（E）可见前侧和内侧劈裂骨折块的移位，偏后部分图像（F）可见中央塌陷骨折块

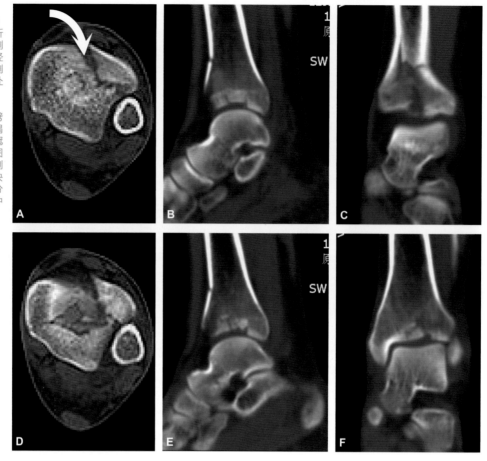

术前计划

手术适应证：胫骨远端关节内移位骨折，非手术治疗无法恢复关节面对合。手术须要解剖复位关节面骨折加压固定，恢复关节面骨折块与骨干的连续性。根据CT图像，手术切口选择胫骨远端前内侧入路。复位时要以后外侧骨块为解剖标志，将中央骨块、内踝骨块、前外侧骨块依次复位后加压固定。内侧支撑接骨板固定加前外侧锁定接骨板固定（图 1-11A）。

手术操作

做胫骨远端改良前内侧入路，切口位于胫骨脊外侧1cm处，向远端延长垂直经过踝关节间隙水平后，向内侧弧形切开至距舟关节。切口远端部分较常规前内侧入路偏外侧，有利于显露前外侧骨面和放置前外侧接骨板。在胫前肌腱鞘内侧切开伸肌支持带，将前间室肌群拉向外侧，注意保护内侧大隐静脉和隐神经。骨膜下剥离翻起全层皮瓣，显露胫骨干骺端骨折线。

沿着前外侧骨块内侧骨折线切开关节囊，撑开前外侧骨块和内踝骨块

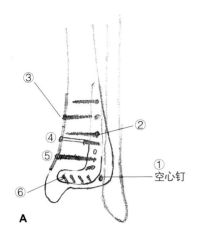
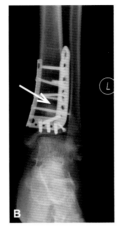
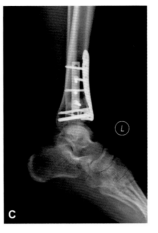

③

②

④

⑤

⑥

① 空心钉

A

B

C

图1-11 术前计划接骨板螺钉拧入顺序（A）。术后3个月复查踝关节正（B）侧（C）位片，可见内侧管状接骨板抗滑固定，前方解剖锁定接骨板固定，关节面复位平整，软骨下骨近端使用人工骨填充支撑关节面。注意前外侧骨块上有1枚空心钉固定

间隙，显露关节面塌陷骨块。斯氏针牵引跟骨显露关节面骨折线，以后外侧骨块为复位标志，将中央塌陷骨块和内踝骨块复位后，使用人工骨（图1-11B箭头所示）填充干骺端缺损，将撑开的前外侧骨块复位至原处。大巾钳夹持后克氏针临时固定，在前外侧骨块上拧入1枚空心钉，从前向后加压固定至后外侧骨块，然后拧入前外侧解剖锁定接骨板近端螺钉。内侧使用不加塑形的管状接骨板作为支撑，钢板固定时要注意螺钉固定顺序：首先在骨折端近侧3mm处拧入1枚全螺纹皮质骨螺钉，依靠管状接骨板的弹性对远端骨折块起到支撑作用；然后垂直骨折线在远折端拧入1枚直径4mm的半螺纹松质骨螺钉，以起到拉力螺钉加压固定的作用，在关节面骨折块水平拧入全螺纹皮质骨螺钉以避免过度加压粉碎的关节面骨块（图1-11A所示顺序）；最后拧入前外侧接骨板的远排螺钉，这排螺钉位于关节面上方，能够有效固定关节面骨折块（图1-12A、B）。术后1年半复查踝关节屈伸功能良好（图1-13），关节面恢复平整（图1-14）。

病例特点

本例Pilon骨折属于劈裂伴塌陷的部分关节内骨折。选择切口时要充分考虑复位和固定的需要，切口远端部分垂直经过踝关节间隙，有利于深层解剖向外侧牵拉和最终前外侧锁定板的固定。关节面的充分显露是获得解剖复位的前提，本例关节面骨折线偏前，在跟骨上穿针徒手牵拉就能够很好地观察到作为复位标志的后外侧骨折块。但对于关节面粉碎性骨折或者偏后的病例，使用股骨撑开器或外固定架牵开才能获得良好的手术视野。在内侧抗滑接骨板固定后，前方选择胫骨远端前外侧解剖锁定板的原因是远排螺钉分散面积大，能够对所有关节面骨折块都起到良好的固定作用。如果选择T型接骨板进行前方固定，可能需要附加螺钉固定关节面骨块（如下一例C31型骨

图 1-12 术后CT扫描，轴位片（A、B）可见关节面复位良好，骨折端加压固定，前外侧1枚空心钉固定至后外侧。矢状位片（C、D）可见胫距关节面恢复平整，无台阶/间隙。冠状位片（E、F）可见胫距关节面解剖复位

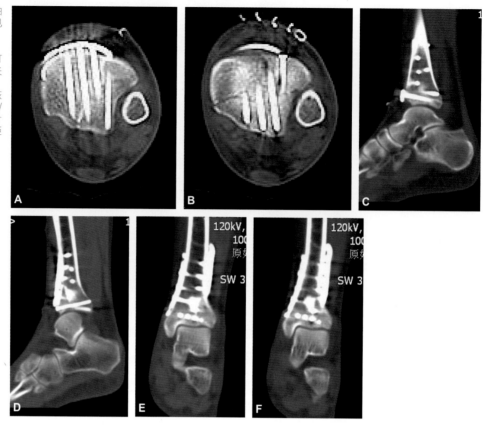

图 1-13 术后1年半复查踝关节屈伸功能良好

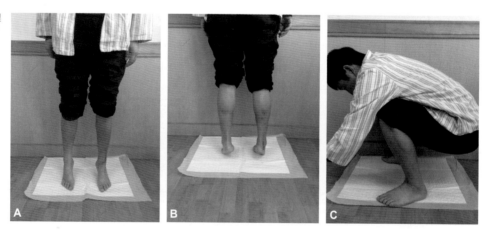

折患者）。

另一例患者术前踝关节正侧位 X 线片（图 1-15）显示相似的胫骨远端内侧和前侧皮质劈裂骨折，胫距关节面不对称。与上一个病例的区别在于骨折移位和关节面粉碎程度都更严重，中央骨折块明显上移，而且后侧皮质可见骨折线。CT 扫描证实所有关节面骨块均不与近端骨干相连，且关节面粉碎性骨折，骨折线主要集中在干骺端以下水平，属于 AO/OTA 43C31 型骨折。使用外固定架撑开胫距关节间隙，改善力线后（图 1-16），获得关节周围骨块的大致复位（图 1-17 下行）。通过观察 3 个平面 CT 图像，如图 1-17~1-19，明确关节内骨折块包括：后外侧骨块、中央塌陷骨块、游离骨软骨块、内踝骨块、前内侧骨块、前正中骨块和前外侧骨块。虽然后外侧骨块与近端不连续，但由于腓骨无骨折，后外侧骨块基本无移位，仍然可以后外侧骨块为复位标志，依次将游离骨软骨块、中央塌陷骨块、内踝骨块、前内侧骨块、前正中翻转骨块和前外侧骨块复位（图 1-20A）。复位后克氏针临时固定，透视证实骨折复位满意后，使用 2 枚半螺纹松质骨螺钉从前向后垂直骨折线加压固定关节面骨块，内踝骨块使用螺钉固定。最后使用前方 T 型接骨板和内侧锁定接骨板桥接固定关节面和骨干部分。术后 CT 复查（图 1-21~1-23）证实关节内骨折解剖复位、固定牢固。术后 1 年半取内固定术前复查患侧踝关节背伸较健侧稍差（图 1-24）。

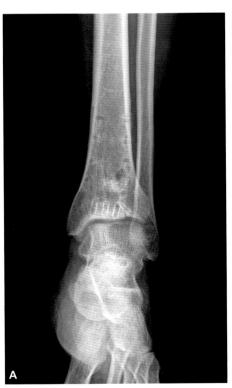
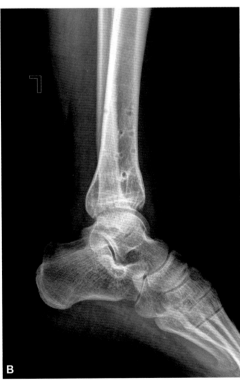

图 1-14 取出内固定物后踝关节正（A）侧（B）位片可见胫距关节对合良好，关节面平整

图 1-15 踝关节正侧位片显示与图1-9类似的内侧和前侧皮质劈裂加中央塌陷骨折。不同点在于骨折严重程度加重，胫距关节向内半脱位，内踝中央骨块上移明显（长箭头所示），后外侧骨折块皮质与干骺端中断（短箭头所示），所有关节面骨折块均不再与近端骨干相连，即C31型骨折

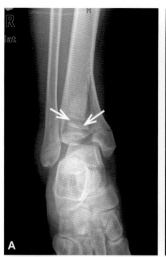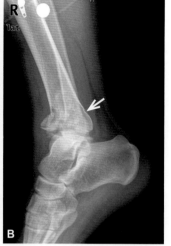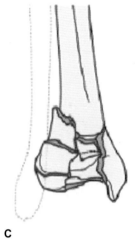

图 1-16 使用跨踝关节外固定架撑开后，胫距关节内侧半脱位改善，前侧/内侧皮质、内踝骨折块移位减小，但仍然可见中央骨块上移（箭头所示）

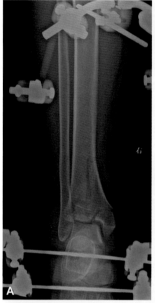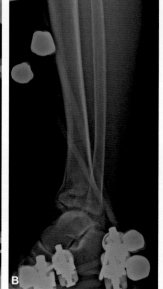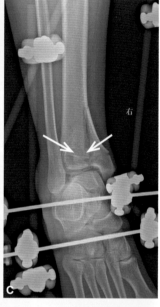

图 1-17 跨踝关节外固定架撑开前（上行）后（下行）图片对比可见关节周围骨块——后外侧（TV）骨块、内踝（MM）骨块、前内侧（AM）骨块、前正中（AC）骨块移位明显减小，但中央骨块（＊）移位没有改善

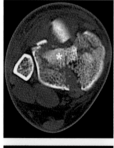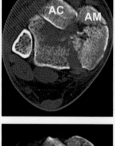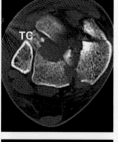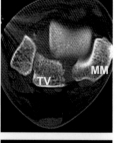

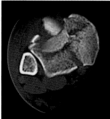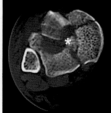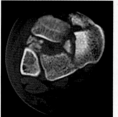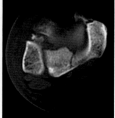

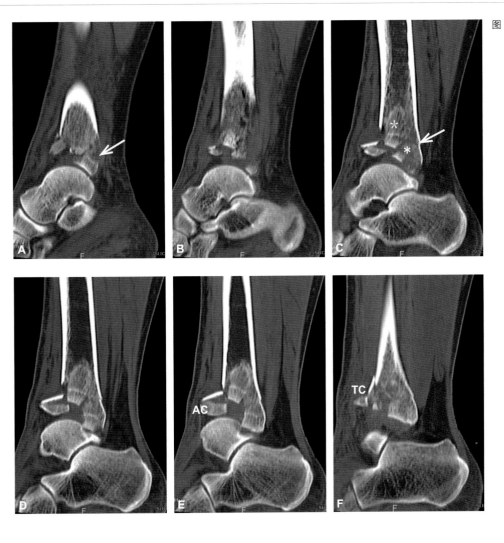

图 1-18 矢状位 CT 从内（A）向外（F）依次可见：内踝骨折块、后外侧骨折块与近端连续性中断（箭头所示），中央骨块（＊）上移明显，其与后外侧骨块之间有一骨软骨块（＊），前正中骨块（AC）翻转，前外侧骨块（TC）劈裂

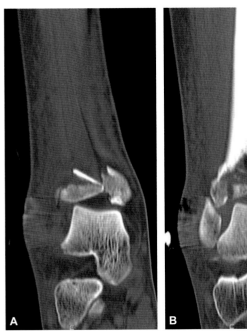
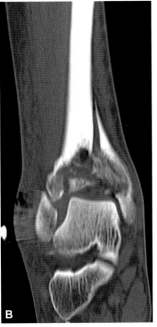
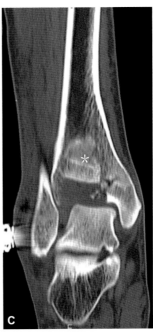

图 1-19 冠状位 CT 从前（A）向后（F）可见中央骨块（＊）上移明显，与内踝骨块之间有一骨软骨块（＊）。通过 3 个平面的图像分析可以判断游离骨软骨块位于内踝骨块、中央骨块、后外侧骨折块交界区。术中要注意复位

图1-19 （续）

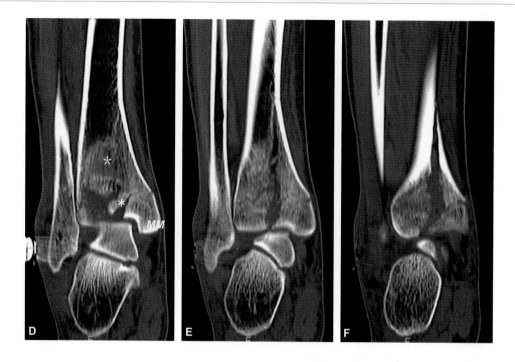

图1-20 关节面骨折块复位顺序如A所示。术后踝关节正（B）侧（C）位片显示：前方T型接骨板和内侧锁定接骨板固定，注意在T型接骨板远排螺钉近端有2枚半螺纹松质骨螺钉加压固定，内踝1枚螺钉固定

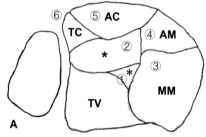

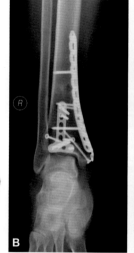

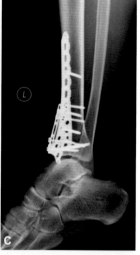

图1-21 术后轴位CT图像证实关节内骨折解剖复位，固定牢固，中央骨块（*）、骨软骨块（*）复位良好，注意2枚半螺纹松质骨螺钉的固定方向，注意前方T型接骨板螺钉方向基本与骨折线走向垂直

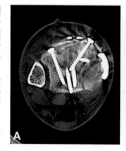

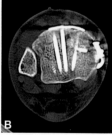

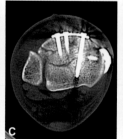

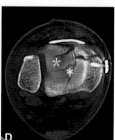

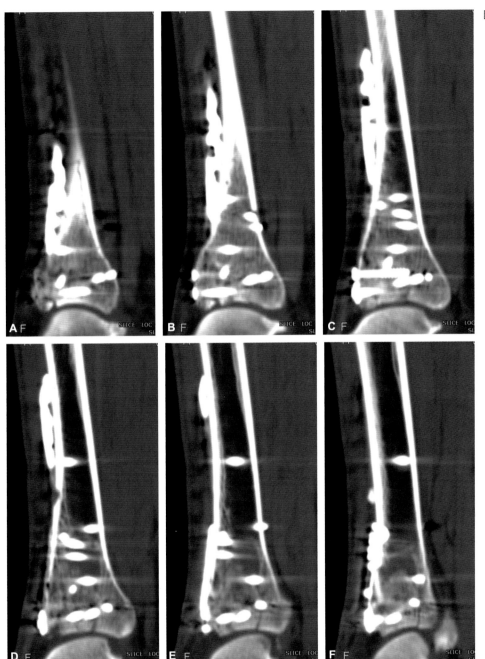

图 1-22　矢状位CT扫描验证骨折复位固定效果

图 1-23 冠 状 位 CT 扫 描 验证骨折复位固 定效果

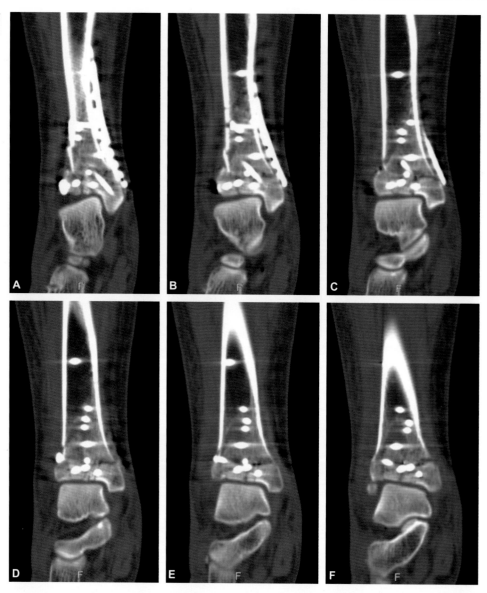

图 1-24 术后1年半取内 固定术前复查可 见患侧踝关节背 伸较健侧稍差

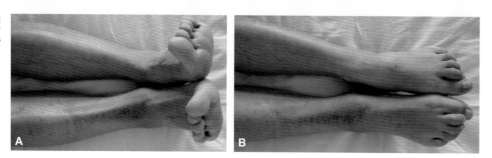

病例 2　解剖复位骨干简单骨折简化手术

病历摘要

40 岁男性，3 天前从 7 米高处坠落致伤，双侧踝关节肿痛伴活动受限，伴有腰部疼痛，于外院行 X 线检查后诊断为双侧 Pilon 骨折、腰椎骨折，予以右侧跟骨牵引和左侧石膏外固定后就诊于我院门诊。体格检查：双侧踝周软组织肿胀，右侧明显。右侧趾伸肌、趾屈肌肌力为 0，左侧趾伸肌、趾屈肌肌力为 Ⅲ-；右侧足背感觉消失，右侧小腿外侧、足外侧、足底、小腿内侧感觉减退。骨盆分离挤压试验阴性，未见血管损伤。双侧踝关节正侧位 X 线片（图 1-25）可见右侧 Pilon 骨折（43C33 型骨折），左侧骨干和内踝上缘可见骨折线，移位轻微，关节间隙基本对称；右足 X 线片显示舟骨骨折、楔骨骨折、Lisfranc 损伤；腰椎 X 线片显示：腰椎骨折（腰 1、2 椎体骨折，腰 1、2 横突骨折）。踝关节 CT 扫描见左侧胫骨远端关节面前方劈裂骨折线与矢状面劈裂骨折线相连，位于斜冠状位并向近端延伸到骨干部分（图 1-26A），塌陷部分以前方冠状面为主（图 1-26B），远端可见关节面前外侧骨块移位（图 1-26C），属于 AO/OTA 43B21 型骨折。

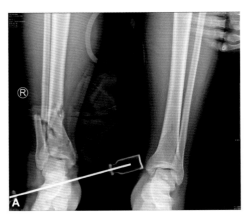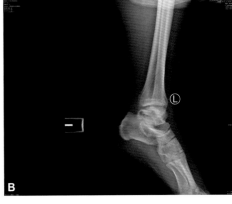

图 1-25　双侧踝关节正位片可见右侧 43C33 型骨折，左侧骨干和内踝上缘可见骨折线，移位轻微，关节间隙基本对称

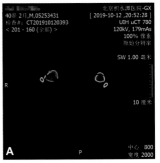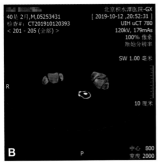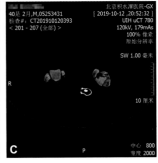

图 1-26　CT 扫描轴位片可见左侧胫骨远端关节面劈裂骨折线为斜冠状位，向近端延伸到骨干部分（A），前方劈裂骨折线与矢状面劈裂骨折线相连，塌陷部分以前方冠状面为主（B），远端可见关节面前外侧骨块移位（C）

术前计划

手术适应证：全身多发多处骨折合并马尾神经损伤，双侧胫骨远端关节内移位骨折，非手术治疗无法恢复关节面对合。

手术时机：入院后完善各项检查，由于右侧 Pilon 骨折软组织肿胀严重，选择分期治疗，于入院第 2 天行右侧腓骨骨折切开复位接骨板螺钉固定，跨踝关节胫骨外固定架固定恢复胫骨力线和长度。入院第 4 天行腰椎骨折复位、椎弓根螺钉内固定、椎板减压术。入院第 8 天行左侧 Pilon 骨折切开复位内固定术。待右侧软组织条件改善后，于入院第 17 天行右侧 Pilon 骨折和 Lisfranc 损伤 ORIF，二期完成最终手术固定。

左侧 Pilon 骨折手术计划：根据 CT 图像，关节面劈裂骨折线为斜冠状面延伸到骨干部分，同时合并前外侧骨块移位。手术入路选择改良前内侧入路，内侧可以显露骨干劈裂骨折获得解剖复位，外侧可以显露前外侧塌陷骨折。塌陷部分以前方冠状面为主，固定应选择从前向后固定，可以经外侧插入前外侧解剖锁定接骨板固定。

手术操作

做左侧胫骨远端改良前内侧入路，切口位于胫骨脊外侧 1cm 处，向远端延长垂直经过踝关节间隙水平后，向内侧切开至距舟关节（图 1-27A）。深层剥离时在胫前肌腱鞘内侧切开伸肌支持带，注意保护大隐静脉和隐神经，骨膜下剥离翻起全层组织瓣，显露骨干劈裂骨折线（图 1-27B）；经趾总伸肌外侧（图 1-27C）切开显露前外侧关节面骨折。

使用股骨牵开器撑开关节间隙，首先解剖复位骨干劈裂骨折后 3 枚拉力螺钉固定，关节内骨折块空心钉导针临时固定（图 1-27D）。在劈裂骨折被加压固定后，中央塌陷骨折块被挤压固定在劈裂骨折块与主骨之间获得稳定性。经撑开的关节间隙观察前外侧骨块的复位，使用两枚空心钉导针临时固定前外侧关节面骨块后拧入 1 枚空心钉固定。经趾总伸肌外侧插入前外侧解剖锁定接骨板，调整接骨板位置后透视，证实接骨板位置满意后固定远近端螺钉（图 1-28）。由于保留了胫前肌腱鞘的完整性，所以在缝合伸肌支持带时没有任何张力（图 1-29）。术毕使用小腿前后石膏托固定踝关节于中立位，拍片确认左侧 Pilon 骨折复位固定满意（图 1-30），右侧 Pilon 骨折腓骨接骨板螺钉固定和外固定架固定完成。

病例特点

本例 Pilon 骨折属于劈裂伴塌陷的部分关节内骨折，劈裂骨折延伸到骨

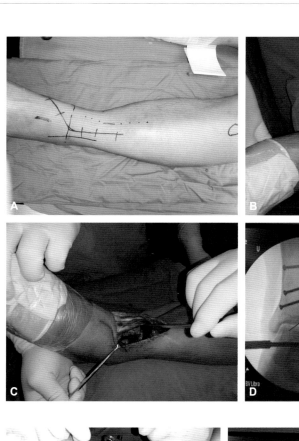

图 1-27　做改良前内侧入路（A），垂直踝关节间隙切开，深层从胫前肌腱鞘内侧（B）和趾总伸肌外侧（C）分别剥离显露骨干骨折和关节内骨折。解剖复位骨干骨折后 3 枚拉力螺钉固定，关节内骨折块空心钉导针临时固定（D）

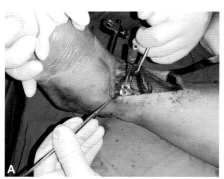
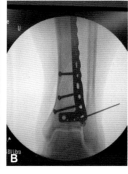
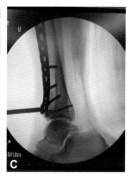

图 1-28　空心钉固定前外侧关节面骨块后，经趾总伸肌外侧插入前外侧解剖锁定接骨板，调整接骨板位置后固定远近端螺钉

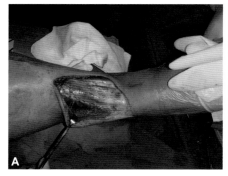
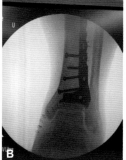
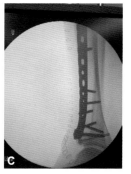

图 1-29　透视接骨板位置和固定效果满意后缝合伸肌支持带，由于术中切开时保留了胫前肌腱鞘的完整性，可以达到无张力缝合

图 1-30 术后踝关节正侧位片可见左侧 Pilon 骨折最终固定效果，右侧 Pilon 骨折使用接骨板螺钉固定多段腓骨骨折，空心钉固定距腓前韧带撕脱骨折，跨踝关节外固定架固定撑开后踝关节力线、干骺端长度和关节间隙部分恢复

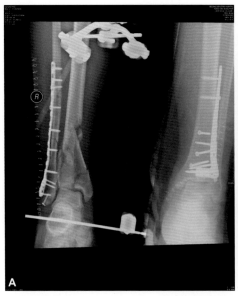
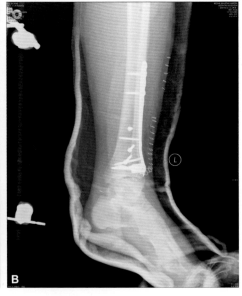

干部分，同时存在前外侧关节面骨折块。①手术入路需要同时兼顾内侧劈裂骨折和前外侧骨折的显露，因此使用改良前内侧入路，在深层剥离时经过两个不同的间隙分别显露内外侧骨折；②在复位固定的顺序上，通过解剖复位加压固定骨干劈裂骨折就能够得到关节面劈裂骨折的复位和固定，同时也能够稳定塌陷骨折块，然后再复位前外侧关节面骨折（图 1-31）获得关节面解剖复位坚强内固定；③由于关节面塌陷骨折主要位于前方，所以最终接骨板固定选择前外侧接骨板，使螺钉从前向后实现固定。

图 1-31 术后CT扫描轴位片和冠状位片可见关节面解剖复位，中央压缩骨块对称平整

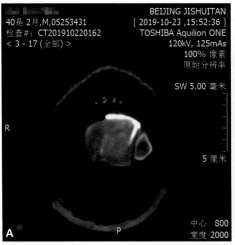
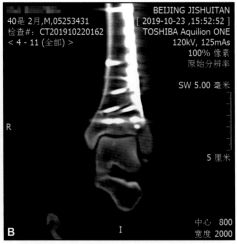

另一例 Pilon 骨折患者伤后踝关节正侧位 X 线片（图 1-32）显示胫骨远端关节面 C 型骨折内翻移位，距骨上移与前方劈裂关节面重叠嵌顿，腓骨骨折端粉碎。CT 扫描（图 1-33）可见前方关节面骨块与距骨间嵌顿无法复位（图 1-33E），内踝骨块与前外侧骨块之间的劈裂骨折线移位较轻且一直

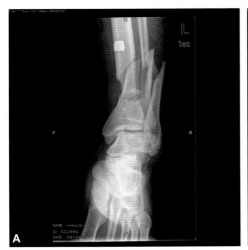
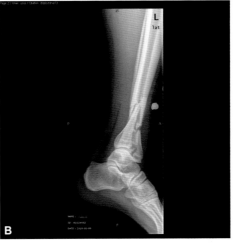

图 1-32 伤后踝关节正侧位 X 线片显示 Pilon 骨折内翻畸形，距骨上移与前方劈裂关节面重叠嵌顿，正位片可见距跟跗骨联合增生肥大，侧位片可见 C 字征

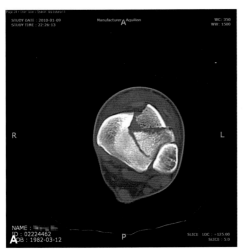
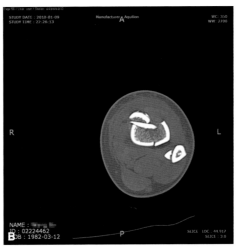
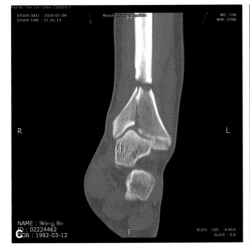
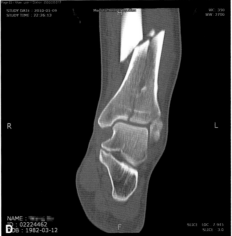

图 1-33 CT 扫描轴位片和冠状位片可见关节面劈裂为内踝骨块（与后外侧骨块相连）、前外侧骨块和前方骨块（A）。内踝骨块与前外侧骨块之间的劈裂骨折线移位较轻（B、D），关节面前方骨块嵌顿在上移的距骨前方（C）。外固定架撑开后前方骨块仍然无法复位（E）。术前计划首先将内踝骨块与前外侧骨块加压固定成为一个整体，两者与骨干间骨折线就转变为简单骨折线，同样可以进行拉力螺钉固定（F）

图 1-33 （续）

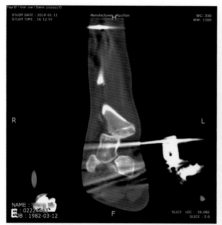

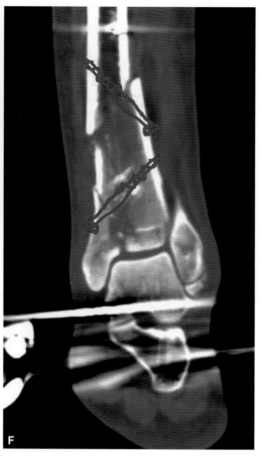

延伸到骨干骨折。虽然属于关节内粉碎性骨折，但由于内踝骨折与后外侧骨块相连且与前外侧骨块间移位较轻，如果能够获得内踝骨折块与前外侧骨折块之间的解剖复位，那么关节内骨折将转变为简单骨折，骨干骨折也将转变为简单骨折。因此，术前计划首先复位内踝骨块与前外侧骨块，将二者解剖复位加压固定变为一个整体，这样骨干骨折线和关节内骨折线都变为简单骨折线，然后将骨干骨折线进行加压固定后即可将 C 型骨折转化为 B 型骨折，简化手术步骤（图 1-33F）。术后 CT 扫描可见关节面解剖复位，干骺端和骨干部分的拉力螺钉是此病例的特点（图 1-34）。术后 4 年随访踝关节前缘骨赘增生（图 1-35），踝关节屈伸活动较健侧稍差（图 1-36）。

　　上述 2 个病例的共同特点是骨干部分骨折有明确的复位标志且骨质良好，能够获得解剖复位和加压固定。通过骨干部分骨折的解剖复位，能够直接获得远端关节内骨折的复位或者简化其复位。这与干骺端骨折粉碎的 C33 型骨折不同，后者近端骨折粉碎严重、丧失解剖标志，需要先解剖复位关节面骨折，然后将关节面骨块与骨干进行桥接固定。

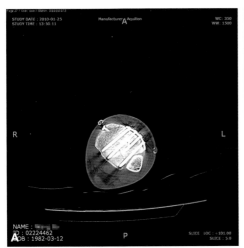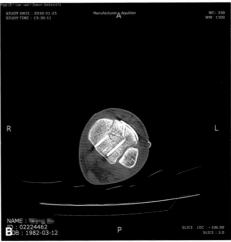

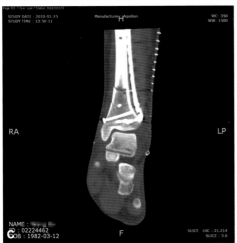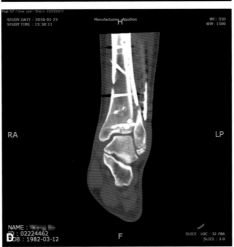

图 1-34　术后 CT 扫描轴位片和冠状位片可见关节面解剖复位，经前外侧接骨板从前向后拧入螺钉固定关节面骨块；注意干骺端从内向外斜向固定内踝骨块与前外侧骨块的拉力螺钉，骨干部分从外向内斜向固定骨干与远端骨块的拉力螺钉

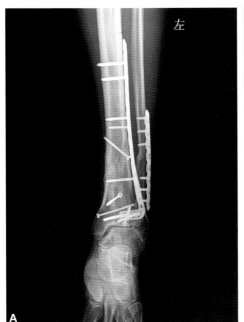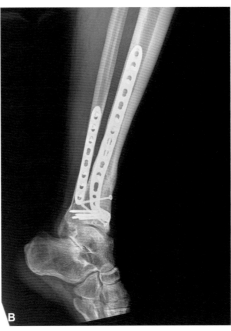

图 1-35　术后 4 年随访 X 线片可见骨折愈合良好，注意胫骨远端关节面前缘和距骨颈背侧可见骨赘增生，距跟跗骨联合增生肥大

图 1-36 术后 4 年随访功能可见患侧踝关节屈伸活动度较健侧差 10° 左右

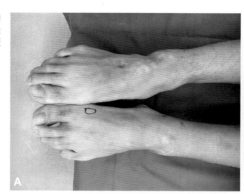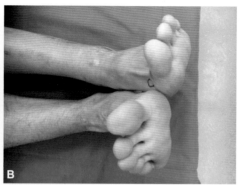

病例 3 开放骨折（Gustilo II 度、AO/OTA C31 型）

病历摘要

36 岁男性，4 小时前从 4 米高处坠落致左侧踝关节出血、畸形伴活动受限急诊就诊。体格检查：左侧踝关节近端内侧 4cm 水平可见横行伤口长约 6cm，骨外露，无明显神经血管损伤。踝关节正侧位 X 线（图 1-37）检查：左侧胫骨远端干骺端骨折粉碎，骨折线累及关节面，Weber C 型腓骨简单短斜行骨折，骨折远端跖屈外翻。诊断为左侧 Pilon 骨折（左侧，Gustilo II

图 1-37 Pilon 骨折 X 线片。正位片显示胫腓骨骨折短缩、外翻成角畸形，胫距关节对合尚可（A），侧位片显示胫骨远端跖屈损伤（B）

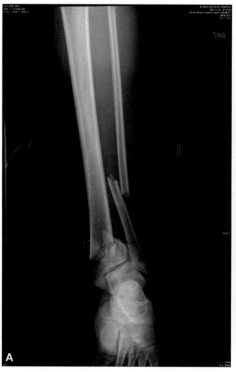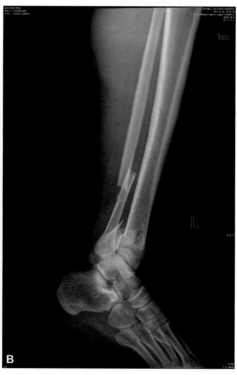

度，AO/OTA C31 型）。取伤口标本做革兰阳性粗大杆菌检查为阴性，外敷料包扎支具制动，注射破伤风人免疫球蛋白 250 IU，静脉输注广谱抗生素。

术前计划

手术适应证：对于关节面和干骺端骨折粉碎严重、骨折端跖屈外翻畸形的 Pilon 骨折，需要手术治疗恢复肢体力线和关节面完整；开放性骨折需要急诊手术清创。分期手术能够降低并发症的发生率，可用于开放性骨折。于伤后 6 小时行急诊手术清创、腓骨骨折切开复位内固定、胫骨跨踝关节外固定架固定术，术中首先进行内侧开放伤口彻底清创，做腓骨外侧入路显露腓骨骨折，使用接骨板加压固定；然后使用跨踝关节外固定架维持胫骨骨折力线，轻微撑开胫距关节间隙（图 1-38A 和图 1-38B）。急诊术后 17 天软组织肿胀减轻、皮肤皱褶出现，行最终切开复位内固定术。

术前分析：一期急诊术后 CT 扫描检查明确关节面损伤情况（图

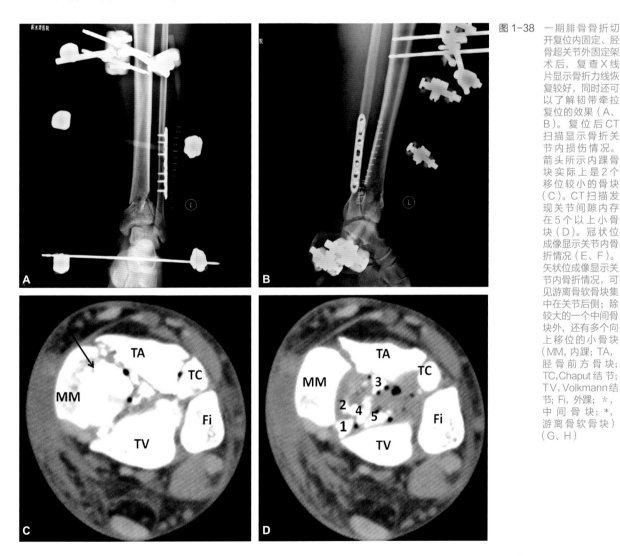

图 1-38 一期腓骨骨折切开复位内固定、胫骨超关节外固定架术后，复查 X 线片显示骨折力线恢复较好，同时还可以了解韧带牵拉复位的效果（A、B）。复位后 CT 扫描显示骨折关节内损伤情况。箭头所示内踝骨块实际上是 2 个移位较小的骨块（C）。CT 扫描发现关节间隙内存在 5 个以上小骨块（D）。冠状位成像显示关节内骨折情况（E、F）。矢状位成像显示关节内骨折情况，可见游离骨软骨块集中在关节后侧；除较大的一个中间骨块外，还有多个向上移位的小骨块（MM，内踝；TA，胫骨前方骨块；TC，Chaput 结节；TV，Volkmann 结节；Fi，外踝；*，中间骨块；*，游离骨软骨块）（G、H）

图 1-38 （续）

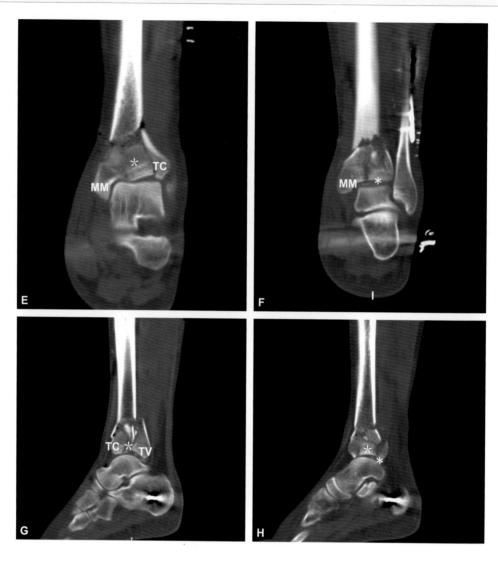

1-38C~H）。待软组织肿胀消退、皮肤皱褶出现后，二期手术完成最终固定。二期手术的目的是恢复胫骨骨折力线，桥接固定粉碎的干骺端骨折，解剖复位、加压固定关节面骨折。

二期手术要点：患者原始有内侧开放伤口，结合一期术后CT扫描图像所见，前方骨折线偏外，选择前外侧入路，注意保留与腓骨外侧切口间皮桥7cm。CT可见关节面骨折块包括前外侧骨块、前侧骨块、内踝骨块和后外侧骨块，关节间隙内多个小骨块。手术的重点是彻底清理关节间隙内的游离骨软骨块（图 1-38F~H），解剖复位 4 个关节面骨块后加压固定；使用解剖锁定接骨板桥接固定干骺端骨折。由于存在内侧开放伤口，内侧拟使用长螺纹皮质骨螺钉经皮固定。

手术操作

做左胫骨远端前外侧入路，起自干骺端骨折线近端，止于距舟关节

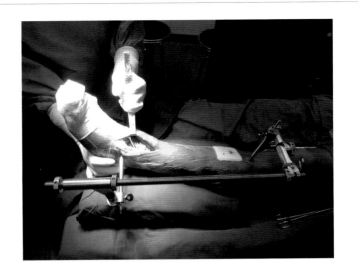

图1-39 术中使用股骨牵开器或外固定架撑开关节间隙是获得关节面直视非常关键的一环；股骨牵开器优于外固定架之处在于牵开过程更为平稳，而且当远近端 Schanz 针处于 90° 成角平面时，能够在 3 个平面内进行干骺端骨折的间接复位

水平（图 1-39）。近端垂直胫骨干，远端平行距骨顶（图 1-40A 和图 1-40B），分别在胫骨干和距骨顶钻入 1 枚 Schanz 针，连接股骨撑开器，逐渐牵开关节，获得良好的关节内视野（图 1-40C~E），将关节内游离的骨软骨块彻底清理（图 1-40F）。以后外侧骨块为复位标志，依次将内踝骨块、前方骨块和前外侧骨块复位到后外侧骨块上。大巾钳夹持骨折端，使用多枚克氏针临时固定。透视证实关节面复位良好，干骺端仍有外翻，调整干骺端力线；透视证实关节面复位和干骺端力线恢复良好（图 1-41）。使用 1 枚空心钉从内踝骨块固定到后外侧骨块，1 枚空心钉从前外侧骨块向后内侧固定，胫骨远端前外侧解剖锁定接骨板螺钉桥接固定干骺端骨折（图 1-42）。内踝下做小切口，使用 2.5mm 钻头经皮从内踝尖向胫骨骨干外侧钻孔后拧

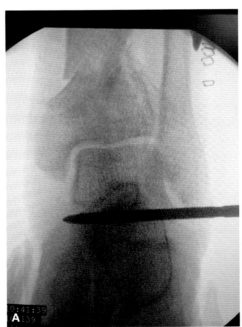

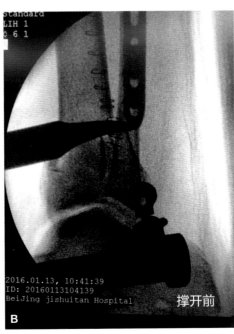

图1-40 术中透视和体位相显示使用股骨撑开器后关节显露情况获得极大改善。踝关节侧位片显示关节撑开前（A、B）后（C、D）的情况，此时关节内显露（E）获得极大改善，完成关节内游离骨软骨块（F）的清理。踝关节正位片显示平行距骨顶植入股骨撑开器固定针（A）。踝关节侧位片显示关节撑开之前的间隙大小（B）

图 1-40　（续）踝关节正位
片显示通过股骨撑
开器施加张力后，
关节间隙和干骺端
骨折短缩均有改
善（C）。踝关节
侧位片同样显示关
节间隙撑开的效果
（D）。体位相显示
从撑开的关节间隙
看到后外侧骨块、
内踝骨块及两者之
间的骨折线（E）。
纱布衬垫的是从关
节间隙内取出的骨
软骨块，绿色敷料
上是干骺端的游离
骨片（F）

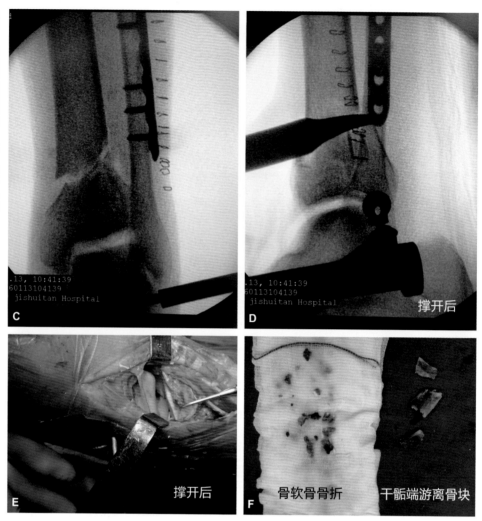

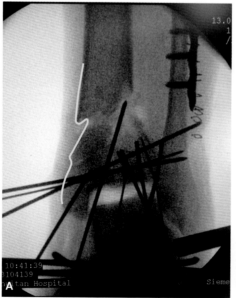

图 1-41　关节面复位后使用
多枚克氏针临时固
定。踝关节正位片
可见关节面复位良
好，干骺端外翻
（A）。踝关节侧位
片可见关节面复位
良好（B）

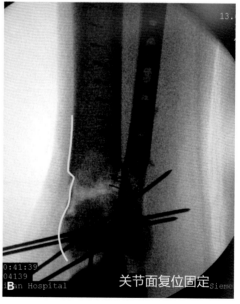

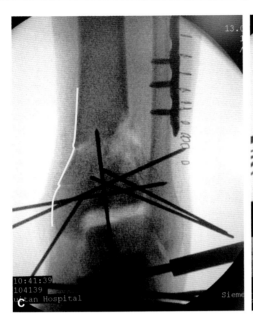

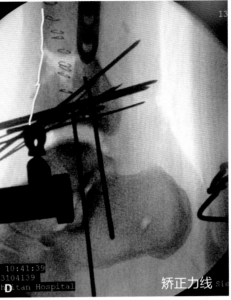

矫正力线

图 1-41 （续）调整股骨撑开器后，踝关节正位片显示干骺端力线改善（C）。踝关节侧位片显示关节面复位和干骺端力线恢复良好（D）

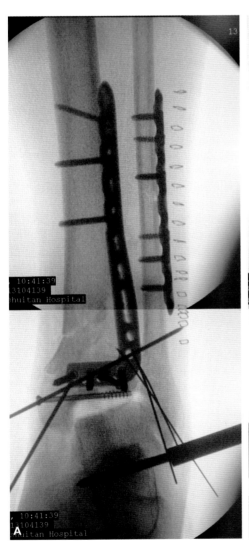

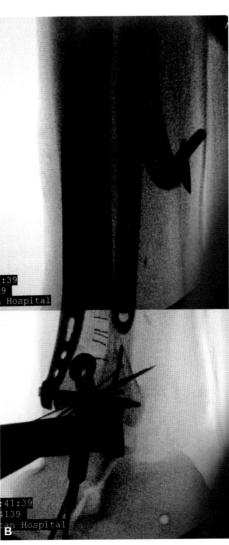

图 1-42 术中透视踝关节正侧位，显示使用空心钉固定关节面骨折后，胫骨远端前外侧接骨板螺钉桥接固定干骺端骨折

图 1-43　术后踝关节正侧位片（A、B）显示胫距关节对合良好，干骺端力线恢复良好；由于原始损伤造成内侧皮肤横行裂伤（如图1-45B所示），内侧选择1枚长螺钉增强干骺端固定强度

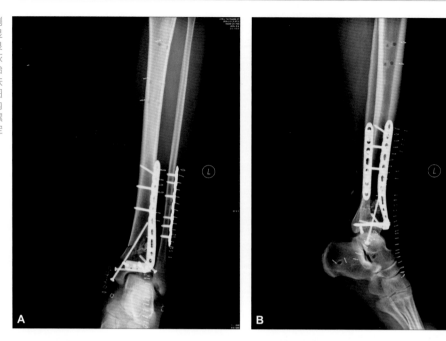

图 1-44　术后CT扫描横断面（A、B）、冠状面（C、D）和矢状面（E、F）证实骨折复位和螺钉分布情况，如图B箭头所示

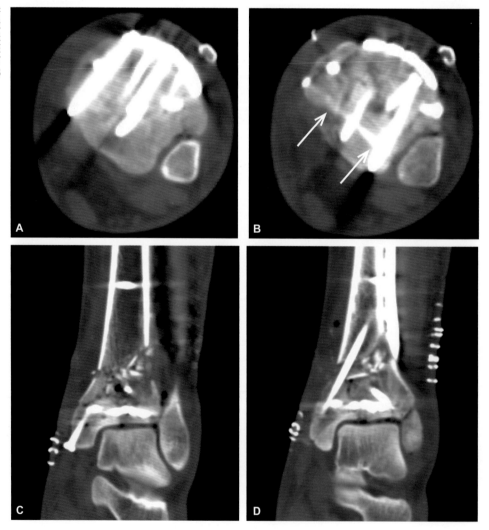

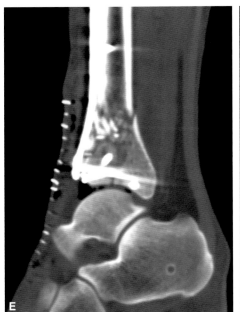 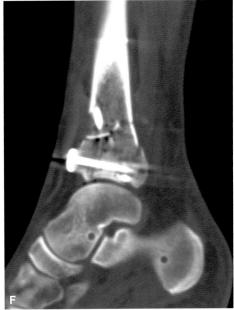

图 1-44 （续）

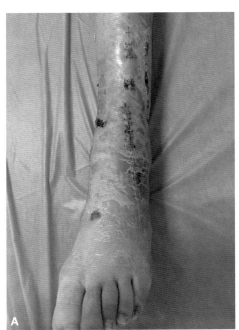 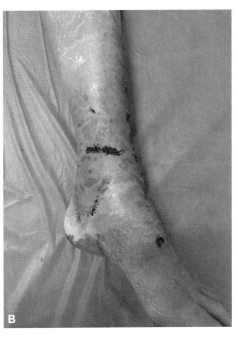

图 1-45 术后 16 天复查，皮肤切口顺利愈合

入 1 枚全螺纹皮质骨螺钉，如图 1-43 逐层缝合伤口后使用小腿石膏后托制动踝关节于中立位。术后 CT 检查证实骨折复位满意（图 1-44），术后切口愈合顺利（图 1-45），术后 3 周拆线。术后 6 周复查 X 线片逐渐开始部分负重；术后 4 个月复查 X 线片（图 1-46），可见胫骨外侧和后侧骨痂丰富桥接干骺端，内侧原始开放伤口水平骨痂少；逐渐增加负重，术后 9 个月完全负重。术后 27 个月患者因胫骨内侧骨缺损（图 1-47~ 图 1-50）由其他术者行取髂骨植骨、胫骨内侧接骨板固定术。二次术后 14 个月愈合良好

图 1-46 术后 4 个月随访复查 X 线片，踝穴位可见胫骨外侧骨痂桥接干骺端，内侧原始开放伤口水平骨折线可见；患者已去拐完全负重无疼痛，临床愈合

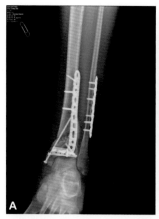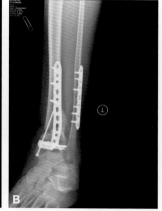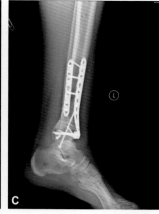

图 1-47 术后 27 个月复查踝关节正侧位 X 线片，可见外、前、后侧皮质有骨小梁连续通过，内侧骨折线水平存在骨缺损

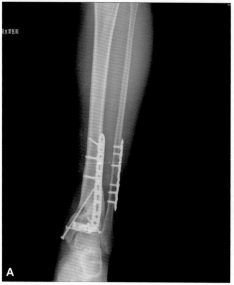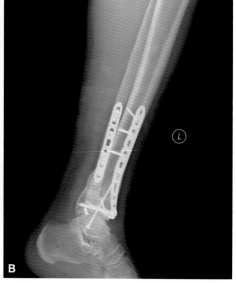

图 1-48 轴位 CT 可见内侧部分缺损，约为胫骨远端横径的 1/3

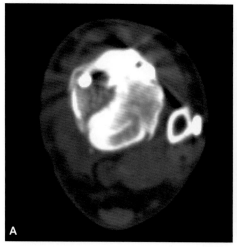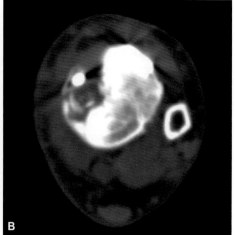

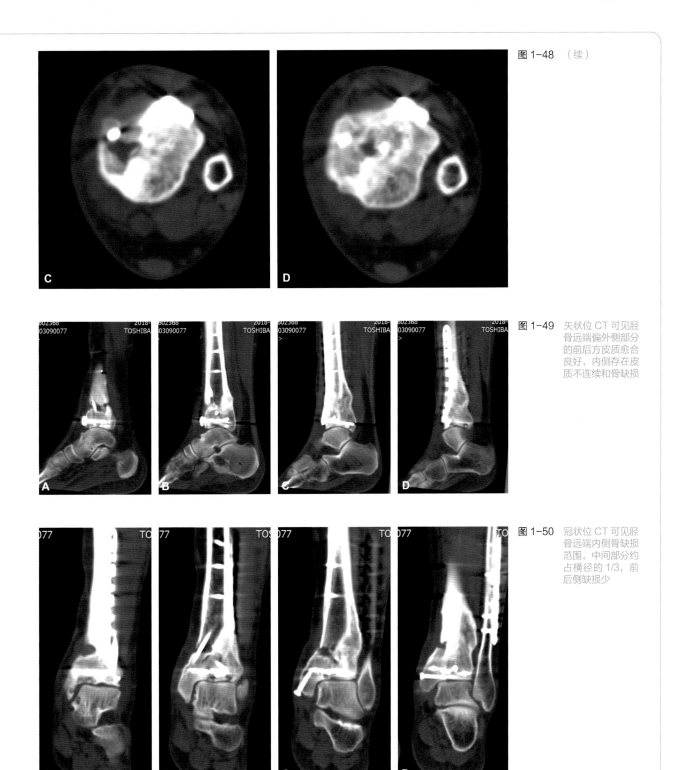

图 1-48 （续）

图 1-49 矢状位 CT 可见胫骨远端偏外侧部分的前后方皮质愈合良好，内侧存在皮质不连续和骨缺损

图 1-50 冠状位 CT 可见胫骨远端内侧骨缺损范围，中间部分约占横径的 1/3，前后侧缺损少

图 1-51 内侧植骨和接骨
板固定后 14 个月
可见内侧缺损愈
合良好

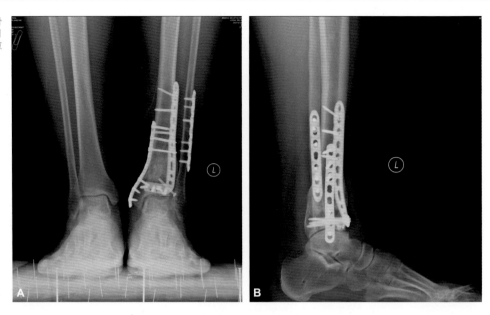

图 1-52 左踝关节背伸活
动度为 15°~20°，
仅为健侧的 1/4~
1/3

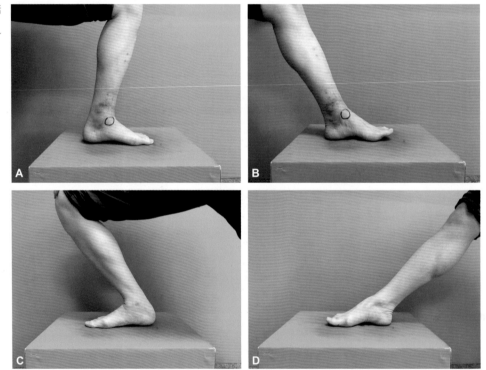

（图 1-51），取出内固定物时，踝关节屈伸活动度为健侧活动度的 1/4~1/3（图 1-52），AOFAS 评分 87 分，VAS 评分 0 分，FFI 评分 20/230 分，下楼梯和踮脚尖站立受限明显。

病例特点

本例 Pilon 骨折的特点在于关节间隙内存在多个骨软骨块需要清理和内侧开放伤口限制了内侧固定物的使用。要彻底清理关节间隙骨折块，前提是获得良好的显露，可以使用股骨撑开器或外固定架达到这个目的。股骨撑开器的优势在于通过扭动连杆上的旋钮，能够缓慢持续牵引直至达到关节内的良好显露；常用的外固定架通常只能一次牵开到位，无法持续牵开。由于内侧存在开放伤口无法使用接骨板螺钉，因此使用长螺钉经皮固定。如果内侧骨折是简单骨折，理论上可以使用 3.5mm 和 2.5mm 钻头在远近端皮质分别钻出攻丝孔和滑动孔来实现拉力螺钉固定；但在实际操作中远端皮质钻孔较难，需要术前特殊准备锐利的 2.5mm 直径长钻头。对于本例患者，内踝骨块和骨干间存在一个独立骨块，故使用长螺钉固定维持骨折位置，通常情况下使用两枚内侧螺钉更合理。术后 X 线片可见胫骨远端前、后、外侧皮质连续，内侧皮质在原始骨折线处存在大约 1cm×1cm×3cm 的骨缺损，与原始开放损伤有关。

病例 4 骨干骨折使用拉力螺钉固定，关节面塌陷骨折块使用空心钉固定为一体，内踝胫骨干使用 2.7mm 系列接骨板固定

病历摘要

48 岁男性，1 天前骑摩托车时被农用车撞倒，致右踝关节严重肿胀、活动受限，急诊 X 线片检查诊断为右侧 Pilon 骨折。体格检查可见右踝关节周围皮肤肿胀明显，神经血管未见异常。踝关节正侧位 X 线片（图 1-53）显示胫骨远端关节面近端 10cm 粉碎性骨折，力线尚可，骨折累及关节面，关节对合丧失，关节面移位明显（图 1-53B 箭头所示）。

术前计划

病例骨折粉碎严重、软组织肿胀明显，采取分期手术治疗。一期使用跨踝关节外固定架固定，如图 1-54，撑开骨折长度。在外固定架术后 12

图 1-53 伤后踝关节正（A）侧（B）位片可见胫骨远端关节面粉碎性骨折，干骺端粉碎范围累及关节面近端10cm，无明显内外翻/屈伸畸形。侧位片可见前方关节面向近端翻转（B）箭头所示。伤后1天外固定架固定术前肢体肿胀明显（C）

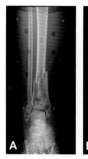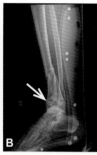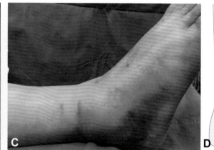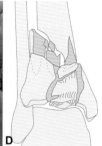

图 1-54 跨踝关节外固定架固定后，可见距骨下移，胫距关节间隙撑开

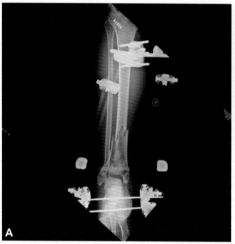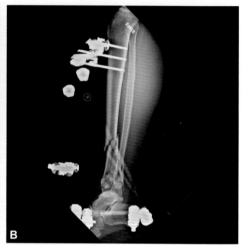

图 1-55 外固定架术后轴位CT，从近端（A）向远端（C）逐层扫描，可见中央区缺损，关节面骨块翻转（直箭头所示）。切口（弧箭头所示）位于胫骨前外侧骨块和前方骨块之间。注意胫骨前外侧骨块、腓骨切迹骨块、后外侧骨块较小（C图所示）（MM，内踝；TA，胫骨前方骨块；TC，Chaput结节；TP，胫骨正后方骨块；TV，Volkmann结节；Fi，外踝；*，中间骨块）

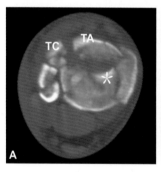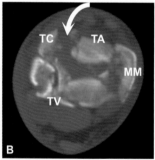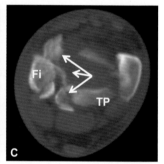

天，软组织肿胀消退、皮肤皱褶出现，进行最终的ORIF。术前根据外固定架牵开关节后的CT图像，了解关节面骨折块移位情况如下：①位于胫骨最外侧的腓骨切迹骨折为前中后三部分（图1-55C），均为小薄片，固定困难；②最主要的关节面损伤位于中央部分，也包括前中后3个骨块（如图1-56E），体积较大，可以获得良好的固定；③内踝骨折块较大，与胫骨干骺端之间为简单骨折线。从CT图像可见胫骨干骺端最近端为粉碎性骨折，外侧骨片菲薄，内侧干骺端骨折块较大，如果能够与胫骨干之间进行有效的固定，即可将胫骨干、干骺端内侧部分、内踝连成一体；以此为基础，将中央部分的关节面骨折块进行复位，可以简化复位步骤，提高复位质量。

根据 CT 图像选择入路（图 1-55B，图 1-57B），做改良胫骨远端前内侧入路，可以显露关节面的外侧部分，术中需要注意保护胫前肌腱鞘完整性，以减少缝合后切口所受张力。

根据上文的 CT 分析制订复位计划如下：①复位胫骨干和干骺端内侧骨折块，拉力螺钉固定；②掀开内踝后，将中央塌陷骨块、后正中骨块和前正中骨块复位，克氏针临时固定为一体；③复位内踝和骨干/干骺端骨折块，克氏针临时固定；以内踝为标志，将中央塌陷骨块、后正中骨块和前正中骨块复位，使用空心钉固定为一体；④以复位后的关节面骨块为标志，将前外侧骨块复位；⑤接骨板螺钉桥接固定关节面骨块和骨干骨折。

手术操作

去除外固定架连杆、保留外固定架螺纹针，消毒铺巾后连接无菌外固定架连杆，在维持小腿牵开状态下，做改良胫骨远端前内侧入路。纵切口垂直通过踝关节间隙水平后向内弧形切开，直至距舟关节水平。掀起全层皮瓣（图 1-58A），保持胫前肌腱鞘完整，在其内侧切开伸肌支持带和骨膜直至骨面，向两侧剥离显露胫骨骨折端。向外牵开胫前肌腱和前方神经血管束，直至前外侧骨块，向内剥离至内踝内侧以备置入接骨板用；向近端剥离显露至骨干/干骺端近端骨折线。平行距骨顶，垂直胫骨干各钻入 1 枚 Schanz针，在小腿外侧连接股骨撑开器进一步牵开关节间隙。去除外固定架连杆以便于手术操作（图 1-59）。

首先解剖复位骨干/干骺端骨折，一枚拉力螺钉从前外向后内固定（图1-60B，图 1-60C）。向内掀开内踝骨折块，显露中央部分的前中后 3 个骨折块，将其复位成一个完整的骨块，克氏针临时固定。将内踝骨块复位至骨干/干骺端骨折块，此时由于股骨牵开器张力过大，虽然可以复位，但克氏针固

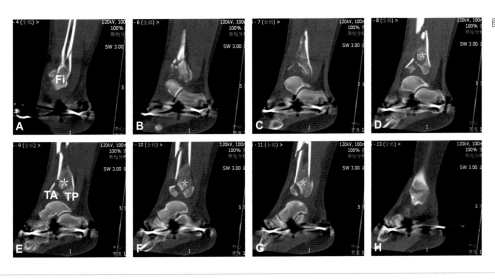

图 1-56 外固定架术后矢状位 CT，从外（A）向内（H）逐层扫描，注意关节内骨块上移旋转的幅度，及其与后侧骨块、前方骨块之间的关系（TA，胫骨前方骨块；TP，胫骨正后方骨块；Fi，外踝；＊，中间骨块）

图 1-57 外固定架术后轴位CT，从前（A）向后（F）逐层扫描，注意分析前外侧骨块、前正中骨块、中央塌陷骨块、后方骨块之间的关系。切口（弧箭头所示）位于胫骨前外侧骨块和前方骨块之间（TA，胫骨前方骨块；TC，Chaput结节；TP，胫骨正后方骨块；*，中间骨块）

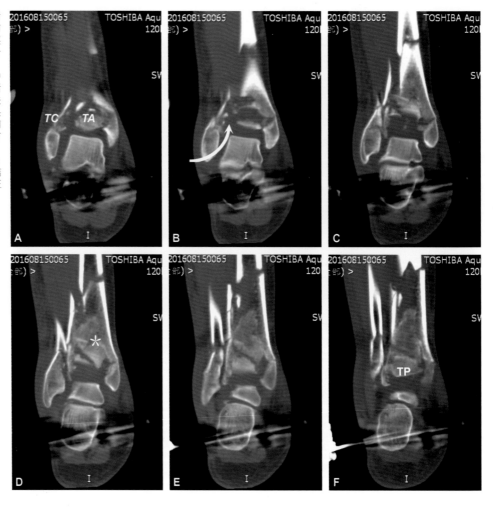

图 1-58 伤后12天，软组织消肿，皮肤皱褶出现后，行Pilon骨折ORIF术。改良前内侧入路，近端切口垂直经过踝关节间隙，远端向内侧切至距舟关节近端。掀起全层皮瓣（A），保持胫前肌腱鞘完整，在其内侧切开伸肌支持带（箭头所示）直至骨膜下，分离后显露胫骨骨折端。向外牵开胫前肌腱，可以显露前外侧骨块（B）。切口近端可见从前外向后内侧固定胫骨干部骨折的拉力螺钉

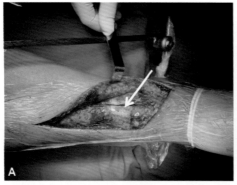
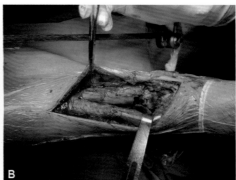

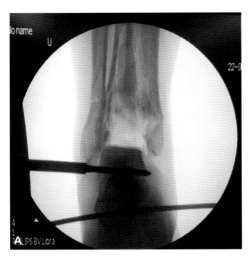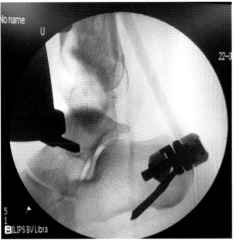

图 1-59 平行距骨顶钻入 Schanz 针，使用股骨撑开器牵开关节间隙

定无法获得足够的稳定性，内踝仍然有被牵拉至远端的趋势。虽然松开股骨牵开器可以使内踝与骨干/干骺端骨块获得良好的稳定性，但无法直视下观察关节面的复位情况（图 1-60B）。所以选择 1 枚迷你接骨板将内踝与骨干/干骺端骨块进行固定，再次撑开股骨牵开器时，内踝与干骺端骨折线稳定，同时也能很好地观察到中央关节面骨块与内踝之间的骨折线（图 1-60C）。复位内踝、中央骨折块后，多枚空心钉固定（图 1-60D，图 1-60E）。

使用胫骨内侧解剖锁定接骨板桥接固定远端关节面骨块和胫骨骨干（图1-61A，图 1-61B），活动骨折端发现前外侧干骺端骨片有异常活动。使用1/3 管状接骨板固定胫骨前外侧粉碎性骨折。透视证实胫骨关节面、力线恢

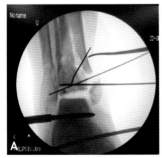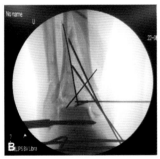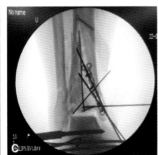

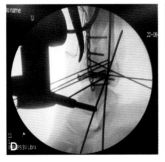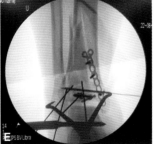

图 1-60 首先复位关节内塌陷骨折块和前正中方骨折块、后正中方骨折块平整，使用克氏针临时固定使其成为一体（A）；复位关节面骨块与内踝后使用克氏针临时固定（B）；使用 2.7mm 系列接骨板将内踝与胫骨骨干固定为一体（C）；多枚空心钉将关节面骨块、内踝固定为一个整体（D、E）。注意松开股骨撑开器（关节间隙较窄）时，内踝骨块与骨干/干骺端骨折线使用克氏针能够维持稳定，但无法观察关节面（B），使用迷你接骨板固定后，再次撑开关节间隙，直视下复位内踝与中央骨块（C）

复良好。在腓骨尖远端做小切口，经皮拧入 1 枚长螺钉弹性固定腓骨骨折（图 1-61E，图 1-61F）。无张力缝合伸肌支持带（图 1-62）和皮下组织，小腿石膏托固定踝关节中立位，以利软组织恢复。术后 3 个月复查 X 线片（图 1-63）显示骨折愈合，CT 检查（图 1-64～图 1-66）证实骨折愈合，胫距关节对合良好。术后 1 年随访关节间隙维持良好（图 1-67）。

病例特点

本例 Pilon 骨折的特点在于①骨折复位的特点：利用骨干、干骺端、内踝间犬牙交错的骨折线，获得三者之间的解剖复位；在骨干、干骺端、内踝被固定为一体后，整个骨折由 C 型骨折转变为 B 型骨折；从内踝骨折端能很好地显露中央部分前中后 3 个关节面骨块，将其解剖复位成一个骨块；以位于解剖位置的骨干、干骺端、内踝为模板，复位关节面骨块；注意要在直视下观察关节面骨折块的复位，这样才能真正做到解剖复位；②固定的特点：

图 1-61 胫骨内侧解剖锁定接骨板桥接固定远端关节面骨块和胫骨骨干，透视远近端保证接骨板远排螺钉位于软骨下骨水平（A），近端与骨干贴附良好（B）。前外侧粉碎性骨折块使用 1/3 管状接骨板固定后透视正（C）侧（D）位可见关节面复位固定良好；经皮拧入 1 枚长螺钉弹性固定腓骨骨折（E、F）

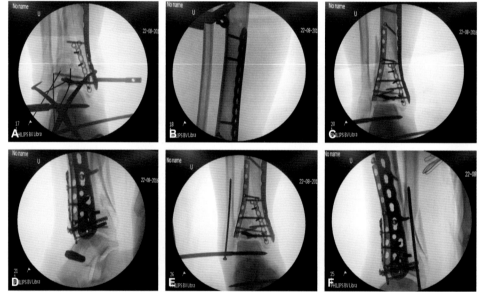

图 1-62 缝合伸肌支持带时，为避免张力过大，可先预置缝线，然后一起打结（A）。无张力缝合后，伤口愈合良好（B、C）

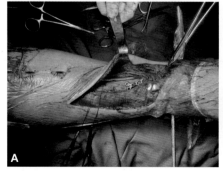
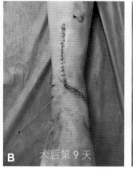
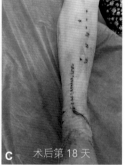

骨干、干骺端使用拉力螺钉固定；干骺端、内踝之间使用接骨板螺钉固定的
目的是继续使用股骨撑开器牵开关节间隙，观察中央骨折块的复位；关节面
骨折块使用空心钉加压固定；最后使用桥接接骨板完成最终固定。

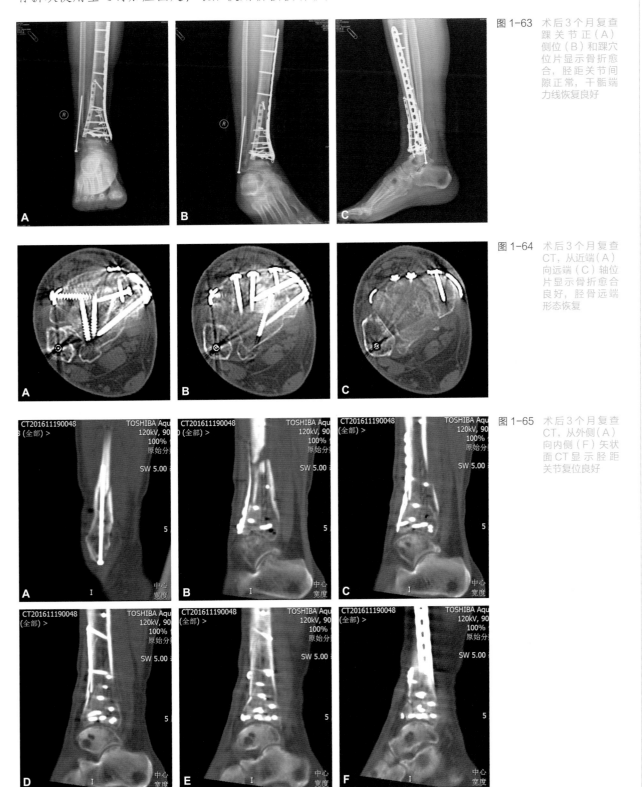

图 1-63 术后 3 个月复查
踝关节正（A）
侧位（B）和踝穴
位片显示骨折愈
合，胫距关节间
隙正常，干骺端
力线恢复良好

图 1-64 术后 3 个月复查
CT，从近端（A）
向远端（C）轴位
片显示骨折愈合
良好，胫骨远端
形态恢复

图 1-65 术后 3 个月复查
CT，从外侧（A）
向内侧（F）矢状
面 CT 显示胫距
关节复位良好

图 1-66 术后 3 个月复查
CT，从前向后
（A~H）冠状面
CT 显示胫距关节
复位固定良好

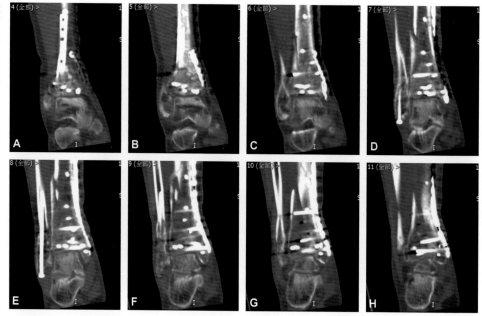

图 1-67 术后 12 个月复查
X 线片，可见骨折
愈合良好，下肢力
线正常，关节面间
隙清晰可见

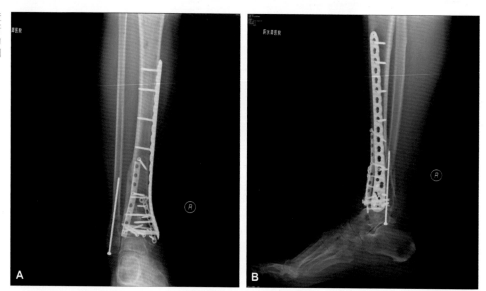

参考文献

[1] 龚晓峰，许毅博，吕艳伟，等 . 影响 Pilon 骨折手术疗效的相关因素分析 [J]. 中华骨科杂志，2016，36（21）:1380-1385.

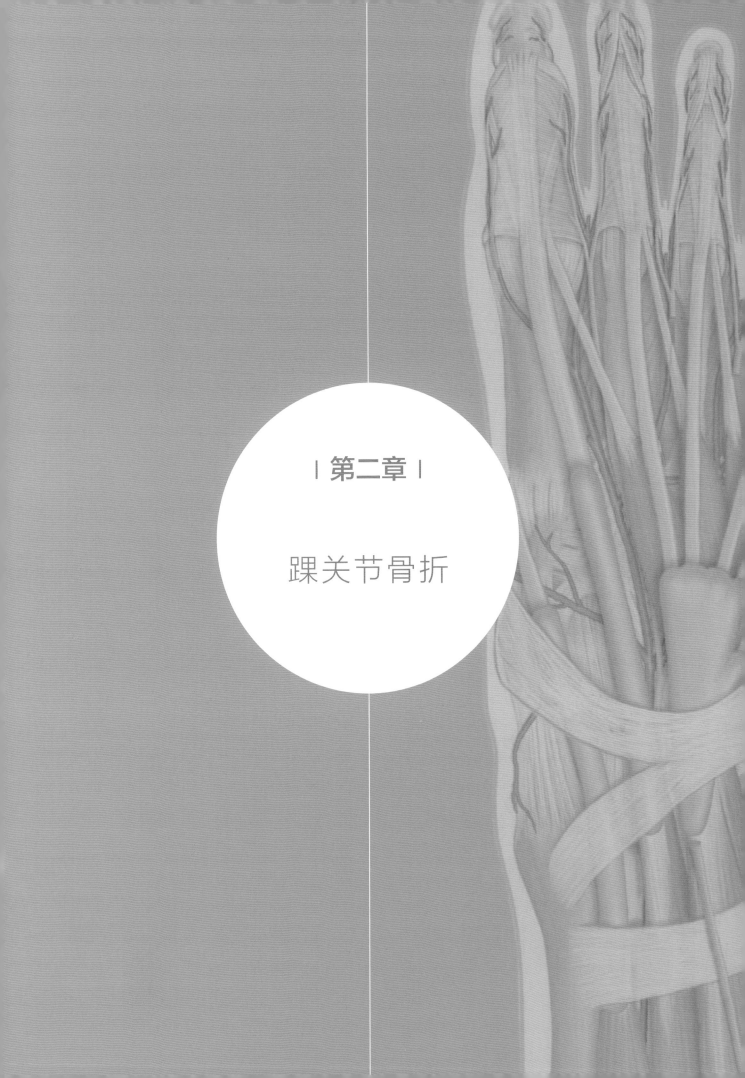

|第二章|

踝关节骨折

一、概述

踝关节骨折脱位是创伤骨科常见的骨折脱位之一，其发生率为71/100000~187/100000。在积水潭医院创伤骨科住院手术的患者中，踝关节骨折脱位患者占8%~9%。大量解剖学、生物力学及临床研究的综合结果表明，准确重建踝关节是非常重要的，因为踝穴一旦出现轻微不匹配，例如距骨向外移位1mm将会造成关节接触面积减少近42%，就会导致严重的关节退行性改变。踝关节骨折是关节内骨折，按照AO原则需要解剖复位和坚强内固定。稳定的踝关节骨折，例如没有内侧结构损伤的单纯外踝骨折可采用非手术治疗。不稳定的踝关节骨折，例如双踝、三踝骨折，外踝骨折伴有内侧间隙增宽等，常需要手术治疗，恢复关节的稳定性，尽早进行康复锻炼以恢复关节功能。踝关节骨折的发病机制是以旋转暴力为主，常伴有三角韧带和下胫腓联合损伤，在治疗骨折的同时应正确理解和处理这些韧带的损伤。只有理解骨折和软组织的损伤机制，掌握手术适应证和治疗原则，选择合理的内固定，尽早进行关节活动，踝关节骨折的治疗才能获得良好的结果。

二、应用解剖

踝关节是一个复合关节，由胫腓骨远端和距骨相互关节，并在韧带和关节囊的连接和支持下构成。人体在站立、行走、下蹲等动作中，踝关节的稳定性与灵活性十分重要，其功能上的特点由踝关节的骨性结构、韧带与关节囊及通过踝关节的肌腱的动力作用共同构成。踝关节的稳定性主要由以下3个结构维持：①内侧结构（包括内踝、距骨内侧面和三角韧带）；②外侧结构（包括腓骨远端、距骨外侧面和外侧韧带复合体）；③下胫腓联合（包括下胫腓联合韧带）和骨间膜。

（一）骨性结构

踝关节骨性结构由胫、腓骨远端与距骨组成。胫、腓骨远端构成踝穴，距骨体容纳其中。从冠状面观察，外踝较内踝低1cm左右，从矢状面观察，外踝较内踝偏向后方1cm左右。另外，在矢状面中，胫骨远端的后缘较前缘更向下方延伸而形成后踝，下胫腓横韧带又加深了这个延伸，从而可以限制距骨在踝穴内向后移动。

内踝是胫骨远端的一个延伸，其内侧覆盖关节软骨，与距骨内侧面相关节。内踝顶端分成两个钝性突起，即前方较大的前丘前结节和后方较小的后丘后结节，有三角韧带附着。内踝的后侧面还有一个沟，胫后肌腱由此经过，其腱鞘附着于此。

外踝即腓骨的远端，在踝关节上方，位于由胫骨前后结节构成的切迹中。胫、腓骨之间没有关节面，但两骨之间可有一定的活动度。外踝远端呈锥形，其后方有一个沟，腓骨肌腱由此经过。

（二）韧带

踝关节外侧结构中，除去外踝与腓骨之外，还有外侧副韧带。外侧副韧带自前向后又分为距腓前韧带、跟腓韧带和距腓后韧带（图2-1）。距腓前韧带，在踝关节跖屈位时有限制足内翻活动的作用；而在踝关节中立位时，有对抗距骨向前移位的作用。距腓前韧带断裂之后，可以出现踝关节前抽屉试验阳性。跟腓韧带较坚强，而且与内侧的三角韧带不同：跟腓韧带与外侧关节囊分离，而三角韧带则与内侧关节囊紧密相连。跟腓韧带在踝关节0°位时限制足内翻活动，同时也限制距骨向前移位。因此，当跟腓韧带断裂时，不仅距骨在踝穴内受到内翻应力可以发生倾斜，距骨外侧降低、内侧升高，而且踝关节前抽屉试验明显阳性。

图2-1 外踝韧带

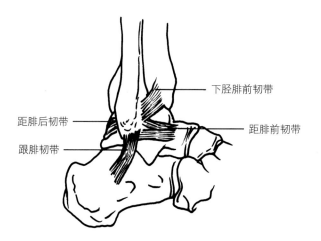

下胫腓前韧带

距腓后韧带

距腓前韧带

跟腓韧带

踝关节内侧结构为内踝与三角韧带。三角韧带自前向后分为胫距前韧带、胫跟韧带和胫距后韧带；其中，胫距前韧带向足部延伸又可分出胫舟韧带。三角韧带分为浅、深两部分：浅层起于内踝前下方（前丘），呈扇形止于距骨颈和跟骨；深层起于内踝后下方（后丘），止于距骨内侧和后内侧。浅层对抗后足外翻的应力，深层则对抗距骨外旋的应力。当踝关节处于跖屈位时，深层牵拉距骨使距骨内旋，其对抗距骨外旋的作用十分明显（图2-2）。当踝关节承受轴向负荷时，限制距骨外旋的主要是三角韧带。在尸体标本上实验，截断腓骨而使内侧结构保持完整，距骨不发生外旋。因此，单纯外踝骨折可行保守治疗，不影响踝关节稳定；如果外踝骨折合并内侧三角韧带损伤，则应对外踝骨折进行切开复位内固定，同时用石膏外固定保证三角韧带愈合，而不应过分强调早期活动。

图 2-2　内踝韧带

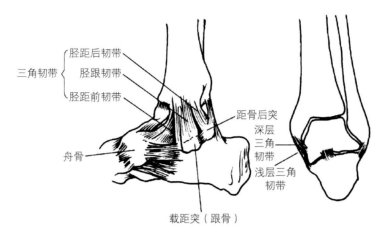

下胫腓韧带有胫腓前韧带、骨间韧带、下胫腓后韧带，其中以骨间韧带最为坚强，并与小腿骨间膜相延续。下胫腓前韧带起于胫骨远端的前结节和胫骨远端的前外侧面，止于腓骨前方。下胫腓后韧带起于胫骨远端的后结节，止于腓骨的后方。下胫腓后韧带较下胫腓前韧带厚实坚强，因此下胫腓联合后方的损伤经常表现为胫骨远端后结节的撕脱骨折，而前方的损伤通常是下胫腓前韧带的撕裂。下胫腓横韧带也被认为是后韧带的一部分，有加深踝关节后方的作用。下胫腓韧带可保持踝穴紧固而又有一定的弹性，当踝关节背屈时下胫腓联合轻微增宽。下胫腓韧带是维持下胫腓联合稳定的重要结构。

（三）肌腱和神经血管

有 13 根肌腱、2 组主要的动静脉血管及 5 根神经经过踝关节。肌腱可分为 4 组：后方是跟腱和跖肌腱，与踝关节的关系不是很密切；内侧从前向后分别是胫后肌腱、趾长屈肌腱和踇长屈肌腱（夹在后二者之间的是胫后动静脉和胫神经），它们从内踝的后方经过；前方由内向外分别是胫前肌腱、踇长伸肌腱和趾长伸肌腱（夹在前二者之间的是腓深神经和胫前动静脉），它们从踝关节前方的宽厚的伸肌支持带下经过；外侧是从外踝后方经过的腓骨长、短肌腱。另外，还有 3 根浅表感觉神经经过踝关节，分别是：经过内踝前方的隐神经、经过前正中线偏外侧的腓浅神经和沿腓骨后方走行的腓肠神经。

三、损伤机制

大多数踝关节骨折和骨折脱位是由足相对于胫骨的旋转或扭转应力造成的，例如踏空或摔倒；约 10% 的踝关节骨折是由高能量损伤（如机动车事故）导致的，作用于内外踝的直接应力较为少见。在发达国家，由低能量损伤导致的不规则骨质疏松性骨折类型越来越多。

丹麦医师 LaugeHansen 开展了一系列具有里程碑意义的生物力学和临床研究，广泛研究了韧带结构和骨性结构损伤的顺序。他的分型包括两部分内容：受伤时足的位置（旋前或旋后）及受力方向（内收、外展或外旋）。足在旋前位时，距骨宽大的前部嵌入胫骨远端和腓骨之间，下胫腓联合的张力增加。因此，旋前型损伤多伴下胫腓联合损伤。虽然，一些近期的生物力学研究未能重复 LaugeHansen 所预测的损伤模式，但这种分型方式的应用可以促使外科医师去考虑踝关节骨折的病理机制及所有可能的骨性和韧带结构损伤。

踝关节的稳定由内侧结构（内踝、三角韧带）、下胫腓联合、外踝共同组成，外侧的外侧副韧带常因外踝骨折而保留完整。这 3 个结构中只损伤一处，踝关节在冠状面上是稳定的，如果有 2 处或 3 处损伤，则踝穴不稳定（铁环概念）。例如，在一些 C 型骨折中，内踝丘上骨折，三角韧带完整，通过解剖复位固定内踝而恢复内侧结构稳定，外踝解剖复位固定，此时铁环的 2 处得以恢复，虽然下胫腓联合完全损伤，但并不需要固定下胫腓联合（图 2-3）。

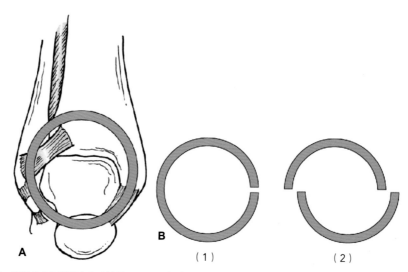

图 2-3　踝关节在冠状面上稳定性的铁环概念（A）。图 B（1）示当踝关节的 3 个稳定结构，即内侧结构（内踝和三角韧带）、下胫腓联合、外踝中有 1 处损伤，铁环仍然稳定；如果 2 处或 3 处损伤则铁环不稳定 [B（2）]，距骨向外移位可作为不稳定的标志。C 型骨折，内踝丘上骨折，三角韧带深层完整（内踝骨折块随距骨向外移位，内踝间隙正常），下胫腓联合完全损伤，外踝骨折（下胫腓联合以近端的骨折）（C，D）。解剖复位内踝、外踝，铁环的 2 处得以恢复，距骨在冠状面上稳定，下胫腓联合完全损伤但不需要固定（E，F）。手术后 1 年的 X 线片，踝关节功能良好（G，H）

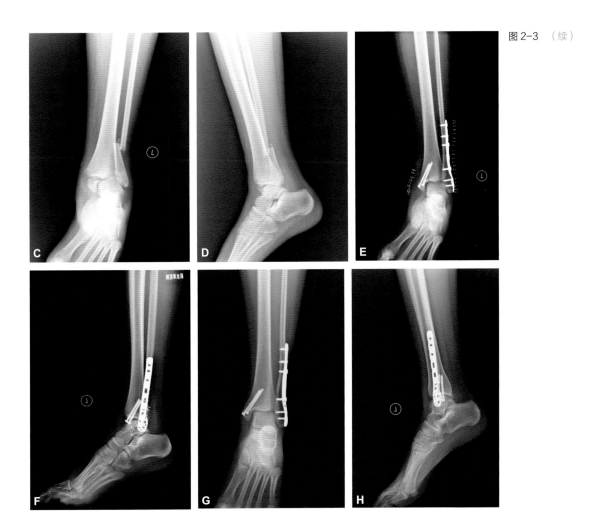

图 2-3 （续）

四、骨折分型

（一）Lauge Hansen 分型

这种分型在国内有广泛应用，它对理解损伤机制、损伤部位、损伤顺序、损伤程度及治疗有很好的作用。

1. 旋后 - 内收型（supination adduction） 损伤机制为，足受伤时处于旋后位，距骨在踝穴内遭受强大的内翻应力；外踝部位受到牵拉，内踝部位受到挤压。旋后 – 内收型骨折分为以下 2 度。

Ⅰ度，外踝韧带断裂或外踝撕脱骨折，外踝骨折低于踝关节水平间隙。

Ⅱ度，Ⅰ度损伤伴内踝骨折，骨折多位于踝关节内侧间隙与水平间隙交界处，即踝穴内上角，骨折线多呈斜行向内上方，常合并踝穴内上角关节软骨下骨质压缩或软骨面损伤（图 2-4，图 2-5）。

图 2-4 旋后 – 内收型骨折分型示意图

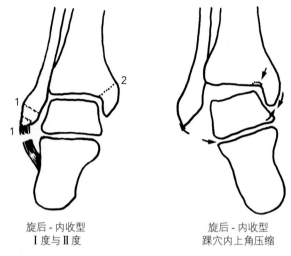

旋后 - 内收型
Ⅰ度与Ⅱ度

旋后 - 内收型
踝穴内上角压缩

图 2-5 旋后 – 内收型Ⅱ度外踝骨折低于踝关节水平间隙

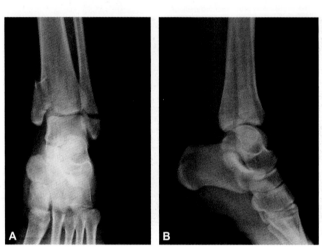

2. 旋后 - 外旋型〔supination-external rotation，supination-eversion〕损伤机制为，足处于旋后位，距骨在踝穴内受到外旋外力或足部固定而小腿内旋，距骨受到相对外旋的外力，距骨在踝穴内以内侧为轴向外后方旋转，迫使外踝向后移位（图 2-6）。根据骨折累及的部位和是否合并韧带损伤将旋后 – 外旋型骨折分为 4 度。

图 2-6 旋后 – 外旋型骨折分度（阿拉伯数字表示骨折分度）（A）；骨折发生机制示意图（B）

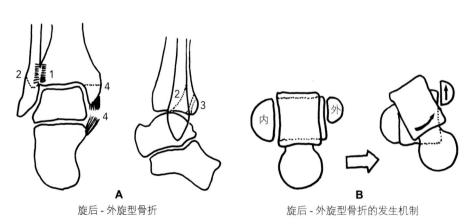

旋后 - 外旋型骨折

旋后 - 外旋型骨折的发生机制

Ⅰ度，下胫腓前韧带断裂或胫骨前结节撕脱骨折，后者又被称为Tillaux骨折。

Ⅱ度，Ⅰ度骨折伴外踝在下胫腓联合水平位于冠状面的自前下向后上的斜行骨折。

Ⅲ度，Ⅱ度骨折伴后踝骨折，有胫腓后韧带撕脱骨折时骨折片较小，如合并距骨向后上方的外力时，后踝骨折片则较大，可以波及胫骨远端关节面的1/4甚至1/3。

Ⅳ度，Ⅲ度骨折伴内踝骨折或三角韧带断裂（图2-7，图2-8）。

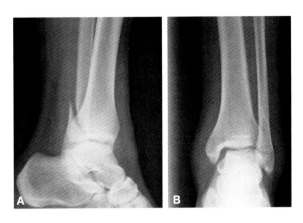

图2-7 旋后-外旋型Ⅳ度骨折临床病例，正侧位X线片显示踝关节内侧间隙增宽，外踝斜行骨折，骨折线在下胫腓联合水平，位于冠状面，自前下向后上

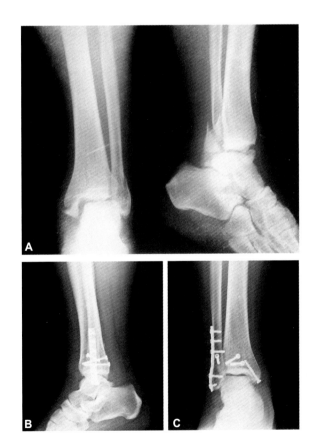

图2-8 旋后-外旋型Ⅳ度骨折临床病例。术前X线片显示内踝骨折，外踝在下胫腓联合水平位于冠状面自前下向后上的斜行骨折，后踝骨折涉及胫骨远端1/4以上关节面（A）；术后侧位X线片（B）；术后正位X线片显示外踝解剖复位拉力螺钉和1/3半管状钢板固定，内踝解剖复位半螺纹松质骨螺钉固定，后踝解剖复位拉力螺钉固定（C）

3．旋前－外展型（pronation abduction） 损伤机制为，足处于旋前位，距骨在踝穴内受到强力外翻的外力，内踝受到牵拉，外踝受到挤压的外力（图 2-9）。旋前－外展型骨折分为以下 3 度。

图 2-9 旋前－外展型骨折（阿拉伯数字为分度）

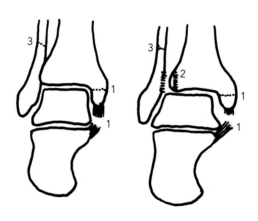

Ⅰ度，内踝撕脱骨折或三角韧带断裂。

Ⅱ度，Ⅰ度骨折伴下胫腓韧带部分或全部损伤。下胫腓前韧带损伤可表现为骨附着部的撕脱骨折，如胫骨前结节或腓骨下端的撕脱骨折；而下胫腓后韧带损伤可表现为后踝撕脱骨折。

Ⅲ度，Ⅱ度骨折伴外踝在下胫腓联合稍上方的短斜行骨折或伴有小蝶形片的粉碎性骨折，蝶形骨折片常位于外侧（图 2-10）。

图 2-10 旋前－外展型骨折。旋前－外展型Ⅲ度骨折脱位（A，B）。临时复位石膏固定(C，D)

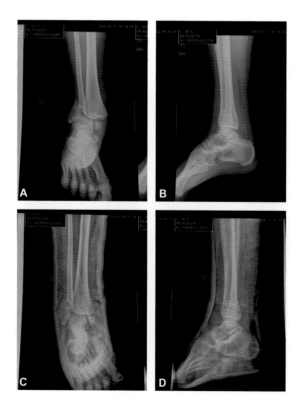

4．旋前－外旋型（pronation external rotation，pronation eversion）损伤机制为，足受伤时处于旋前位，距骨在踝穴内受到外旋的外力或小腿内旋时的相对外旋的外力，踝关节内侧结构首先损伤而失去稳定作用，距骨则以外侧为轴向前外侧旋转移位（图 2-11）。旋前－外旋型骨折分为以下4 度。

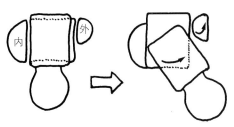 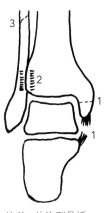

旋前-外旋型骨折的损伤机制　　　　旋前-外旋型骨折

（Ⅳ度骨折为Ⅲ度骨折＋下胫腓后韧带断裂或后踝撕脱骨折，合并下胫腓分离）

图 2-11　旋前－外旋型骨折的损伤机制和分度，阿拉伯数字为分度

Ⅰ度，内踝撕脱骨折或三角韧带断裂。

Ⅱ度，Ⅰ度骨折伴下胫腓前韧带、骨间韧带断裂，如下胫腓前韧带保持完整也可发生胫骨远端前结节撕脱骨折（Tillaux 骨折）。

Ⅲ度，Ⅱ度骨折伴腓骨在下胫腓联合水平以上的短螺旋形或斜行骨折。

Ⅳ度，Ⅲ度骨折伴下胫腓后韧带断裂，导致下胫腓分离，如下胫腓后韧带保持完整也可发生后踝撕脱骨折（图 2-12）。

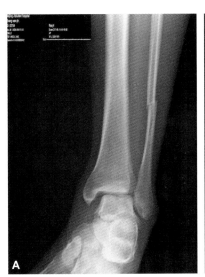 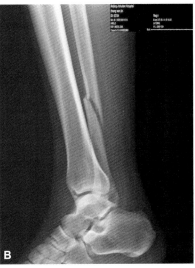

图 2-12　旋前－外旋型Ⅳ度骨折临床病例，X 线片显示内踝间隙增宽，腓骨在下胫腓联合水平以上斜行骨折，下胫腓联合分离

（二）Danis-Weber 分型和 AO 分型

Danis-Weber 分型最常用于描述踝关节骨折，国际上应用较广。

A 型：下胫腓联合远侧腓骨骨折，下胫腓完整。

B 型：经下胫腓联合的腓骨骨折，伴可疑下胫腓不稳定。

C 型：下胫腓联合近侧腓骨骨折，伴下胫腓联合损伤。

这种分型系统在日常诊疗实践过程中应用比较简单，但此分型系统仅考虑到腓骨骨折的高度和下胫腓的情况（图 2-13）。由于没有考虑到内侧、前方及后方的结构，因此无法评估骨折的稳定性和手术指征。

图 2-13 踝关节骨折的 Danis-Weber 分型

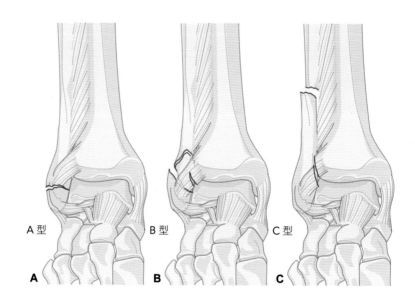

AO/OTA 分型（见附录）在腓骨骨折水平方面基于 Danis-Weber 分型增加了 2 个分型层次（数字），即内侧结构及下胫腓前后部撕脱骨折，分为 27 个亚组，踝关节部位编号为 44。

（三）其他分型

临床上经常使用简单的描述方法区分单踝、双踝和三踝骨折，后者指的是内踝、外踝及胫骨后缘骨折。因此，如果胫骨或腓骨前缘也发生骨折，则称之为四踝骨折。典型的骨折和骨折脱位常以名祖名词来描述，像 Maisonneuve 骨折和 Bosworth 骨折脱位。

Pankovich 和 Shivaram 将内踝骨折分为 6 种类型。其后，Boszczyk 等人将此分型进行了改进，分为 4 种主要类型，这种分型方式与患者报告的骨折机制相关性较弱。

A 型：撕脱骨折或三角韧带断裂。

B 型：前丘骨折。

C 型：后丘骨折。

D 型：丘上骨折。

后踝骨折可根据胫骨切迹的累及程度进行分型，需进行 CT 检查。Bartoníček 等人将后踝骨折分为 4 种类型（图 2-14）。

1 型：切迹外骨折（图 2-14A）。

2 型：后外侧骨折（图 2-14B）。

3 型：后内侧骨折，两部分骨折且骨折线延伸至内侧（图 2-14C）。

4 型：大的后外侧三角形骨折块（图 2-14D）。

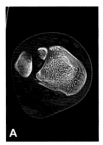 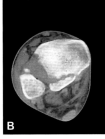 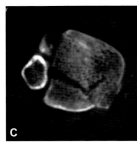 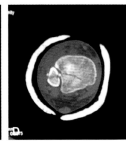

图 2-14　Bartoníček 后 踝骨折分型 1~4 型

（四）特殊命名的骨折

1. Logsplitter 骨折　称为"劈木机"损伤，1990 年由意大利人 Marco Molinari 提出，指垂直暴力所致的踝关节骨折合并距骨向上楔入下胫腓联合而导致的下胫腓联合分离，可涉及距骨关节面骨折或周围软组织严重挫伤（图 2-15）。

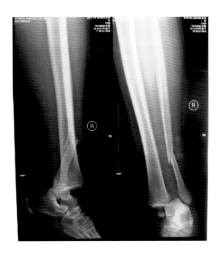

图 2-15　Logsplitter 骨折

2．Tillaux-Chaput 骨折　胫骨远端前结节，即下胫腓前韧带胫骨止点的撕脱骨折（图 2-16）。

图 2-16　胫骨远端前结节（Tillaux-Chaput）和后结节（Volkmann）的撕脱骨折（A）。解剖复位固定后的 CT 影像（B）

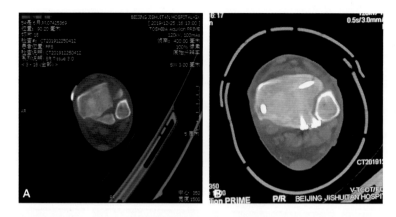

3．Wagstaffe 骨折　由 Wagstaffe 于 1875 年报道，是外踝前缘的下胫腓前韧带或距腓前韧带附着点的撕脱骨折，多由旋后外旋的暴力引起（图 2-17）。

图 2-17　骨折的正位片（A）。骨折的侧位片（B）。三维重建和腓骨矢状位 CT 可见腓骨下胫腓前韧带止点的撕脱骨块（C、D）

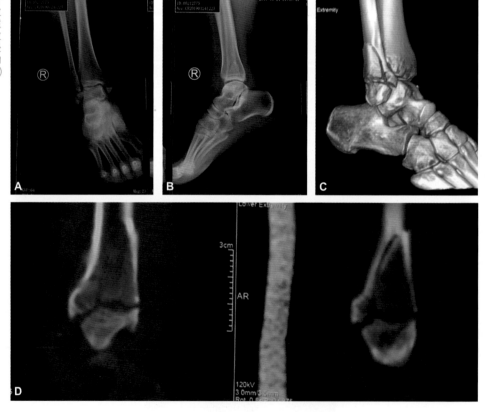

　　4．Volkmann 骨折　　是胫骨远端后结节，即下胫腓后韧带胫骨止点的骨折（图 2-16，图 2-18）。

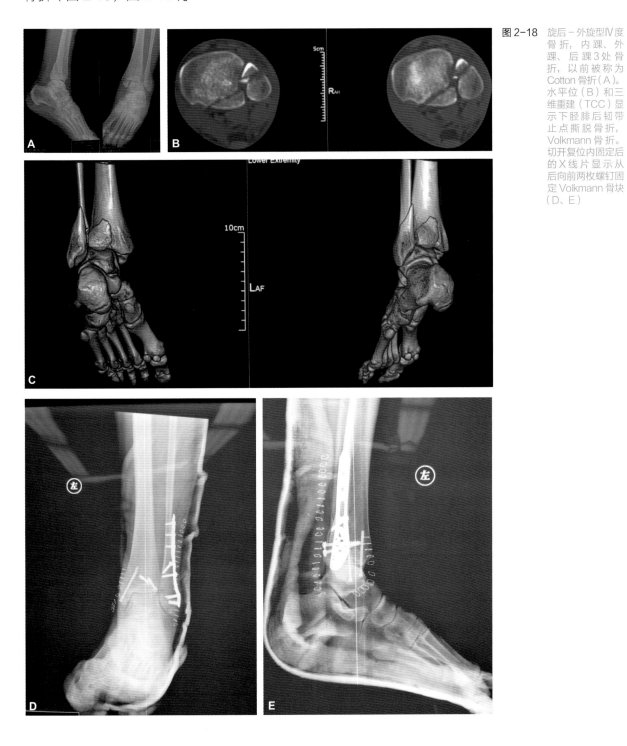

图 2-18 旋后－外旋型Ⅳ度骨折，内踝、外踝、后踝3处骨折，以前被称为Cotton骨折（A）。水平位（B）和三维重建（TCC）显示下胫腓后韧带止点撕脱骨折，Volkmann骨折。切开复位内固定后的X线片显示从后向前两枚螺钉固定Volkmann骨块（D、E）

5．Maisonneuve 骨折　由法国医师 Maisonneuve 于 1840 年报道，是一种特殊的旋前外旋型损伤，其特点是内侧结构（内踝骨折或三角韧带）损伤，下胫腓联合损伤，高位腓骨骨折及骨间膜伤至距踝穴 8~10cm 处。这种骨折很容易漏诊（图 2-19）。

图 2-19　Maisonneuve 骨折脱位和复位后临时石膏固定的 X 线片

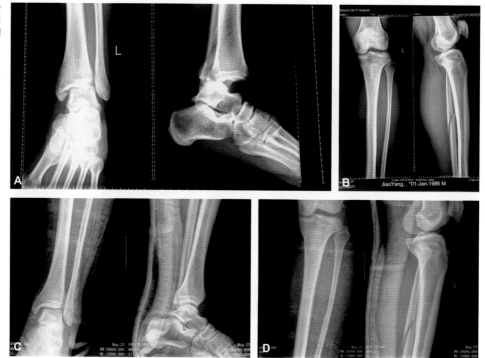

6．Cotton 骨折　三踝骨折旧称，1910 年美国医师 Frederic Jay Cotton 首先报道，故称"Cotton 骨折"，也有现代文献使用此名称（图 2-18）。

7．Depuytren 骨折　由旋前 - 外展 - 外旋复合外力引起，内踝骨折或三角韧带损伤，腓骨中 1/3 以远的骨折，下胫腓联合损伤伴或不伴后踝骨折（图 2-20）。

图 2-20　Depuytren 骨折

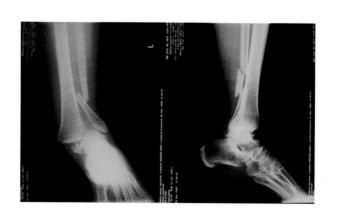

8．Pott 骨折　内、外踝（或腓骨）骨折，踝关节完全失去稳定性并发生显著脱位，称为 Pott（Percival Pott，1714—1788 年，英国）骨折（图 2-21）。

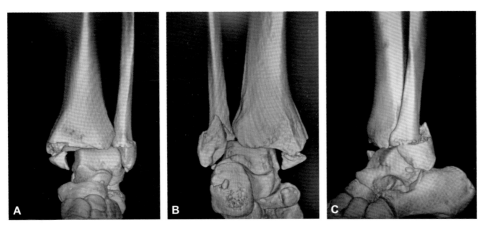

图 2-21　CT 显示内外踝双踝骨折，Pott 骨折

9．Bosworth 骨折　由美国医师 Bosworth 首先报道，是一种特殊的旋后－外旋型骨折，外旋暴力造成下胫腓联合破坏，腓骨向后向内移位，交锁于胫骨后外侧脊的后面，由于骨间膜的张力和踝关节外侧韧带的张力，腓骨近端发生交锁（图 2-22）。

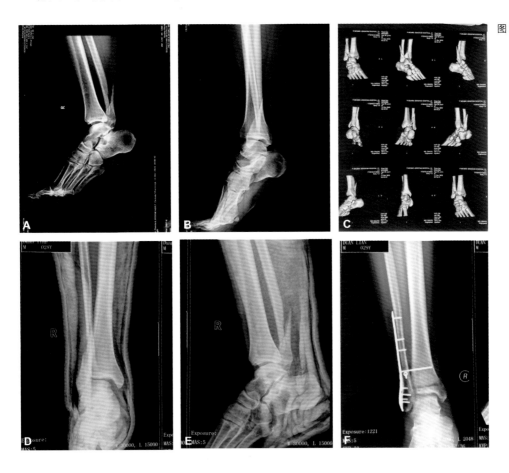

图 2-22　图示为 Bosworth 骨折的正侧位 X 片及重建 CT 图像（A、B、C）。闭合复位失败，石膏固定，等待手术（D、E）。切开复位内固定术后，下胫腓联合予以固定（F、G）。12 周后取出下胫腓螺钉（H、I）

图 2-22 （续）

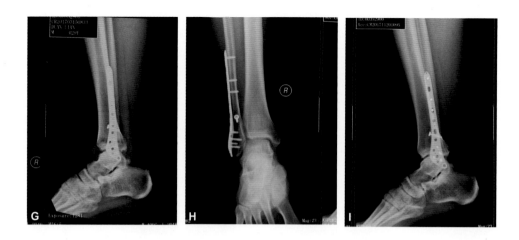

五、体格检查和影像学检查

（一）体格检查

患侧足踝部临床检查可见畸形和脱位、开放性伤口、局部皮肤情况及周围神经血管情况。典型表现为局部踝关节周围肿胀和血肿（瘀斑）及踝关节压痛。需要触诊腓骨全长，以除外 Maisonneuve 骨折。踝关节活动痛，且通常关节活动受限。绝大多数患者患侧足踝难以或不能负重。关节脱位表现为明显的骨性突起及局部皮肤张力增加——主要位于内踝，需要立即复位以避免软组织的进一步损伤。广泛肿胀伴皮纹减少和水疱形成，需怀疑是否存在骨筋膜室综合征。

（二）影像学检查

对疑有踝关节骨折的患者应拍标准 X 线片，包括侧位片和下肢内旋 15° 时拍摄标准前后位相（踝穴位相）（图 2-23）。真正的踝穴位相可以更加精确地评估内踝，以下标志对于手术前后在踝穴位评估关节匹配性很重要。

图 2-23 踝关节放射学标志：AB，胫腓骨重叠。BC，胫腓骨间隙。DE，内踝间隙。Weber 球征（硬币征），Weber 鼻（箭头所示，腓骨远端内侧脊，指向胫骨远端关节软骨下骨，形成 Shenton 线）

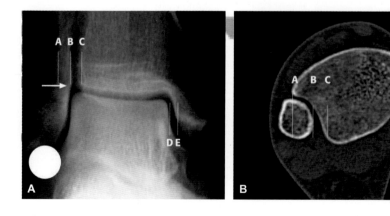

（1）关节线上 1cm 胫腓间距离或胫腓间隙超过 5mm 应怀疑存在下胫腓不稳定。

（2）内侧间隙不能超过 4mm，不应大于上方关节间隙，即踝关节三边间距应相等且平行。

（3）腓骨内侧的突起（"Weber- 脊""Weber 鼻"）应与胫骨软骨下骨的水平（踝关节 Shenton 线）平齐。

（4）距骨外侧突的轮廓以完整平滑的曲线延伸至腓骨远端的腓骨隐窝（Weber 球征，"Weber Kreis""硬币征"）。

常规 X 线检查不能可靠地评估某些骨折的特性，术前应行 CT 检查了解更多信息（图 2-24）。

（1）踝关节骨折合并下胫腓不稳定（特别对于撕脱骨折）。

（2）累及后踝的踝关节骨折。

（3）胫骨穹隆可疑塌陷。

（4）远端胫骨干螺旋形骨折。

（5）青少年踝关节移行性骨折。

（6）不规则骨折类型（如骨质疏松性骨折）。

磁共振成像作用有限，主要用于评估软组织损伤类型及可疑软骨损伤或韧带和肌腱复合体损伤。对于韧带和肌腱复合体损伤，对有经验的检查者而言超声检查是一个非常有价值的评估手段。

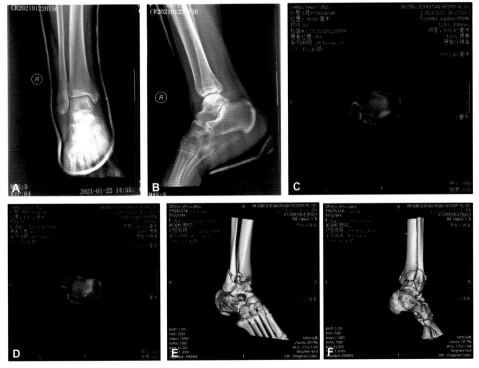

图 2-24　B 型骨折手法整复、石膏外固定后踝关节正位（A）和侧位（B）片显示关节对合良好，后踝轻微上移。横断位 CT（C、D）和三维重建 CT（E、F）显示骨折累及外踝、内踝、后踝（Volkmann 结节）和前结节（Tillaux 结节）

六、治疗

（一）非手术治疗

为方便选择治疗方法，习惯上把踝关节骨折分为稳定骨折和不稳定骨折。稳定骨折，通常指外踝单独骨折，距骨位于踝穴中央，未向外侧移位；单纯内踝骨折不合并下胫腓或外侧不稳定。如果外踝骨折合并内踝骨折或三角韧带损伤或后踝骨折，则被称为不稳定骨折。

踝关节骨折保守治疗的适应证一般包括以下几个方面。

（1）无移位的或稳定的骨折。

（2）无须反复整复可达到并维持解剖复位的有移位的骨折。

（3）由于全身或局部条件影响，患者不能接受手术治疗。

（二）手术治疗

1．手术适应证

（1）保守治疗失败。

（2）单踝骨折移位超过2mm、平片或应力位/重力试验提示不稳定。

（3）有移位或不稳定的双踝骨折，并且有距骨的脱位或踝穴增宽超过1～2mm。

（4）后踝骨折涉及大于胫骨远端关节面的25%，并且关节面的移位超过2mm。

（5）垂直压缩型骨折。

（6）多数开放的踝关节骨折。

2．体位　内踝、外踝骨折切开复位内固定一般采用平仰卧位。需要处理后踝时，我们积水潭医院多采用漂浮体位，即侧卧位应用后外侧切口行外踝和后踝复位固定，然后患者翻转呈仰卧位，行内踝的切开复位内固定。

3．手术切口

（1）外侧入路：腓骨远端骨折可采用标准外侧入路。切口位于骨折部位可触及的腓骨远端中央，不要损伤前方的腓浅神经支及后方的腓骨肌腱。对于直视下复位下胫腓联合或修补下胫腓前韧带，可行腓骨前缘胫骨远端前结节（Tillaux）间切口，切开皮肤皮下，切开深筋膜伸肌支持带，可暴露下胫腓前韧带和下胫腓联合前方间隙（图2-25）。

（2）内侧入路：直接通过内踝上方切口显露内踝，切口远端稍弯向前方，做三角韧带增强缝合时也用此切口，这时将踝关节极度跖屈可显露三角韧带在距骨上的止点。注意避免伤及切口前方的大隐静脉。处理涉及内踝的后踝骨折（Bartonícek 3 型）可以使用后内侧切口，即沿胫骨远端后缘绕后丘向前下走行，紧贴后丘切开胫后肌鞘显露后内侧骨块。切口向前翻开皮瓣，可以显露内踝的骨折块。胫后肌鞘应予以修复（图 2-26）。

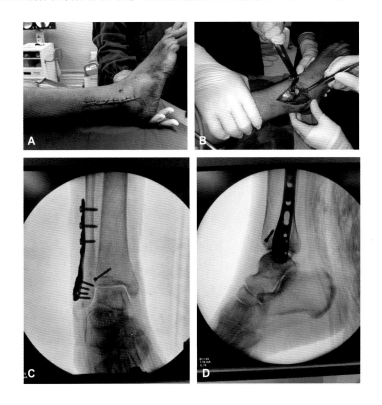

图 2-25　切开复位内固定术采用外侧入路（A），向前剥离显露下胫腓前韧带的起点胫骨远端前结节（Tillaux 结节）（如图 B 镊子所夹）。切开复位内固定术后正位（C）和侧位（D）片显示骨折复位和固定良好

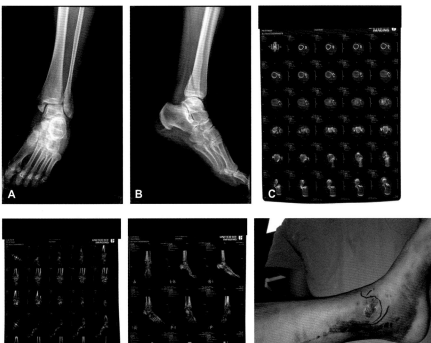

图 2-26　踝关节正侧位片（A、B）显示 B 型骨折，旋后-外旋型Ⅳ度骨折，内踝、外踝、后踝均有骨折。术前横断位 CT（C）、冠状位和矢状位 CT（D、E）显示内踝、外踝和后踝的骨折移位情况。内踝周围软组织条件欠佳，选择后内侧入路（F）

（3）后外侧入路：由于近年来对后踝骨折的病理解剖的理解取得了一定的进展，后踝骨折的复位和固定得到重视，因而后外侧入路得到广泛应用。后外侧入路的切口平行于跟腱，在切口近侧的皮下组织中可探查到腓肠神经，将腓肠神经与小隐静脉一起向内侧轻柔牵开。纵行切开浅筋膜和深筋膜，将踇长屈肌腱向内侧牵开以保护胫后血管神经束，腓骨长短肌拉向外侧，显露胫骨后方。后踝骨折块与下胫腓后韧带相连，作为铰链可翻转骨块清理骨折碎片。我们的经验是，较为粉碎的后踝骨块可用支撑钢板固定，而较大的整齐骨块可用多枚空心钉固定（图2-27）。

图2-27 踝关节后外侧入路（A）显露腓骨骨折和后踝骨折。术中透视踝关节正侧位片（B、C）显示后踝使用两枚带垫片空心钉加压固定

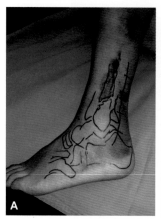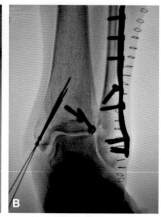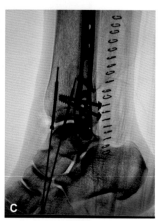

4. 手术技术

（1）A型骨折：对应 Lauge-Hansen 旋后-内收型骨折，外踝因外侧副韧带牵拉所致的横断骨折，也可以是较小的撕脱骨块。采用外侧切口，横断骨折可用髓内螺钉固定、髓内螺钉加外侧钢板固定、钢板固定、张力带固定、钩板固定等，如果骨块较小无法固定，可以将小骨块切除并将附着其上的外侧副韧带用缝合锚钉缝在外踝的止点处（图2-28）。

图2-28 踝关节正侧位X线片（A、B）显示A型骨折或旋后内收型骨折，外踝骨折横断，远端骨折较大。术中使用外踝螺钉固定腓骨远端骨块后，再用钩板固定保护（C、D）。内踝用空心钉固定并以钢板固定呈纵向骨折线的骨块。骨折术后2年去除内固定，功能完全恢复（E、F）

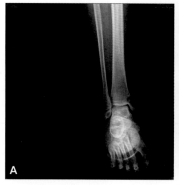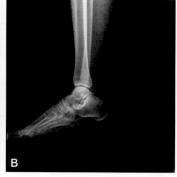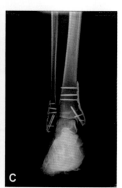

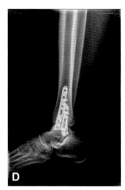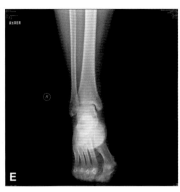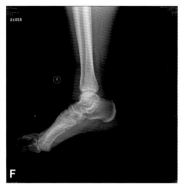

图 2-28 （续）

内踝骨折由距骨撞击所致，骨折线从外下到内上，内侧皮质常有小蝶形骨块，踝穴顶内侧常因距骨内翻撞击形成压缩，术中应检查距骨软骨是否有损伤，如果软骨有剥脱，给予钻孔造成微骨折以利于形成纤维组织覆盖。若踝穴顶压缩应该恢复关节面平整，必要时植骨。由于骨折线斜向上方，因此固定螺钉的方向应有一枚垂直骨折线，再以螺钉或钢板固定内踝。

（2）B 型骨折：按照 Lauge-Hansen 分型为旋后 - 外旋型骨折。如果骨折不涉及后踝，则采用仰卧位，否则采用漂浮体位（侧卧位）。外踝的骨折线从前下到后上斜形或螺旋形，清理骨折端后牵引复位，前后方向以 1~2 枚螺钉加压固定骨折，在外侧用中和钢板保护固定。对骨质疏松的患者应用后外侧切口时，也可将中和钢板放在腓骨后方，即所谓抗滑钢板，它有一定的力学优势，注意钢板放置不要太靠外踝远端而对腓骨肌造成干扰。

B 型骨折（旋后 - 外旋型骨折）下胫腓前韧带、后韧带（或后踝骨折）都有损伤，但骨间韧带大部分没有损伤，所以外踝骨折的近端骨间韧带能有效地维持胫腓骨之间的稳定，腓骨解剖复位固定后，踝关节外侧获得稳定，距骨不发生向外移位，无须固定下胫腓联合。有些 B 型骨折（旋后 - 外旋型骨折）（积水潭医院 B 型骨折病例中约 11% 的病例）骨间韧带存在损伤，下胫腓联合不稳定，腓骨复位固定后如果内侧结构（内踝和三角韧带深层）没有确保恢复，距骨有向外移位的不稳定，此时需要固定下胫腓联合从而稳定踝关节。下胫腓联合的稳定性可以通过术前 CT 平扫和术中外旋应力试验（重力试验）检查判断，而后者更为可靠。传统固定下胫腓联合的方法是用位置螺钉固定，近年有报道应用 suture button 等弹性方法固定下胫腓联合取得良好结果。下胫腓联合固定的位置在踝关节水平近端 3cm 左右，方向是经腓骨向前内侧约 20° 角（水平面踝关节运动轴），使用直径 3.5mm 全螺纹螺钉固定，可穿过 3 层或 4 层皮质骨，可用 1 枚或 2 枚全螺纹螺钉，不应对下胫腓联合加压固定。下胫腓联合固定螺钉可于手术后 12 周在患者完全恢复负重活动前去除（图 2-29）。

图 2-29 旋后-外旋型Ⅲ度骨折，需要固定下胫腓联合。A、B，B型骨折正侧位X线片。C，踝关节上1cm CT扫描，可见外踝骨折近端相对腓骨切迹向前移位，提示下胫腓联合中的骨间韧带有损伤。D、E，手术中外踝解剖复位钢板螺钉固定后做外旋应力试验阳性，一枚3.5mm直径螺钉3层皮质固定下胫腓联合。F、G，手术后正侧位X线片。H、I，术后CT平扫，显示下胫腓联合螺钉方向平行踝关节运动轴，下胫腓联合复位良好

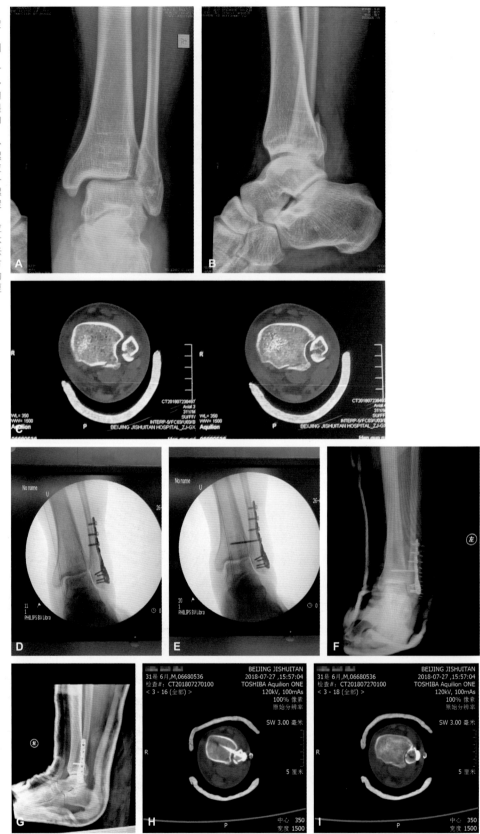

B 型骨折中内侧结构的损伤包括内踝骨折或三角韧带深层撕裂。内踝骨折常由三角韧带牵拉或距骨撞击和韧带牵拉造成。要特别注意内踝的骨折是前丘骨折还是丘上骨折，前丘是三角韧带浅层的附着处，前丘骨折伴有距骨向外侧移位，提示附着在后丘上的三角韧带深层损伤，否则距骨无法向外移位。较大块的丘上内踝骨折，其上附着的三角韧带完整，解剖复位内踝骨折后内侧结构获得稳定，距骨不发生向外移位。内踝骨折可以应用空心钉、张力带、钩板等进行固定。急性踝关节骨折合并三角韧带损伤时是否需要一期处理三角韧带目前存在争议。大多数医师认为在下胫腓联合和外踝得到有效恢复后，距骨取得冠状面上的稳定性，三角韧带可以不处理。对运动员和体育爱好者来说，积极应用缝合锚钉增强缝合三角韧带有利于尽快恢复功能锻炼。如果手术前判断和决定做内侧三角韧带加强缝合，则应先做内侧切口，预先植入距骨三角韧带止点处 1 或 2 枚锚钉并将缝线穿出内踝尖，待外侧处理完后调整张力再行打结。

B 型骨折中后踝骨折块大多由下胫腓后韧带牵拉撕脱所致，属于 Bartoníček 2 型骨折。应用后外侧切口先复位和固定腓骨，后踝骨块基本复位，使用多枚空心钉加压固定或使用支撑钢板固定，但注意不要过多剥离后方软组织，特别是踇长屈肌腱，防止术后出现因肌肉挛缩粘连而形成马缰畸形。

（3）C 型骨折：按 Lauge-Hansen 分型属于旋前 – 外旋型骨折，是较大暴力造成的骨折。内侧是内踝骨折或三角韧带损伤，下胫腓联合因完全损伤而分离。外侧是下胫腓联合近端的高位腓骨骨折。C 型骨折中，踝关节的 3 个稳定结构（内侧结构即内踝或三角韧带、下胫腓联合、外踝）都被损伤，所以我们治疗目的是至少要恢复 2 个结构（铁环概念）。选外侧切口复位和固定外踝骨折，如果后踝骨块较大需要固定（大于关节面 10%），则选用后外侧入路，复位固定外踝、后踝。选内侧切口显露内踝，探查三角韧带深层的完整性。内侧结构有 4 种情况：①内踝没有骨折，距骨向外脱位，内踝间隙大于 5mm，说明三角韧带完全损伤，加上外侧下胫腓联合完全损伤，2 个结构被破坏，此时需要固定下胫腓联合来稳定踝关节；②内踝前丘撕脱骨折，丘间沟和后丘完整，距骨向外脱位，内踝间隙大于 5mm，因为三角韧带深层止点位于后丘和丘间沟，所以三角韧带深层完全损伤，即使内踝前丘解剖复位固定，但内侧结构没有恢复，加上外侧下胫腓联合完全损伤，2 个结构被破坏，此时需要固定下胫腓联合来稳定踝关节；③内踝骨折线通过丘间沟或后丘，距骨向外脱位，内踝间隙大于 5mm，三角韧带部分损伤，内踝解剖复位固定后，内侧结构没有完全恢复，加上外侧下胫腓联合完全损伤，2 个结构被破坏，此时需要固定下胫腓联合来稳定踝关节；④内踝丘上骨折，距骨向外脱位，内踝间隙正常，即内踝骨折块随着距骨移位，两者关系正常，三角韧带深层没有损伤，解剖复位固定内踝骨折后，内侧结构得以完全恢复，加上外侧外踝解剖复位，仅下胫腓联合完全损伤，可以不固定下胫腓联合而距骨在踝关节里也是稳定的。

内侧结构对距骨在踝穴里的稳定起重要作用，特别是三角韧带深层。临床上我们用外旋应力试验来最终确定踝关节是否稳定，这样可以避免对韧带是否有损伤的误判，从而减少对下胫腓联合或三角韧带损伤治疗不足或过度治疗。

Maisonneuve 骨折是一种特殊类型的 C 型骨折，损伤中的高位腓骨骨折无须进行内固定。然而，需将其解剖复位以重建正确的腓骨长度和旋转。经由下胫腓联合区域的小的前外侧入路探查下胫腓联合前部，清理嵌入的韧带或碎片。将腓骨远端复位至胫骨切迹内，置入 2 枚下胫腓螺钉。传统的 C 臂可很好地显示腓骨长度，但是 2D 图像难以发现前后移位尤其是腓骨远端旋转不良。在稳定下胫腓后，行术后 CT 扫描或术中 3D 影像检查以确保腓骨远端准确复位于胫骨切迹内。如果发现位置不良，应尽快纠正。

（三）术后处理

在术后早期阶段，使用夹板或石膏管型固定患侧踝关节。如果存在广泛的相关软组织损伤，包括开放骨折在内，可应用外固定架直至软组织条件改善。届时可应用可穿脱的行走靴，在获得足够的依从性和拄拐行走能力之前，限制患者部分负重（15~20kg）。脱下行走靴进行活动度练习。对于三踝骨折、骨质疏松性骨折及粉碎性骨折，应使用短腿石膏管型保护患肢，部分负重或免负重。

在影像学提示骨愈合之后，通常在术后 6 周，开始逐渐向完全负重过渡。对于存在内科合并症的患者，尤其是合并糖尿病或其他神经病变的患者，这个时期可能会相当长。从已发表的文献来看，除非有症状，否则不需要取出下胫腓螺钉，应向患者告知螺钉有松动或断裂的可能性。

对于单纯腓骨或内踝骨折，内固定术后可使用可穿脱的行走靴治疗，并在可耐受的范围内完全负重。

（四）并发症和预后

1. 并发症　踝关节骨折后的短期并发症发生率较低。有文献报道一个病例数超过 57000 的患者数据库中，伤口感染的发生率为 1.44%，截肢率为 0.16%。开放骨折、高龄、内科合并症与术后并发症的风险增加相关。合并糖尿病的患者，尤其是血糖控制不佳及糖尿病性神经病变患者，伤口感染率明显增加，可高达 50%。

在稳定的内固定术后，骨折不愈合相对罕见，骨折不愈合可能是由固定不当或骨骼质量较差导致。畸形愈合可伴有疼痛、功能障碍，有时可见明显畸形。这类患者发生创伤后关节炎的风险更高，对于无症状关节炎患者，可采用截骨矫形术进行治疗。慢性下胫腓不稳定可采用腓骨复位和弹性内固定、劈裂腓骨长韧带成形术重建下胫腓联合的 3 个韧带或下胫腓融合进行治疗。对于进行性创伤后关节炎病例，可采用矫正性关节融合或全踝关节置换以纠正畸形。

2. 预后 大量的临床研究结果表明，无论何种骨折类型，踝关节骨折最重要的预后因素是踝关节的解剖复位，骨折复位质量可能受到术者因素的影响。将腓骨远端精确复位至胫骨切迹内是踝关节骨折合并下胫腓不稳定的治疗关键。后踝骨折块的精确复位不仅能够恢复关节面的匹配性，也能恢复腓骨切迹的形态及下胫腓联合的稳定性。因此，只要存在后踝骨折移位和切迹受累，即便骨块很小，其解剖复位和稳定的内固定也具有非常重要的预后意义。然而，软骨损伤可能导致创伤后关节炎，即便完全复位，临床结果也不会非常理想。

踝关节周围受累的骨性和韧带结构越多，预后越差。与腓骨骨折合并三角韧带断裂相比，双踝骨折的 1 年预后较差，当存在后踝骨折时，则预后更差。

前瞻性随机研究和一些非随机对照研究结果显示，对于不稳定、移位的踝关节骨折，ORIF 的临床结果较闭合复位石膏制动更好。对于稳定的单纯内外踝骨折，当除外合并其他骨性和韧带损伤时，经非手术治疗可获得良好的治疗效果。

在没有严重系统合并症的情况下，60 岁以上和 60 岁以下的踝关节骨折患者行 ORIF 的治疗效果几乎相同，而非手术治疗的结果则有明显差异。因此，老年患者的手术适应证与年轻患者一致。当存在相关合并症时，尤其是伴有神经病变、严重骨质疏松、阿尔茨海默病和周围血管病变的糖尿病患者，上述治疗方案必须进行相应的调整。

病例 1 踝关节骨折病例（旋后－内收型 II 度骨折，胫骨远端内侧关节面劈裂加塌陷骨折）

病历摘要

15 岁男性，10 天前 2 米高处坠落致右踝关节肿痛，当地医院 X 线检查示内外踝骨折，支具制动后就诊于我院。体格检查：右踝关节内外侧轻度肿胀、皮下淤血。踝关节正侧位X线片（图2-30A，图2-30B）显示：旋后－内收型Ⅱ度骨折，外踝低位骨折线位于胫距关节间隙水平，内踝骨折为垂直劈裂骨折伴有胫骨远端内侧关节面压缩骨折。术前完善CT扫描检查（图2-30C，图2-30D），明确胫骨远端内侧关节面前方软骨下骨压缩。

图2-30 术前踝关节正（A）侧（B）位片可见低位外踝横行骨折线，内踝为垂直劈裂骨折，胫骨远端内侧关节面压缩。冠状位CT（C）及矢状位CT（D）可见紧邻内踝骨折线外侧的胫骨远端前方关节面压缩明显

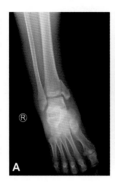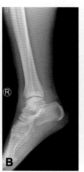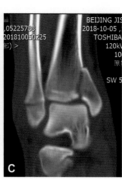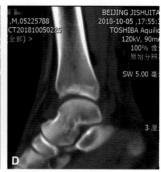

术前计划

手术适应证：年轻患者，旋后－内收型Ⅱ度骨折，内踝骨折移位明显伴有关节面塌陷。

手术切口选择腓骨外侧直切口和内踝前内侧纵行弧切口。外侧切口起自骨折近端4cm水平，远端延长至外踝尖水平。内侧纵行切口由内踝尖近端3cm至远端3cm。

术中需要注意的问题：①术中需要向内掀开内踝骨折块探查踝关节腔，包括骨折端有无韧带等软组织嵌顿、胫距关节面是否有软骨损伤及剥脱、胫骨远端关节面压缩程度及三角韧带深层是否损伤；②撬拨复位胫骨远端关节面内侧塌陷，根据松质骨缺损量决定取胫骨自体松质骨或异体骨植骨。

手术操作

首先做踝关节外侧入路，切口近端要注意游离和保护从深层浅出的腓浅神经。探查见外踝横行骨折（图2-31A），解剖复位外踝骨折，使用1枚4.0mm空心螺钉由外踝尖垂直骨折线向近端固定骨折，外侧解剖锁定钢板固定（图2-31B）。

做内踝前内侧纵行弧切口，逐层切开，注意保护胫前肌腱及大隐静脉。切开深筋膜显露内踝骨折线，向内掀开内踝骨折块进入踝关节腔，探查发现骨折线外侧，胫骨远端关节面内侧前方压缩，胫距关节面无软骨损伤及剥脱（图2-32A）。撬拨复位塌陷骨折（图2-32B），取胫骨远端自体松质骨植入撬拨复位后残留的骨缺损处，直视下确保整个关节面平整（图

2-32C）。克氏针临时固定内侧骨折，垂直劈裂骨折线于关节面上缘打入2
枚空心钉加压固定，由内踝尖向近端打入1枚空心钉交叉固定内踝骨块达
到进一步抗旋效果（图2-32D）。术中透视踝关节正侧位（图2-33A，图
2-33B）见骨折解剖复位，内踝垂直骨折线经螺钉加压后消失，胫骨远端压
缩关节面复位良好，关节面近端螺钉位置适当。冲洗关节腔后逐层缝合关节
囊、皮下组织和皮肤。小腿前后石膏托固定踝关节于中立位。术后CT冠状
位及矢状位扫描（图2-33C，图2-33D）证实胫骨远端关节面复位良好。

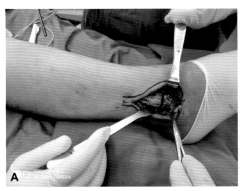
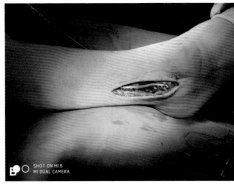

图2-31 外侧切口（A）显露外踝横行骨折线，通过加压螺钉及解剖钢板固定（B）

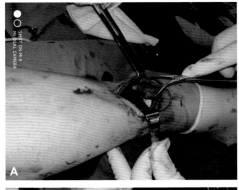
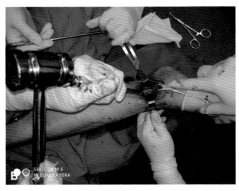
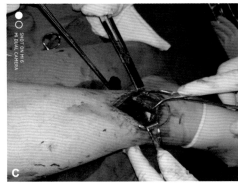
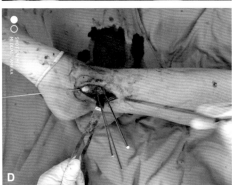

图2-32 掀开内踝骨折块可见胫骨远端关节面内侧前方压缩塌陷（A），利用骨刀由距压缩松质骨3~5mm的正常松质骨处对塌陷关节面进行撬拨复位（B），复位后直视可见关节面平整（C）。垂直骨折线于关节面上缘打入2枚空心螺钉导针，再由内踝尖向近端打入1枚空心螺钉导针（D），透视确认导针位置满意后拧入空心钉

术后随访

患者术后2周拆线，术后3周开始进行踝关节间断性主动屈伸活动锻
炼，每日4次，每次30分钟。因胫骨远端关节面负重区存在压缩骨折，所

以术后 6 周内支具保护踝关节于屈伸中立位，之后开始部分负重，术后 12 周完全负重。术后 15 个月踝关节负重正侧位片（图 2-34A，图 2-34B）见骨折愈合，关节间隙宽度一致，关节面光滑平整。患者无不适主诉，双侧踝关节屈伸活动范围一致（图 2-34C～F），AOFAS 评分 100 分。

图 2-33　术中透视踝关节正位（A）及侧位（B）片可见内外踝骨折解剖复位，胫骨远端压缩关节面复位良好，关节间隙一致。术后冠状位（C）及矢状位（D）CT 扫描证实胫骨远端压缩关节面解剖复位，关节面光滑平整

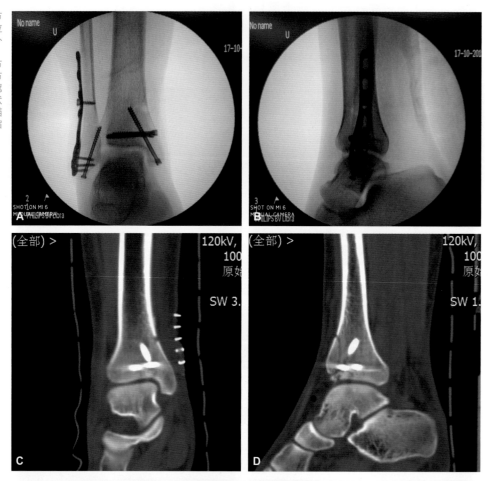

图 2-34　术后 15 个月踝关节负重正侧位片（A、B）见骨折愈合，胫距关节间隙正常，关节无退变表现。患侧踝关节背伸（C）跖屈（E）角度与健侧（D、F）一致

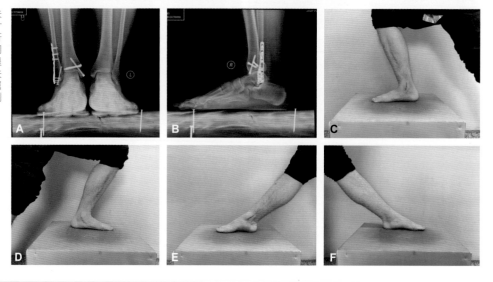

病例特点

本例患者为典型的旋后－内收型Ⅱ度踝关节骨折，机制为距骨在踝穴内受到强力内收暴力，牵拉外踝、挤压内踝，造成外踝低位横行骨折和内踝垂直劈裂骨折，合并胫骨远端内侧关节面压缩骨折。治疗此类骨折，要重视胫骨远端关节面及胫距关节面软骨受损情况。内踝前内侧入路显露内踝劈裂和压缩骨折清晰，可直视下判断关节面塌陷程度及软骨损伤情况。术中注意从距离压缩松质骨近端3~5mm处的正常松质骨水平用骨刀撬拨，利用距骨顶为模板复位压缩的胫骨远端关节面，再挖取少量松质骨填充撬拨后留下的骨缺损，解剖复位后于关节面上方0.5cm处，垂直骨折线由内踝横行打入2枚4mm空心钉加压固定。当骨折线较长或内踝骨块较大时，也可以使用支撑钢板进行牢固固定。旋后－内收型Ⅱ度踝关节骨折的外踝骨折线通常是位于胫距关节面以下的横行骨折，可以在腓骨外侧使用接骨板进行张力带固定。对于腓骨内侧骨质粉碎无法将接骨板置于外侧做张力带固定的情况，如果后侧皮质完整，则可以将接骨板置于前侧固定；或者与骨质疏松或骨折粉碎治疗类似，选择锁定接骨板固定。本例患者腓骨远端骨折块较大，患者有早期恢复活动的需求，故在外踝尖拧入空心钉对骨折进行加压固定后，于腓骨远端外侧使用中和钢板进行保护。

病例2 踝关节骨折1例（后内侧使用三分之一管状接骨板固定后内侧骨块）

病历摘要

50岁女性，摔倒扭伤右侧踝关节8小时后急诊就诊。踝关节正侧位片检查（图2-35A）显示踝关节骨折：Weber B型腓骨骨折，后踝骨折双边征且向上移位，内侧间隙增大，胫距关节向后半脱位。手法闭合整复后石膏固定，复查踝关节正侧位片可见胫距关节复位、内侧间隙正常、腓骨骨折和后踝骨折移位均改善（图2-35B，图2-35C）。本例踝关节骨折属于不稳定性骨折，患者没有内科禁忌证，考虑手术治疗。

术前完善CT扫描（图2-36），可见后内和后外骨折块移位，后外侧骨块向近端移位，胫距关节对合仍差，以及后内侧骨折块移位情况。三维重建图像可见后踝骨折以胫后肌腱沟为界分为内外两块，向近端移位，以及腓骨骨折端粉碎情况。

图 2-35 踝关节正侧（A）位片可见 Weber B 型腓骨骨折，内侧间隙增大，后踝骨折双边征（如箭头所示）伴有近端移位，胫距关节向后半脱位。手法整复后正（B）侧（C）位片显示胫距关节复位、内侧间隙正常、腓骨骨折和后踝骨折移位均改善

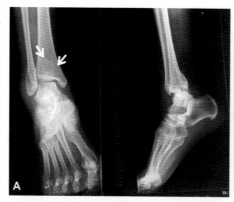
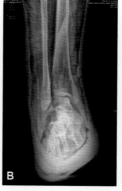
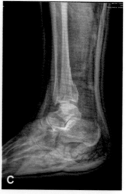

图 2-36 CT 扫描了解骨折块移位和关节对合情况。轴位（A）可见后踝骨折包括内外两块，且均有移位；矢状位（B）片可见后外侧骨块向近端移位，胫距关节对合仍差；冠状位（C）片可见腓骨骨折复位尚可，后内侧骨折块仍有移位。三维重建图像（D）可见后踝骨折以胫后肌腱沟为界分为内外两块，向近端移位，以及腓骨骨折粉碎情况（E）

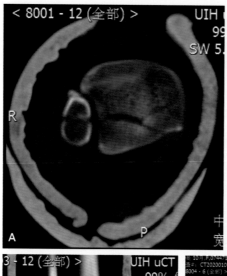
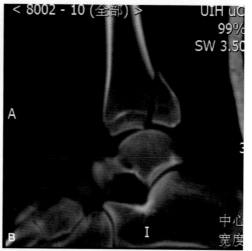
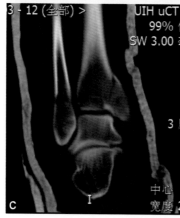
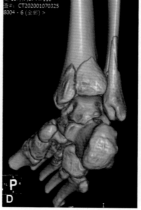
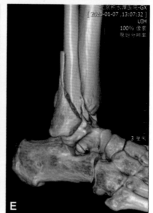

术前计划

手术切口选择腓骨后外侧入路（图 2-37A）和胫骨后内侧切口（图 2-37B）。经后外侧入路显露腓骨骨折和后外侧骨折，经后内侧切口显露后内侧骨块，经内外入路同时复位后踝骨折。腓骨骨折使用拉力螺钉固定后桥接接骨板固定，后踝骨折使用空心钉固定。术中需要注意①保留腓骨骨折端粉碎骨块的软组织连续性，以利愈合；②腓骨骨折的解剖复位有助于后外侧

骨块的复位，再经后内侧切口复位后内侧骨块。

手术操作

经腓骨后外侧入路显露腓骨骨折端（图 2-38），注意保留后侧皮质骨块的软组织连续性，不做过度剥离。清理骨折端血肿，复位巾钳钳夹骨折远端，向远端牵拉，复位腓骨；结果发现骨质疏松明显，无法有效牵拉直接复位。在腓骨骨折远近端各钻入 1 枚 2mm 直径克氏针，使用克氏针撑开器撑开骨折端，恢复长度后使用点状复位钳临时固定。使用 1 枚细空心钉固定腓骨前方皮质骨块，由于骨质疏松，腓骨骨折端拉力螺钉固定无效，直接使用桥接接骨板固定腓骨骨折远近端；若检验后侧皮质骨块与主骨间可达到解剖复位，则留置原处无须固定。

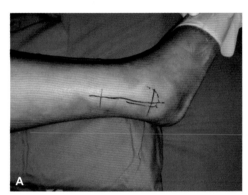
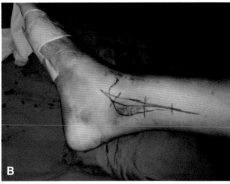

图 2-37 分别以腓骨 / 胫骨后缘做踝关节后外侧（A）和内侧（B）入路

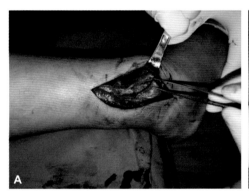
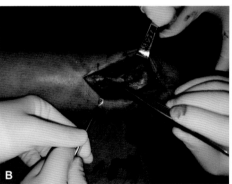
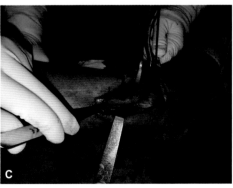

图 2-38 经后外侧入路显露腓骨骨折端（A 图下方镊子尖所指），可见腓骨前方骨折片（A 图上方镊子尖所指，图 2-36E），和后方皮质骨折（图 2-38B，图 2-36E）。注意保留后侧皮质骨块的软组织连续性，不做过度剥离。由于患者骨质疏松，使用克氏针撑开器撑开骨折端恢复长度后点状复位钳临时固定

　　经腓骨长短肌与姆长屈肌间隙（如其他病例图片）显露后外侧骨折，经内侧入路显露后内侧骨折端，两侧同时复位后踝骨折。后内侧骨折使用 1 枚细空心钉固定后，由于患者骨质疏松，使用三分之一管状接骨板固定。在拧入接骨板上螺钉时，能够观察到骨折端被进一步挤压复位。后外侧骨折使用 2 枚空心钉固定。术中透视踝关节正位、踝穴位、侧位，证实骨折复位固定满意（图 2-39）。冲洗伤口逐层缝合，小腿前后石膏托固定踝关节于中立位（图 2-40），以利术后软组织恢复。术后复查 X 线（图 2-41）和 CT（图 2-42）证实骨折解剖复位、固定满意。

图 2-39　固定完成后透视踝关节正位（A）、踝穴位（B）、侧位（C），证实骨折复位固定满意。腓骨骨折端使用 1 枚细空心钉固定腓骨前方皮质骨块，由于骨质疏松，腓骨骨折端未使用拉力螺钉固定，桥接接骨板固定。后外侧骨折使用 2 枚空心钉固定。后内侧骨折使用 1 枚细空心钉和三分之一管状接骨板固定

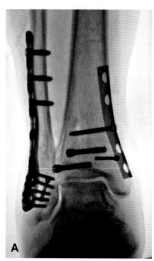
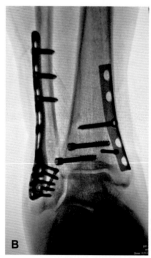
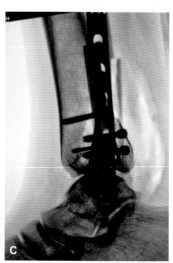

图 2-40　内外侧切口缝合后使用小腿前后石膏托固定踝关节于中立位

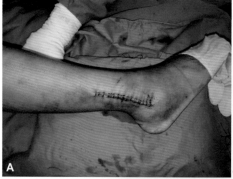
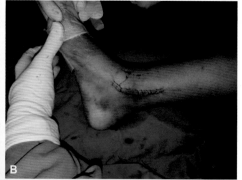
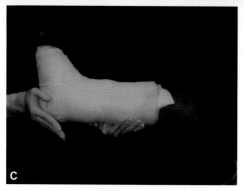

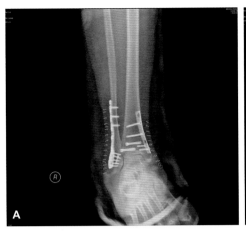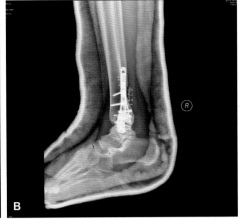

图2-41 术后踝关节正侧位片显示最终固定情况

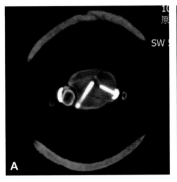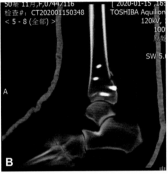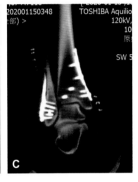

图2-42 术后CT轴位片（A）可见后踝内外侧骨折块解剖复位；矢状位（B）片可见后外侧骨块解剖复位，胫距关节对合良好；冠状位（C）片可见后内侧骨折解剖复位，所有骨块固定可靠

病例特点

绝经期妇女往往存在骨质疏松情况，当损伤暴力较小而腓骨骨折端粉碎时，术前应该考虑骨质疏松可能，本例患者就属于这种情况。术中使用复位巾钳钳夹复位腓骨骨折时，发现完整的腓骨远端骨质差，此时使用克氏针撑开器能够避免对腓骨骨质的破坏，有利于顺利复位。

当后踝骨折为内外2块骨折时，通过两侧切口同时显露便于复位。对于骨质疏松患者，利用三分之一管状接骨板的弹性，在拧入螺钉时能够进一步挤压后内侧骨折面，获得解剖复位和坚强固定。

病例3 踝关节骨折1例（三分之一管状接骨板固定腓骨骨折起抗滑作用）

病历摘要

58岁女性，6天前行走时扭伤左侧踝关节，于当地医院急诊就诊并行石膏固定。现就诊于我院，左踝关节正侧位片（图2-43）显示踝关节骨折：

Weber B型腓骨骨折，后踝骨折向上移位，胫距关节对合欠佳。本例踝关节骨折关节内骨折移位明显，考虑手术治疗。

术前完善CT扫描（图2-44），可见腓骨骨折和后踝骨折线在同一水平，后踝骨折线从内向外。

图2-43 踝关节踝穴位（A）和侧位（B）片可见Weber B型腓骨骨折，踝关节内外侧间隙和下胫腓间隙基本对称，后踝骨折向近端移位；注意正位片后踝骨折三角影

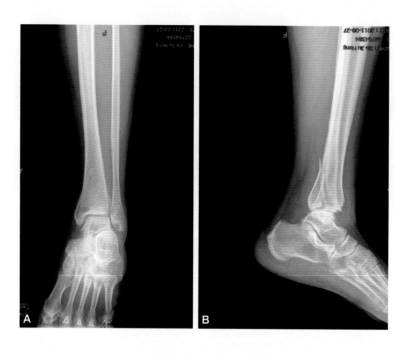

图2-44 闭合整复小腿石膏前后托固定后CT扫描，轴位片（A）可见腓骨骨折线与后踝骨折在同一水平，骨折线通过内踝中央水平，后踝骨块大

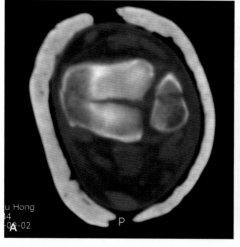
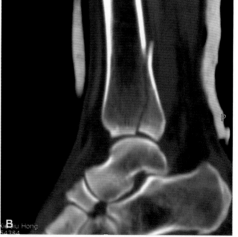

术前计划

手术切口选择腓骨后外侧入路（图2-45A），可以同时显露腓骨骨折和后踝骨折，以利骨折复位固定。患者属于绝经后妇女，骨量下降，选择腓骨后侧抗滑接骨板固定，能够在远端松质骨获得良好的双皮质螺钉固定。后踝骨折使用拉力螺钉和支撑接骨板固定。

手术操作

俯卧位，标记出跟腱和腓骨（图 2-45A），在腓骨后缘偏内侧做纵切口。切开皮肤和皮下组织后（图 2-45B），在切口远端游离和保护腓肠神经（图 2-45C）。切开腓骨长短肌和踇长屈肌间隙肌筋膜（图 2-46A），将腓骨长短肌和踇长屈肌分别向外向内拉开，显露腓骨和后踝骨折端（图 2-46B，图 2-46C）。只剥离骨折端两侧骨膜，清理腓骨骨折端，确定没有任何纤维组织嵌入。使用六孔三分之一管状板，为了加强抗滑支撑效果，在接骨板尾端轻微折弯，接骨板的中段不要折弯。在骨折线近端 3~5mm 处用 2.5mm 钻头从后向前钻透双层皮质，测深，3.5mm 丝攻攻丝，拧入 1 枚 3.5mm 皮质骨螺钉；在螺钉拧入时，接骨板远端推挤腓骨远折端，有助于复位和增加骨折端挤压力（图 2-47A）。在最近端钉孔内拧入第 2 枚螺钉，用复位钳辅助解剖复位骨折端临时固定后，用 2.5mm 钻头钻孔后，拧入 2 枚 4.0mm 松质骨螺钉固定，透视确认固定效果（图 2-47C）。以后踝骨折线的近端和内外两侧皮质作为复位标志，复位后踝骨折后使用 1 枚空心钉加压固定和 T 型接骨板做支撑固定（图 2-48）；透视证实腓骨和后踝内固定物位置（图 2-49）。缝合肌筋膜后，逐层闭合切口。小腿前后石膏托固定踝关节于中立位，以利术后软组织恢复。术后复查踝关节正侧位片证实骨折复位固定满意（图 2-50）。

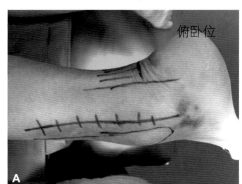

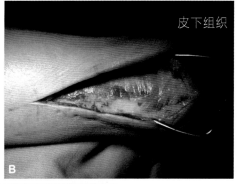

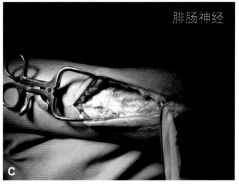

图 2-45 俯卧位标记出腓骨、跟腱，在腓骨后缘内侧画出切口（A）。切开皮肤和皮下组织（B），在切口远端分离腓肠神经并加以保护（C）

图 2-46 在腓骨长短肌和
踇长屈肌间隙切开
肌筋膜（A），在两
者之间向深层剥离
（B），将腓骨长短
肌向外拉开，将踇
长屈肌向内用骨撬
牵开（C），显露外
侧的腓骨骨折端和
内侧的后踝骨折端

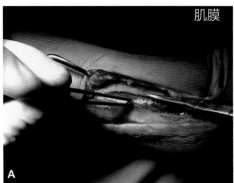

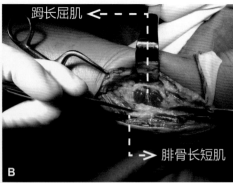

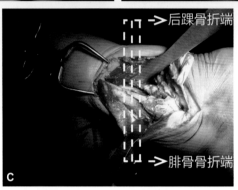

图 2-47 将六孔三分之一
管状接骨板放置在
腓骨后外侧抗滑位
置，近端第 3 枚
钉孔位于骨折近
端 3mm 左右水平
（A）。注意接骨板
中段不预弯，这样
在拧入近端邻近骨
折线螺钉时（B），
可以推挤接骨板挤
压腓骨后侧，在远
折端产生压力，起
到复位骨折端和增
加骨折端压力的作
用。在骨折远端
使用 2.5mm 钻头
钻孔后拧入 2 枚
4.0mm 松质骨螺
钉固定（C）

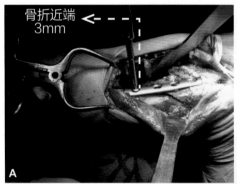

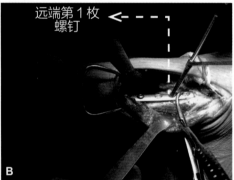

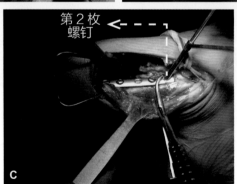

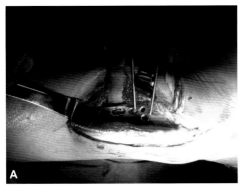
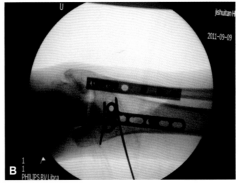

图 2-48 克氏针临时固定后，后踝使用空心钉进行加压固定，胫骨后侧皮质放置1枚T型接骨板固定后透视接骨板位置和固定效果

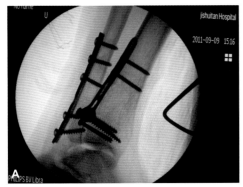
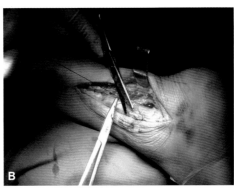

图 2-49 术中透视踝关节侧位片确认固定物位置良好后，逐层缝合肌膜、皮下组织和皮肤

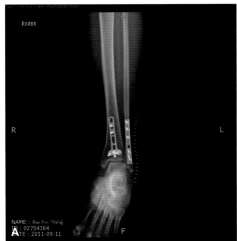
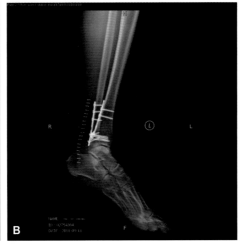

图 2-50 术后踝关节正侧位片证实骨折复位固定满意

病例特点

对于腓骨螺旋形骨折，可以使用拉力螺钉加中和接骨板固定；也可以使用抗滑接骨板支撑固定。抗滑接骨板符合生物力学原理固定强度高，远端螺钉穿透两层皮质把持力好而且不会进入关节。所以，对于本例后踝骨折巨大且伴有骨质疏松的患者，可选择经后外侧入路同时显露腓骨骨折和后踝骨折，腓骨使用防滑接骨板固定。通常情况下，抗滑接骨板远端可以使用3.5mm和2.5mm钻头在邻近骨折线的远侧钉孔内钻出滑动孔和螺纹孔，测深

时注意测深尺的钩子要指向近端，使用 3.5mm 皮质骨螺钉丝攻在远侧皮质攻丝后，拧入 3.5mm 皮质骨螺钉做拉力螺钉用；这种远端拉力螺钉的固定更有助于加压骨折端。但考虑到本例患者骨质疏松的情况，所以在远端钉孔内沿着垂直线的方向拧入 2 枚松质骨螺钉增加螺钉的把持力。

病例4 旋前-外旋型Ⅲ度骨折，内踝三角韧带损伤，内侧使用缝合锚重建三角韧带深层

病历摘要

43 岁男性，2 天前踢球时扭伤致右踝关节骨折。X 线片示：外踝骨折，内踝间隙增宽，予以临时石膏制动。体格检查见右踝关节肿胀，内踝下方皮下淤血。踝关节正侧位 X 线片（图 2-51）显示 Weber C 型外踝骨折，骨折线位于下胫腓联合近端，下胫腓间隙增宽，内踝无骨折，内踝间隙增宽。术前完善 CT 扫描，下胫腓间隙及内踝间隙均增宽，后踝未见骨折线。

图 2-51 术前踝关节正（A）侧（B）位片可见外踝骨折线位于下胫腓联合近端，下胫腓联合间隙增宽，内踝间隙增宽

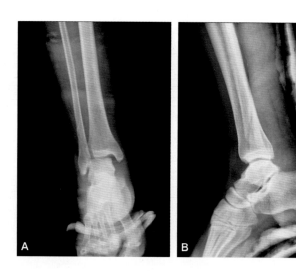

术前计划

手术切口选择腓骨外侧直切口和内踝纵行切口。外侧切口起自骨折近端 4cm 水平，远端延长至踝关节间隙水平。内侧纵行切口由内踝尖近端 3cm 至远端 3cm。

术中需要注意的问题：①麻醉后先做双侧踝关节应力检查，确定下胫腓联合及内踝三角韧带损伤情况；②如果应力检查内踝间隙无明显增宽，可先行腓骨骨折固定，再应力检查是否存在下胫腓间隙增宽；③如果应力检查内踝间隙增宽明显，可先行内踝三角韧带修复，这样更利于手术操作，之后

再行腓骨骨折钢板固定。

手术操作

麻醉后，进行双侧踝关节应力下透视对比（图 2-52），可见患侧踝关节下胫腓间隙及内踝间隙进一步增宽，距骨外移明显。首先取内踝切口探查，发现三角韧带浅层撕脱断裂，深层则从距骨止点处完全撕脱（图 2-53A）。于距骨三角韧带深层止点处拧入 1 枚缝合锚（图 2-53B），复位距骨内踝间隙，经内踝丘间沟和丘间沟后方的表面，斜向外下方的三角韧带深层距骨止点处钻取 2 条骨道。经内踝 2 条骨道，将锚钉尾线引出至内踝表面备用（图 2-53C，图 2-53D，图 2-53E）。

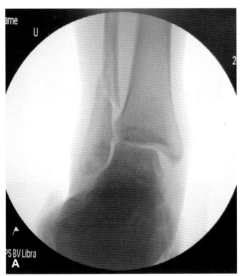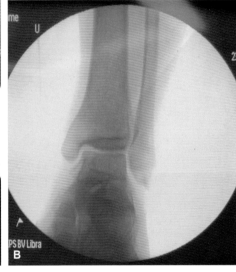

图 2-52 麻醉后应力下透视，患侧踝穴位（A）及健侧踝穴位（B）图像；可见患侧下胫腓间隙及内踝间隙明显增宽，距骨外移，下胫腓联合及三角韧带损伤明确

经腓骨外侧入路显露腓骨骨折端，切口近端要注意游离和保护从深层浅出的腓浅神经。解剖复位腓骨骨折端，使用 1 枚 3.5mm 直径螺钉拉力固定，解剖锁定钢板固定（图 2-54）。

内侧缝合锚线未打结固定前，做应力下检查可见下胫腓间隙及内踝间隙仍增宽（图 2-55A）。巾钳夹持复位下胫腓联合后，将内踝表面的缝合锚线打结（图 2-55B，图 2-55C），再次应力下透视见踝穴关系正常（图 2-55D）。缝合修复三角韧带浅层，逐层闭合切口。小腿后侧石膏托制动踝关节于屈伸中立位。术后 X 线片（图 2-56）及 CT（图 2-57）显示骨折解剖复位，下胫腓间隙、内踝间隙关系正常。

术后随访

患者术后 2 周拆线，支具保护踝关节于屈伸中立位 4 周。2 周（术后 2 周可以每天拆下支具进行活动度锻炼）开始进行踝关节主动屈伸活动锻炼，

图 2-53　内侧切口探查见三角韧带浅层撕脱断裂，深层从距骨止点处完全撕脱（A），距骨三角韧带深层止点处拧入 1 枚缝合锚（B），经内踝 2 条骨道，将锚钉的尾线引出至内踝表面备用（C、D、E）

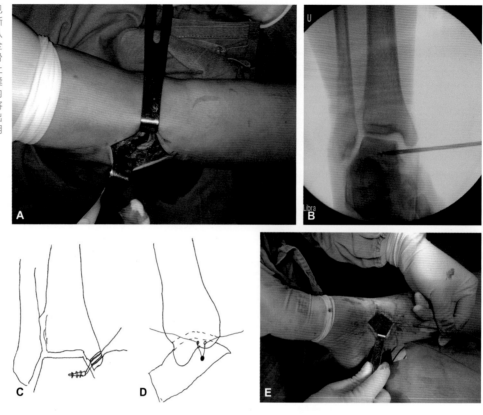

图 2-54　外侧切口（A）剥离腓骨骨折端骨膜，显露腓骨骨折；解剖复位腓骨骨折，使用 1 枚 3.5mm 直径螺钉拉力固定后，解剖锁定钢板固定（B）

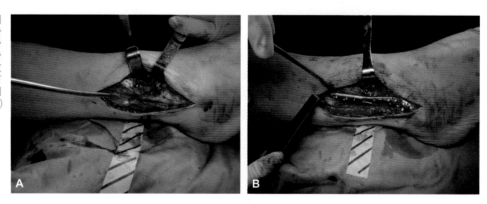

每日 4 次，每次 30 分钟。术后 4 周开始部分负重，术后 8 周完全负重。术后 3 个月复查时，踝关节正位（图 2-58A）、侧位（图 2-58B）片显示骨折完全愈合，踝穴关系正常。踝关节屈伸活动度范围稍差（图 2-58C，图 2-58D），患者每日已可步行万余步。术后 6 个月复查时，踝关节屈伸活动度范围恢复至与健侧一致（图 2-58E，图 2-58F），恢复足球运动。

病例特点

本例旋前－外旋型Ⅲ度骨折的特点在于内侧柱损伤是没有骨折的三角韧带深浅层完全损伤。根据三柱理论，旋前－外旋型Ⅲ度骨折时三柱均有

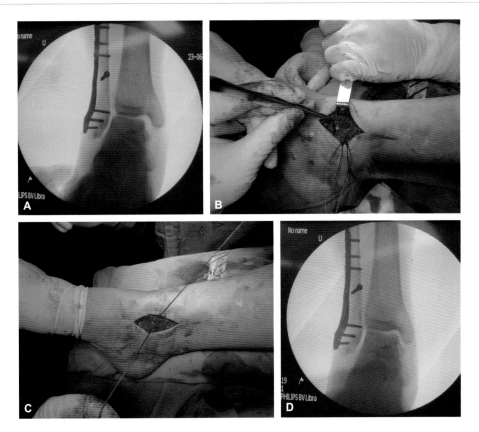

图 2-55 应力下透视见下胫腓间隙及内踝间隙仍增宽（A），巾钳夹持下胫腓后将内踝表面的缝合锚线打结（B），缝合修复三角韧带浅层（C），再次应力下透视见踝穴关系正常（D）

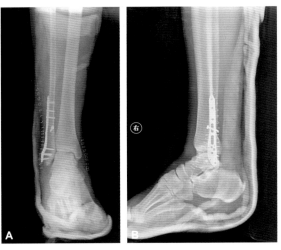

图 2-56 术后踝关节正（A）侧（B）位片可见骨折解剖复位，踝穴关系正常

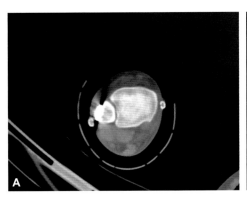
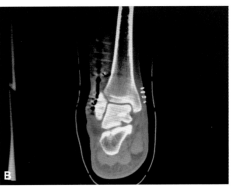

图 2-57 术后CT，轴位CT（A）证实下胫腓联合间隙对合良好；冠状位CT证实骨折解剖复位，胫距关节间隙对合良好，内踝间隙及下胫腓间隙正常

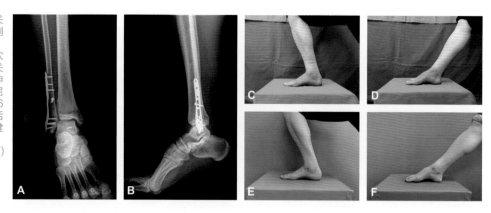

图 2-58 术后 3 个月踝关节正位（A）、侧位（B）片显示，骨折愈合，踝穴关系正常，踝关节活动范围背伸 15°（C），跖屈 30°（D）。术后 6 个月复查踝关节活动范围恢复至与健侧一致，背伸 25°（E），跖屈 45°（F）

损伤；当外踝骨折被固定后，外侧柱稳定性恢复，但因内侧柱及中间柱均有损伤，应力下透视证实踝穴仍明显增宽。此时可以选择固定内侧柱或中间柱来达到三柱结构中两柱结构的稳定。常用的方法是使用下胫腓螺钉固定中间柱恢复稳定性，但下胫腓螺钉固定存在复位不良、螺钉断裂、需要二次取出、取出前无法完全负重等不足。另一种方法是三角韧带修补来恢复内侧柱稳定性，但三角韧带深层短而宽大，很难通过直接缝合进行修复。本例患者使用缝合锚线修补的方式，能够获得距骨早期稳定性，限制早期下胫腓联合分离，达到恢复踝关节稳定性的目的。

病例 5　旋前-外旋型Ⅳ度骨折，下胫腓前联合撕脱骨软骨块嵌顿在下胫腓联合间隙内

病历摘要

32 岁女性，6 天前下楼梯时踏空摔倒，扭伤左踝关节，于当地医院行 X 线检查后诊断为左侧踝关节骨折，行 U 型石膏托固定。体格检查未见神经血管损伤，软组织轻微肿胀。踝关节正侧位 X 线片显示为 Weber C 型腓骨骨折（图 2-59），腓骨骨折端存在蝶形骨折片，后踝骨折向近端移位明显，下胫腓联合间隙增宽。该骨折属于不稳定性踝关节骨折，需要手术治疗。术前完善 CT 扫描（图 2-60），可见后外侧和后内侧骨折移位，下胫腓前韧带胫骨侧撕脱骨折，下胫腓联合间隙内有骨折块嵌顿在后外侧骨折块前方。待软组织消肿，皮肤出现皱褶后手术。

术前计划

手术切口选择腓骨外侧直切口（图 2-61A）和胫骨后内侧切口（图 2-61B）。外侧切口起自骨折近端 4cm 水平，远端延长至踝关节间隙水平。

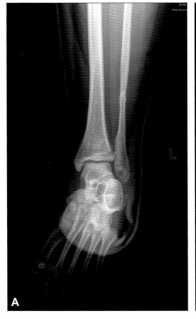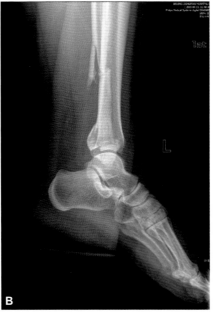

图 2-59 术前踝关节正（A）侧（B）位片可见 C 型腓骨骨折，下胫腓联合间隙增宽，腓骨骨折端存在蝶形骨折片，后踝骨折向近端移位明显

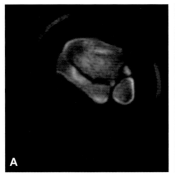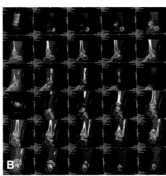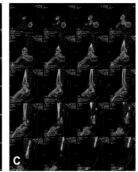

图 2-60 术前 CT 扫描需要包括轴位（A）、矢状位（B）和冠状位（C）图像：除了观察腓骨骨折形态外，要仔细分析后外侧和后内侧骨折移位情况，可以看到下胫腓前韧带胫骨侧撕脱骨折，要注意在下胫腓联合间隙内有骨折块嵌顿在后外侧骨折块前方。这种嵌顿骨块在术中必须取出，否则将造成下胫腓联合无法解剖复位

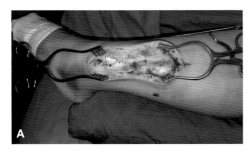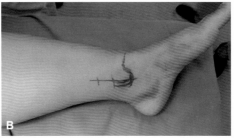

图 2-61 腓骨外侧入路（A），经腓骨外侧入路显露腓骨骨折端，切口近端可见腓浅神经从深层浅出，游离后加以保护。内侧入路（B），沿着胫骨后缘做切口

由于本例患者需要从下胫腓联合前方进入清理嵌压的骨块，所以不宜使用腓骨后外侧入路。本例患者内踝没有骨折，而是后内侧骨折，所以沿着胫骨后缘做后内侧切口能够更好地显露后内侧骨块。

术中需要注意的问题：①从下胫腓联合间隙前方进入，清理嵌顿骨块，便于复位下胫腓联合；②根据下胫腓前韧带撕脱骨折大小，进行螺钉固定或者缝合；③腓骨骨折存在蝶形骨块，需要首先用拉力螺钉固定后，再行接骨板桥接固定；④术中待腓骨骨折、后踝骨折、下胫腓前韧带撕脱骨折固定后，下胫腓联合稳定性可基本得到恢复，但术中仍需应力下检查，决定是否需要行下胫腓螺钉固定。

手术操作

首先经腓骨外侧入路显露腓骨骨折端，切口近端可见从深层浅出的腓浅神经，游离后加以保护。剥离腓骨骨折端骨膜（图 2-62A）时要注意保留蝶形骨块的软组织连续性。切口远端（图 2-62B）显露下胫腓前韧带，可见韧带撕脱骨折带有少量松质骨。使用克氏针撑开器撑开下胫腓间隙（图 2-63A），找到嵌顿在下胫腓联合内的骨软骨块并将其取出（图 2-63B），检查该骨块发现其与下胫腓联合胫骨侧骨床吻合，确定其为此处撕脱的骨软骨块。

首先复位蝶形骨块，使用 1 枚 2.7mm 直径螺钉拉力固定。然后解剖复位腓骨骨折端，LCP 桥接固定（图 2-64）。将嵌顿在下胫腓联合内的骨软骨块（图 2-63B）复位到下胫腓前韧带撕脱骨折的胫骨侧骨床上，再将与韧带相连的撕脱松质骨片叠加在该嵌顿骨块上，使用带垫片细空心钉固定。透视踝关节正侧位片（图 2-65），确认腓骨骨折和下胫腓联合前方骨折固定满意，但后踝骨折端仍向近端移位。

图 2-62　切口近端（A）剥离腓骨骨折端骨膜，显露腓骨粉碎性骨折；切口远端（B）显露下胫腓联合前方；镊子所示为下胫腓前韧带及撕脱的松质骨片，拉钩深方是下胫腓前韧带撕脱骨折的胫骨侧骨折面

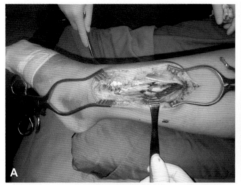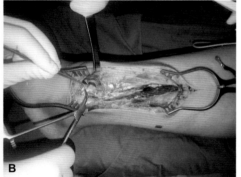

图 2-63　在胫腓骨前表面钻入 2 枚克氏针，连接克氏针撑开器后撑开下胫腓间隙（A），可见嵌顿在下胫腓联合内的骨软骨块并将其用镊子取出（B），该骨块即为从下胫腓联合胫骨侧撕脱下来的骨软骨块

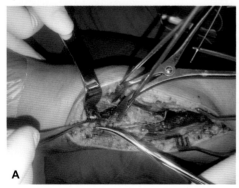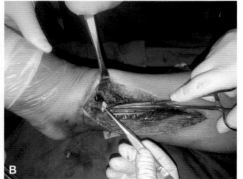

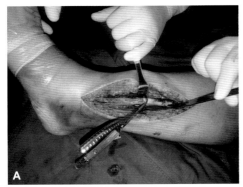 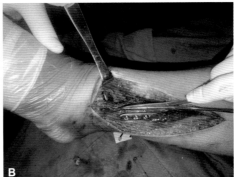

图 2-64 解剖复位粉碎的腓骨骨折，骨折复位钳临时固定腓骨骨折端（A），使用 1 枚 2.7mm 直径螺钉将蝶形骨块进行拉力固定后，LCP 桥接固定腓骨骨折远近端，再次显露下胫腓前联合骨折端（B）。复位下胫腓前韧带撕脱的松质骨块后发现内侧有缺损，之前取出的嵌顿在下胫腓联合内的骨软骨块（图 2-63B）即为此处缺损的关节面骨软骨块，将其复位后使用带垫片细空心钉固定

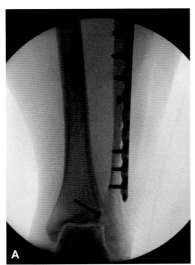 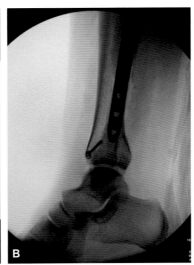

图 2-65 透视踝关节正（A）侧（B）位片，确认腓骨解剖复位和固定情况。可见前方 1 枚细空心钉固定嵌顿在下胫腓联合间隙内的骨软骨块（图 2-63B）。侧位片可见后踝骨折端仍有轻微台阶，向近端移位

经腓骨长短肌与蹈长屈肌间隙（图 2-66）显露后外侧骨折，经内侧入路显露后内侧骨折端，两侧同时复位后踝骨折后使用多枚空心钉固定（图 2-67）。应力下检查下胫腓联合稳定。逐层缝合切口后（图 2-68）使用小腿前后石膏托固定踝关节于中立位。术后 CT 证实关节内骨折解剖复位（图 2-69）。

病例特点

本例旋前-外旋型 IV 度骨折的特点在于下胫腓联合间隙中有嵌顿的骨软骨块，如果在术前未能发现，将造成下胫腓联合无法复位；如果强行用下胫腓螺钉固定下胫腓联合，将造成下胫腓联合异常复位和间隙增宽，术后会出现局部症状。

图 2-66　经腓骨长短肌与踇长屈肌间隙（A）进入显露后外侧骨折端，从内侧入路经胫骨后缘（B）显露后内侧骨折端，内外侧同时复位后踝骨折，多枚克氏针临时固定，证实骨折复位良好（C）

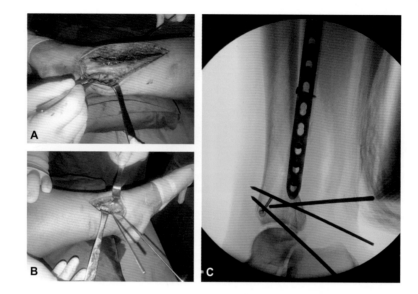

图 2-67　术中透视踝关节正（A）侧（B）位片，腓骨骨折、后踝骨折、下胫腓间隙和内踝间隙恢复良好，空心钉固定位置满意；术中应力下检查下胫腓联合稳定

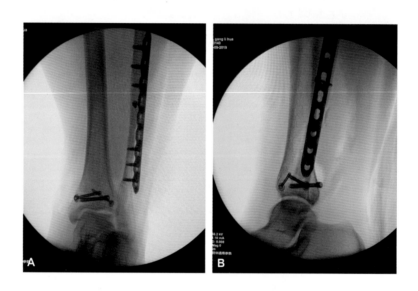

图 2-68　内（A）外（B）侧切口缝合完毕后使用小腿前后石膏托中立位固定踝关节，应尽量避免将踝关节固定于跖屈位（C、D），踝关节正侧位片证实腓骨骨折和后踝骨折解剖复位，固定良好，下胫腓联合间隙正常

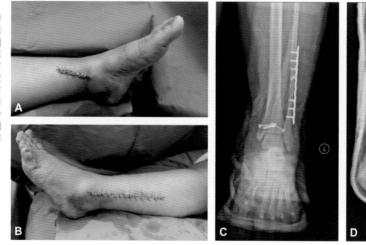

根据三柱理论，腓骨骨折、后踝骨折及下胫腓前韧带骨折块被固定后，外侧柱、中间柱（除骨间韧带）稳定性被恢复，即使存在三角韧带深层损伤，通常也不会影响踝关节的稳定性。但术中要做应力下检查予以确认。

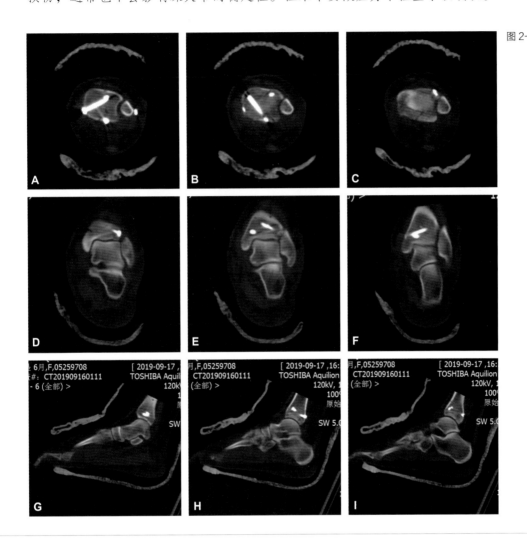

图2-69 术后CT证实关节内骨折解剖复位，固定牢固，下胫腓联合间隙对合良好。从近端（A）向远端（C）逐层扫描分别可见后踝内侧、后踝外侧、下胫腓前韧带撕脱骨折的螺钉固定情况。注意后踝螺钉固定的方向。术后冠状位CT（D~F）证实关节内骨折解剖复位，固定牢固，胫距关节间隙对合良好。术后矢状位CT证实关节内骨折解剖复位，固定牢固，胫距关节间隙对合良好。从内侧（G、H）向外侧（I）逐层扫描依次可见后踝内侧、后踝外侧螺钉固定方向

病例6 Maisonneuve 骨折，高位腓骨骨折合并下胫腓联合前后撕脱骨折及内踝骨折

病历摘要

54 岁男性，8 天前不慎摔倒时扭伤左踝关节，闭合性损伤，于当地医院行 X 线检查后诊断为左侧踝关节骨折，行支具固定，转至我院急诊就诊。体格检查未见神经血管损伤，踝关节周围软组织肿胀淤青（图2-70），腓骨近端压痛明显。胫腓骨带膝带踝正侧位 X 线片（图2-71）显示为高位腓骨

图 2-70　患者就诊时踝关节体位相，可见踝关节肿胀、淤血

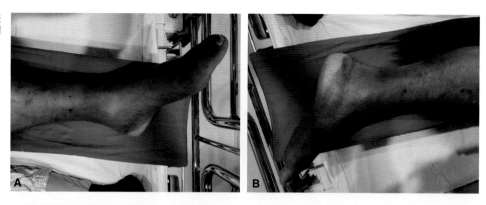

图 2-71　Maisonneuve骨折，胫腓骨正侧位 X 线片显示高位腓骨骨折，下胫腓联合分离，距骨向外移位，后踝撕脱骨折，内踝前丘撕脱骨折，内踝间隙增宽

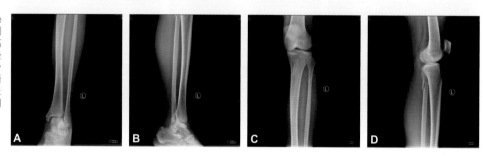

骨折（腓骨颈水平，AO 分型 Weber C 型），下胫腓联合间隙增宽，合并后踝骨折及内踝骨折。该骨折属于不稳定性踝关节骨折，需要手术治疗。术前完善踝关节 CT 扫描（图 2-72），可见胫骨远端前方 Tillaux 结节撕脱骨块，后方 Volkmann 撕脱骨块，内踝前丘撕脱骨块，移位均非常严重，同时外踝向后外侧移位。三维 CT 重建更清楚直观地显示出骨块移位的整体情况（图 2-73）。待软组织消肿，皮肤出现皱褶后，即伤后 12 天手术治疗。

图 2-72　踝关节水平的 CT 平扫，可见胫骨远端前方 Tillaux 结节撕脱骨块，后踝 Volkmann 撕脱骨块，内踝前丘撕脱骨块。外踝向后外侧移位，下胫腓联合间隙明显异常

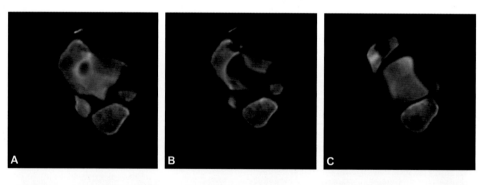

图 2-73　三维重建 CT 的前侧、前外、内侧、后侧观。可见胫骨远端前方的 Tillaux 撕脱骨块，后方的 Volkmann 撕脱骨块，它们与腓骨的距离呈正常状态

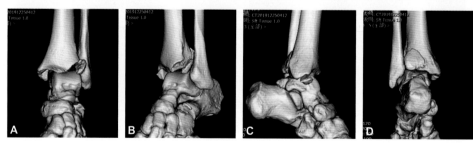

术前计划

由于本例患者下胫腓前后撕脱骨块均很大，影响踝穴稳定性及关节面平整度，需要分别复位与固定，故选用腓骨前外侧和后外侧入路分别处理。内踝骨折为前丘骨折，选择内侧切口，适当靠前。因此，手术需要 3 个切口，即腓骨前外侧切口、腓骨后外侧切口（图 2-74A）和胫骨内侧切口（图 2-74B）。前外侧切口沿腓骨前缘至第四跖骨，后外侧切口位于跟腱外侧缘与腓骨后缘之间，从腓骨肌和姆长屈肌之间进入。

术中需要注意的问题：①分别复位和固定下胫腓联合前后撕脱骨块；②由于前、后踝发生撕脱骨折，附着其上的下胫腓前、后韧带保留完整，因而将前、后踝解剖复位固定后，即恢复了下胫腓联合前、后韧带的完整，进而下胫腓联合的稳定性得到一定程度的恢复。此时行应力试验检查下胫腓稳定性，判断是否需要再行下胫腓螺钉固定；③复位和固定内踝骨折时，探查内侧三角韧带浅层和深层的损伤情况。

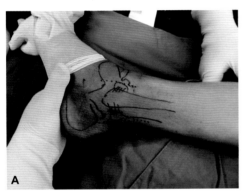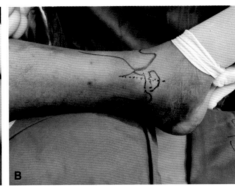

图 2-74 患者漂浮体位。前外侧、后外侧及内侧切口的切口标记

手术操作

漂浮体位，首先侧卧位，经腓骨前外侧入路显露 Tillaux 结节，注意避免伤及腓浅神经，向内侧牵拉前方间室的肌肉肌腱后，切开部分关节囊，暴露胫骨远端前外侧 Tillaux 结节，检查结节上附着的下胫腓前韧带，韧带完整（图 2-75A）。清理血肿，直视下解剖复位后以 1 枚 3.0mm 直径埋头空心钉固定（图 2-75B）。

再取腓骨后外侧入路，注意避免伤及腓肠神经，切开腓骨肌和姆长屈肌之间的筋膜，从两者之间进入，暴露后踝，清理血肿和嵌压骨膜后，显露 Volkmann 骨块，探查附着其上的下胫腓后韧带的完整性（图 2-75C）。以骨折块近端皮质作为复位参考，直视下复位，从后往前用空心钉导针固定并透视（图 2-75D，图 2-76）。正侧位透视确认 Tillaux 结节和 Volkmann 骨块复位满意，关节面平整连续，完成空心螺钉置入。

图 2-75 手术中的体位图。前外侧入路（A），注意避免伤及腓浅神经，暴露胫骨远端前外侧 Tillaux 结节，检查结节上附着的下胫腓前韧带，韧带完整。解剖复位后以 1 枚 3.0mm 直径埋头空心钉固定（B）。于腓骨长短肌与踇长屈肌之间的后外侧入路暴露后踝的 Volkmann 骨块，探查附着其上的下胫腓后韧带完整（C）。解剖复位后用空心钉导针固定（D）

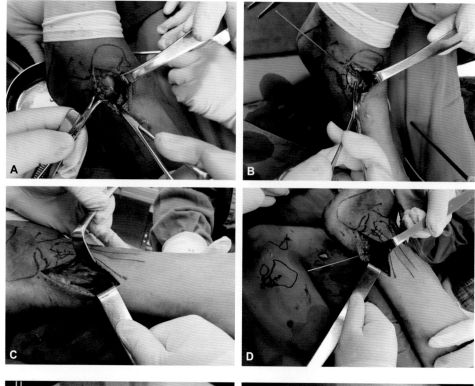

图 2-76 手术中 C 臂透视证实骨折复位和固定满意

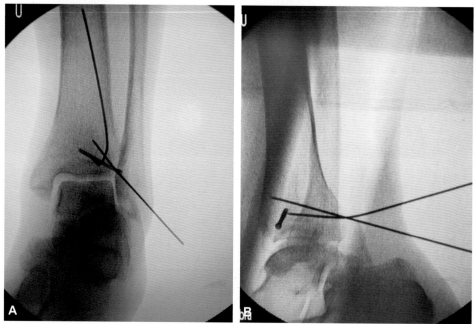

变更体位为平卧位，此时，做外旋应力试验，下胫腓没有分离，距骨没有向外移位，证实下胫腓联合稳定（图 2-77）。基于上述下胫腓联合稳定的判断，我们没有固定下胫腓联合（未使用下胫腓螺钉）。

然后经内侧切口暴露内踝前丘撕脱骨折。骨块较小，其上附着的三角韧带浅层部分损伤，内踝的丘间沟和后丘上附着的三角韧带深层于距骨侧完全损伤。复位前丘骨块并以 3.0mm 直径的埋头空心钉固定，透视确认骨折复位固定满意（图 2-78）。

逐层缝合切口后使用小腿前后石膏托固定踝关节于中立位（图 2-79）。

术后复查踝关节踝穴位和侧位 X 线片（图 2-80）可见骨折块复位满意，关节面平整，下胫腓联合间隙良好。术后三维重建 CT（图 2-81～图 2-82）

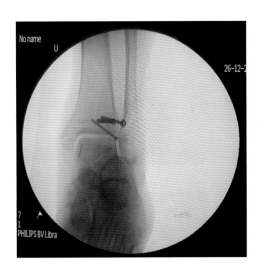

图 2-77　手术中做外旋应力试验，下胫腓没有分离，证实下胫腓联合稳定

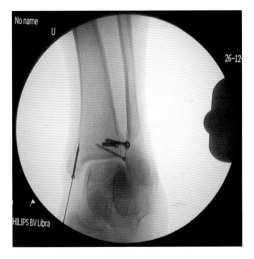

图 2-78　完成内踝骨折复位固定后，术中的 C 臂影像显示骨折复位固定满意

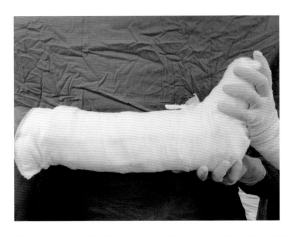

图 2-79　逐层缝合后包扎伤口，术后以石膏将踝关节固定于中立位 2～3 周，有利于软组织修复

图 2-80　手术后的踝关节踝穴位和侧位 X 线片，见骨折块复位满意，关节面平整，下胫腓联合间隙良好

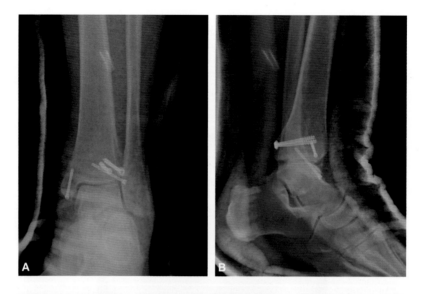

图 2-81　术后的踝关节轴位 CT 扫描，见骨折块复位满意，关节面平整，与健侧相比，下胫腓联合间隙良好

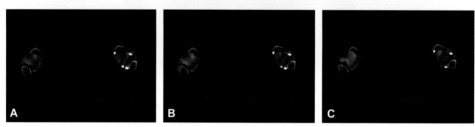

同样可见骨折复位和固定均满意，踝关节内侧间隙正常，同健侧相比下胫腓间隙正常。

病例特点

本例踝关节骨折为 Maisonneuve 骨折，AO 分型属于 Weber C 型骨折。常见的 Maisonneuve 骨折特点为高位腓骨骨折合并下胫腓损伤，下胫腓损伤常为下胫腓前后韧带和骨间韧带的损伤，进而下胫腓分离。由于韧带相对难以修补，一般选用固定下胫腓联合（螺钉或 Suture Button）来稳定分离的下胫腓。而本病例表现为 Tillaux 结节和 Volkmann 撕脱骨折，术中可见下胫腓前后韧带完整。因此，固定两骨块后，能修复下胫腓联合中的前后部分。而术中应力试验阴性提示此情况下的下胫腓稳定性足够，无须再固定下胫腓联合。

此外，本病例内踝骨折为前丘骨折，术中探查三角韧带深层完全损伤，因此仅复位和固定前丘骨折，不修补或加强损伤的深层三角韧带，内侧结构仍不稳定。但根据三柱理论，外侧柱、中间柱（除骨间韧带）稳定性被恢复，即使存在三角韧带深层损伤，通常也不会影响踝关节的稳定性。

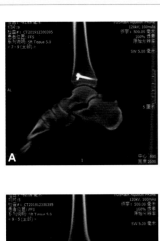
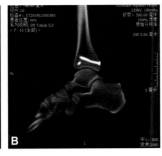
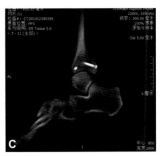

图 2-82 术后的踝关节矢状位 CT 扫描，见骨折块复位满意，关节面平整

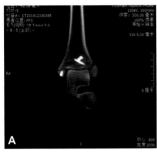
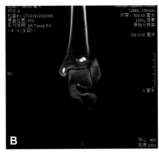
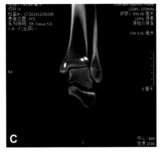

图 2-83 术后的踝关节冠状位 CT 扫描，见骨折块复位满意，关节面平整，内侧间隙正常

病例 7　Bosworth 骨折

病历摘要

　　28 岁男性，摔伤致右踝疼痛 6 小时就诊于外院急诊，X 线检查（图 2-84A，图 2-84B）后诊断为踝关节骨折（右）。试行复位后石膏制动，转诊至我院急诊。体格检查：患足石膏制动，足趾血运感觉活动好。伤后踝关节正位片可见患足和腓骨外旋、胫距关节向后外半脱位，腓骨骨折远近端位于胫骨后侧；侧位片可见腓骨骨折端向后成角，远折端与胫骨重叠减少向后移位，近折端移位至胫骨后方，考虑为 Bosworth 骨折。闭合整复后 X 线片（图 2-84C，图 2-84D）可见：胫距关节仍向后外半脱位，腓骨近折端位于胫骨后侧，内踝间隙增宽，腓骨骨折端向后成角。CT 扫描（图 2-85）可见外踝骨折，下胫腓联合完全脱位，腓骨骨折近折端卡于胫骨后侧，远折端卡于胫骨腓骨切迹后缘，内踝无骨折，内踝间隙增宽，胫后肌腱沟外侧缘小片撕脱骨折。考虑骨折半脱位未复位，急诊行踝关节骨折切开复位内固定术。

术前计划

　　手术适应证：特殊类型踝关节骨折——Bosworth 骨折，腓骨骨折近骨折端脱位至胫骨后侧，下胫腓联合完全脱位（图 2-85D），胫距关节后外半脱位（图 2-85A，图 2-85B），闭合复位失败，有急诊手术指征。

图 2-84　伤后即刻 X 线片和闭合整复后 X 线片。正位片可见胫骨轻微外旋、足外旋明显，腓骨移位至胫骨后侧（A）；侧位片可见足处于旋后位，腓骨骨折向后成角，腓骨近折端移位至胫骨后侧丧失与胫骨之间的重叠关系，胫距关节对应关系不佳（B）；复位后正位片见内踝间隙明显增宽，距骨向外半脱位，腓骨近折端位于胫骨后方（C）；复位后侧位片见腓骨成角略减小，但胫腓骨间关系无明显改变，仍存在骨折脱位（D）

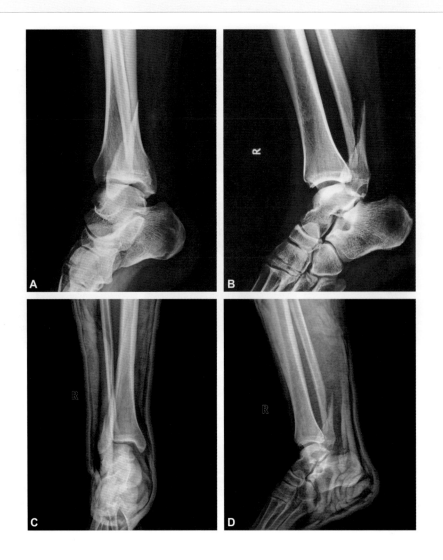

术前分析：Bosworth 骨折的腓骨骨折近折端卡在胫骨后侧（图 2-85D），不予复位则无法恢复胫距关节对合，需要解除腓骨骨折端绞锁，复位后使用接骨板螺钉固定腓骨骨折。后踝撕脱骨折不是下胫腓后韧带附着点，骨片较小不影响关节稳定性，而且无法有效固定（图 2-85C，图 2-85H，图 2-85I），因此无须手术固定，故选择腓骨外侧入路。下胫腓联合完全脱位，腓骨骨折近折端卡在胫骨后方，远折端移位到胫骨后缘；考虑下胫腓前韧带、骨间韧带完全断裂，下胫腓不稳定；内踝无骨折但内踝间隙明显增宽（图 2-84C，图 2-85A），考虑三角韧带深层断裂，内侧不稳定，拟行下胫腓螺钉固定。

手术入路：腓骨外侧入路复位固定腓骨骨折，复位下胫腓联合使用螺钉固定；外侧柱和中间柱恢复后踝关节稳定性恢复，除非内踝间隙仍有增宽，否则无须内侧入路探查修复三角韧带。

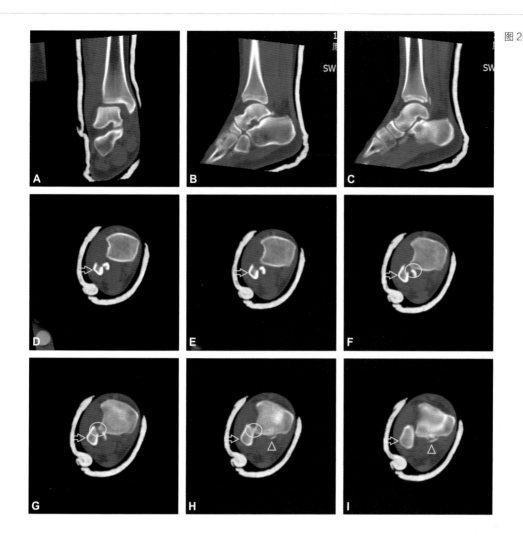

图2-85 闭合整复后CT。内踝间隙明显增宽，胫骨外侧无对应的腓骨（A），胫距关节向后半脱位，隐约可见胫骨关节面后缘无移位后踝骨折，累及关节面小于10%（B），后踝粉碎性骨折移位，累及关节面小于10%（C），轴位片（D~I）可见腓骨远折端（黄色箭头所示）的近侧缘卡在胫骨腓骨切迹后缘（G、H，黄色圈所示），近折端完全移位至胫骨后侧（F，黄色圈所示）；后踝骨折（H，黄色三角所示）骨块很小，不是下胫腓后韧带撕脱骨折，考虑可能是踝间韧带撕脱所致

手术操作

外侧入路切开，先以骨刀撬拨腓骨骨折远近端，解除骨折在胫骨腓骨切迹后缘的绞锁，局部可见骨折端绞锁碰撞造成的细小骨折块，留于原处。复位腓骨骨折，小巾钳临时固定，1枚3.5mm皮质骨螺钉加压固定，3.5mm接骨板螺钉中和固定。术中hook试验见下胫腓明显不稳定，复位下胫腓联合、踝关节中立位大巾钳钳夹固定，1枚3.5mm皮质骨螺钉从后外向前内固定。透视下行应力试验，见踝关节稳定。冲洗伤口逐层缝合。术后拍片见腓骨骨折复位固定好，胫距关节间隙和下胫腓联合正常（图2-86）。

术后小腿石膏前后托固定踝关节于中立位2周。术后2周后拆除石膏开始踝关节功能练习。术后3个月取出下胫腓螺钉，复查X线片可见关节位置好，间隙均匀（图2-87）。术后18个月因外踝内固定物影响穿鞋，行内

图 2-86 术后 X 线片。正位片见胫距关节和下胫腓联合对应关系恢复正常（A），侧位片见胫距关节对应关系好（B），腓骨复位到胫骨腓骨切迹后恢复与胫骨之间的正常重叠关系

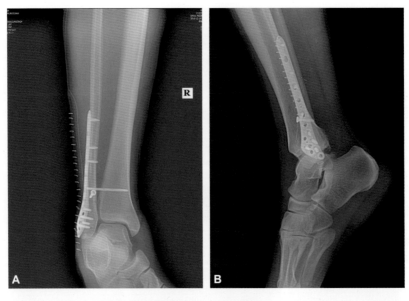

图 2-87 术后 3 个月取出下胫腓螺钉后复查踝关节正（A）侧（B）位 X 线片，可见胫距关节对应关系正常，取钉后未出现内踝间隙或下胫腓间隙增宽表现

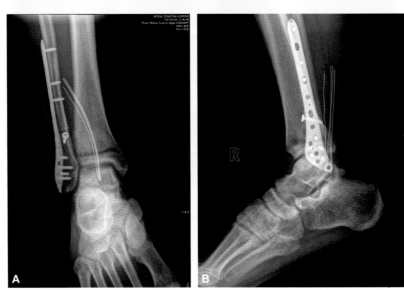

固定物取出术。术后复查 CT（图 2-88）可见胫距关节和下胫腓联合对应关系好，后踝骨折愈合好。术后 30 个月复查负重位片（图 2-89A，图 2-89B）见关节位置好，右踝背伸跖屈活动无明显受限（图 2-89C，图 2-89D）。

病例特点

患者为典型的 Bosworth 骨折，即外旋应力受伤机制，腓骨近端骨块卡在胫骨后方。这种骨折手法复位困难，麻醉后复位成功机会也不大，故在初次手法复位失败后，不应再尝试闭合复位。经验不足的医师可以考虑不尝试手法复位，直接手术治疗、切开复位。多次复位或者粗暴复位可能严重损伤

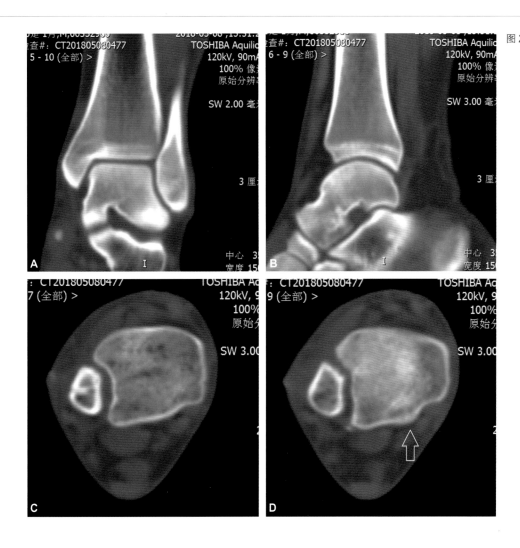

图2-88 术后18个月内固定物取出术后复查CT，可见骨折愈合，胫距关节及下胫腓联合对应关系好，间隙均匀，后踝骨折愈合

软组织，甚至有发生骨筋膜室综合征的可能。此类患者有明确的无法复位的脱位存在，一般应急诊手术切开复位内固定。拖延手术往往会加重软组织损伤，增加手术难度及术后感染的风险。

术前CT可见腓骨骨折远折端近端也卡在胫骨腓骨切迹后缘（图2-85G，图2-85H），下胫腓完全脱位，提示下胫腓联合韧带损伤严重，尤其是骨间韧带完全断裂，下胫腓联合失去稳定性。同时内踝无骨折、内侧间隙增宽明确（图2-84C，图2-85A），提示三角韧带深层完全断裂，内侧稳定性丧失。此时需行下胫腓螺钉固定，术中在腓骨骨折固定之后可行应力试验再次明确下胫腓稳定性，再行螺钉固定。另一种思路是用缝合锚钉修复内踝三角韧带、重建内侧稳定性，通过恢复外侧柱和内侧柱的稳定达到三柱结构中的两柱稳定；若固定后下胫腓应力试验稳定，可以不行下胫腓固定。

本例后踝骨折位于胫后肌腱沟外侧，不是下胫腓后韧带附着点，所占关节面积很小，不影响踝关节稳定性，可以不做固定。

图 2-89 术后 30 个月复查负重位双踝关节正（A）侧（B）位 X 线片，可见骨折愈合，踝关节及下胫腓对应关系好，间隙均匀。体位相（C、D）显示患侧踝关节跖屈背伸活动好

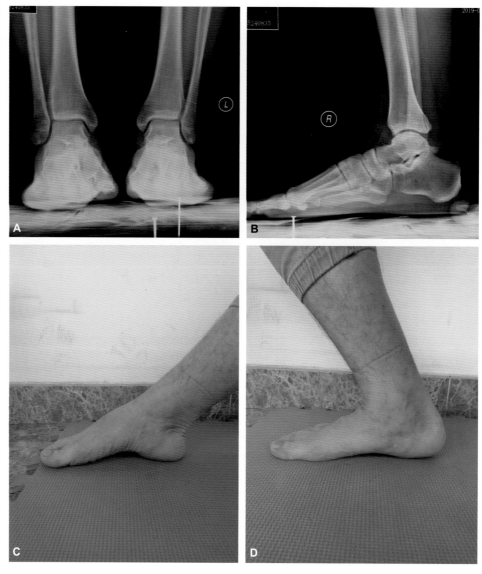

病例 8 旋后 - 外旋型Ⅳ度骨折脱位合并帕金森病，胫骨远端外侧关节面塌陷行植骨支撑

病历摘要

76 岁男性，1 个月前行走时摔倒，扭伤右踝关节，于当地诊所拍片后，予以药物外敷治疗。伤后 1 周出现内侧皮肤破溃，口服抗生素后皮肤破溃愈合，之后逐渐出现踝关节外翻畸形。行 X 线检查诊断为右侧踝关节骨折脱位。体格检查可见踝关节外翻明显，内踝皮肤愈合，无神经血管异常。踝关节正侧位 X 线片（图 2-90）显示为胫距关节向外脱位，Weber B 型腓骨

骨折，腓骨骨折端严重短缩，内踝间隙增宽，下胫腓联合间隙基本正常。CT 可见踝关节外侧脱位，腓骨骨折端重叠移位，后踝小片骨折，内踝间隙明显增宽，胫骨后外侧关节面塌陷向近端移位（图 2-91）。患者既往有帕金森病 10 余年，高血压 10 年，房颤 1 年余。患者属于陈旧性踝关节骨折伴脱位，需要手术治疗，因此住院先行内科治疗，待病情稳定后行踝关节骨折切开复位内固定术。

术前计划

手术入路选择踝关节内外侧入路（图 2-92），从两侧显露关节内纤维组织加以清理。经外侧入路松解腓骨和后踝骨折端后，恢复腓骨长度，撬拨复位胫骨外侧塌陷的关节面，腓骨锁定接骨板固定，下胫腓螺钉固定。

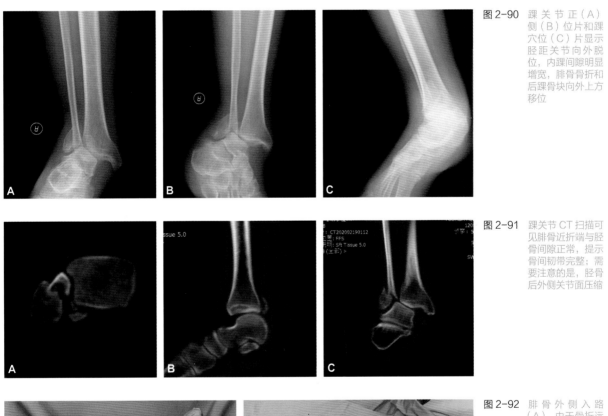

图 2-90　踝关节正（A）侧（B）位片和踝穴位（C）片显示胫距关节向外脱位，内踝间隙明显增宽，腓骨骨折和后踝骨块向外上方移位

图 2-91　踝关节 CT 扫描可见腓骨近折端与胫骨间隙正常，提示骨间韧带完整；需要注意的是，胫骨后外侧关节面压缩

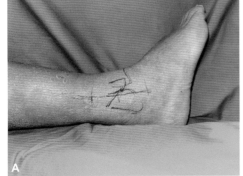

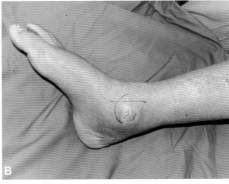

图 2-92　腓骨外侧入路（A），由于骨折远端后移明显，沿腓骨近端后缘做切口向远端延长，切口远端位于腓骨前缘水平。避开内侧皮肤瘢痕，沿内踝前缘做弧形切口（B）

手术操作

经腓骨外侧入路可见腓骨骨折端重叠移位，折端严重短缩，远近端骨质疏松明显，尤以远端为重（图 2-93A）。经内侧入路显露内踝间隙，清理关节内纤维组织，可见内侧三角韧带断裂和裸露的胫后肌腱。使用克氏针撑开器撑开腓骨骨折端，清理折端瘢痕组织。切开前外侧关节囊，清理关节内充填的纤维组织。向后外侧撑开腓骨远折端，经腓骨骨折端向后剥离松解后踝骨折块，向内侧显露胫骨外侧可见关节面向近端压缩。

在胫骨外侧关节面近端 2cm 水平做胫骨外侧皮质截骨，从外向内打入 1 把薄骨刀直至皮质下约 2cm，依次打入 3 把薄骨刀后，撑开截骨端，向下撬拨复位塌陷的关节面（图 2-94A 箭头和 2-94D、2-94E 所示），关节面上方出现一缺损区。取胫骨近端小切口，显露近侧干骺端取皮松质骨植入该缺损区。

使用克氏针撑开器恢复腓骨骨折长度后，2 枚克氏针临时固定腓骨远折端和胫骨干骺端，维持腓骨长度和复位。透视可见胫距关节对合改善，腓骨长度恢复，胫骨外侧关节面弧度恢复。使用腓骨解剖锁定接骨板固定，先拧入多枚远端锁钉，近端拧入 1 枚皮质骨螺钉改善接骨板与骨面贴附后，依次拧入近端锁定螺钉（图 2-94B，图 2-94C）。依次拧入 2 枚下胫腓螺钉：1 枚经接骨板固定，1 枚固定在接骨板外、胫骨外侧关节面上方植骨区上缘

图 2-93　经外侧入路显露腓骨骨折，可见骨折端重叠移位、严重短缩、骨质疏松明显（A）。使用克氏针撑开器撑开腓骨骨折端，经腓骨骨折端向后剥离松解后踝骨折块（B）。切开前外侧关节囊，清理关节内充填的纤维组织。经内侧入路显露内踝间隙，清理关节内纤维组织，可见内侧三角韧带断裂（C 图钳子夹持处）和裸露的胫后肌腱（C 图镊子所指处）

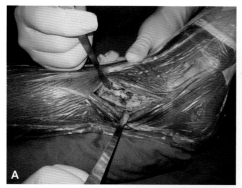
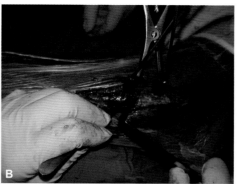
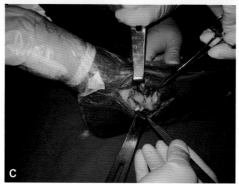

（图2-95）。将断裂的三角韧带和距骨侧残端缝合，经皮在内踝角处钻入2枚克氏针固定踝关节于屈伸中立位。术后使用小腿前后石膏托固定踝关节于中立位（图2-96）。术后复查X线（图2-97）和CT（图2-98）证实关节面塌陷复位良好。

病例特点

本例踝关节骨折的特点包括：①患者的原始X线片丢失，但分析原始损伤可能并不存在严重的关节脱位。由于患者合并帕金森病，逐渐出现踝关节

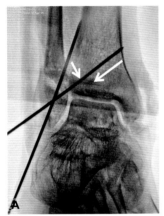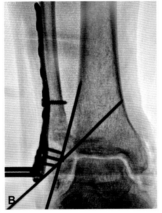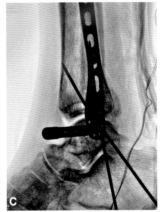

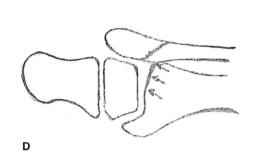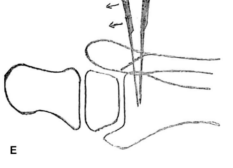

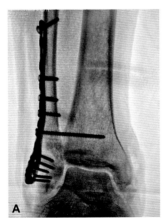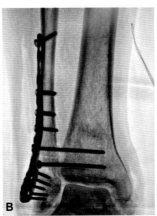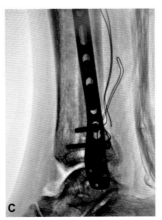

图2-94 腓骨骨折复位、克氏针临时固定后透视，证实腓骨长度恢复，胫骨外侧塌陷关节面复位和上方植骨（箭头所示），关节间隙对合（A）。首先固定腓骨解剖锁定接骨板远端多枚锁钉，骨折近端拧入一枚皮质骨螺钉能改善接骨板与骨面贴附，再次透视接骨板位置和固定效果（B、C）。线条图显示关节面外侧部分塌陷（D），使用多把骨刀截骨撑开，向下翘拨复位塌陷部分，恢复关节间隙对合（E）

图2-95 首先经接骨板钉孔固定一枚下胫腓螺钉（A），然后在胫骨外侧关节面近端植骨区上缘拧入一枚下胫腓螺钉加强稳定性，支撑植骨区（B、C）

脱位，继而造成胫骨外侧关节面压缩。所以对于类似患者，早期治疗应选择手术治疗，行切开复位坚强内固定术；②在复位时，除了清理腓骨骨折端和关节内的纤维瘢痕组织，经腓骨骨折端松解后踝骨块与胫骨后侧骨膜及周围软组织的粘连也很重要；③胫骨外侧关节面塌陷的复位是维持距骨位置的重要一步，术中复位此处关节面之前，撑开腓骨骨折端，距骨仍有明显的向外上方滑动的倾向，而在抬高关节面之后，这种趋势消失，更利于腓骨长度的维持；④本例患者下胫腓联合并没有明显增宽，由于合并帕金森病，为了增强整体骨折固定后的稳定性，所以使用 2 枚下胫腓螺钉加强固定，与治疗夏科式病变的原则类似。其中 1 枚螺钉位于植骨区的近端也可起到支撑作用。

图 2-96 在内踝距骨间隙处（A、B）经皮钻入 2 枚克氏针固定胫距关节于中立位加强稳定性，小腿前后石膏托固定踝关节（C），以利软组织恢复

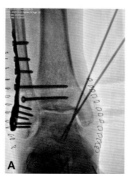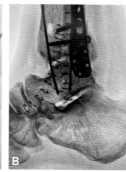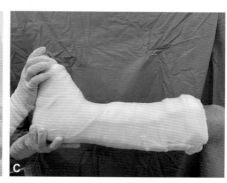

图 2-97 术后踝关节正（A）侧（B）位 X 线片可见胫距关节对合良好，腓骨长度恢复（如圆圈所示），下胫腓间隙和内踝间隙恢复正常

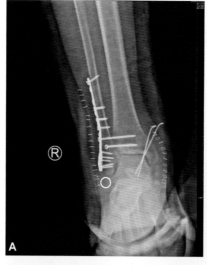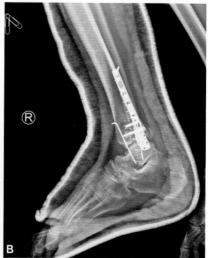

图 2-98 术后 CT 可见胫骨后外侧关节面被抬高，近端有螺钉横向支撑

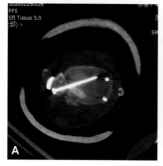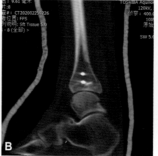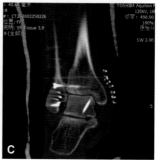

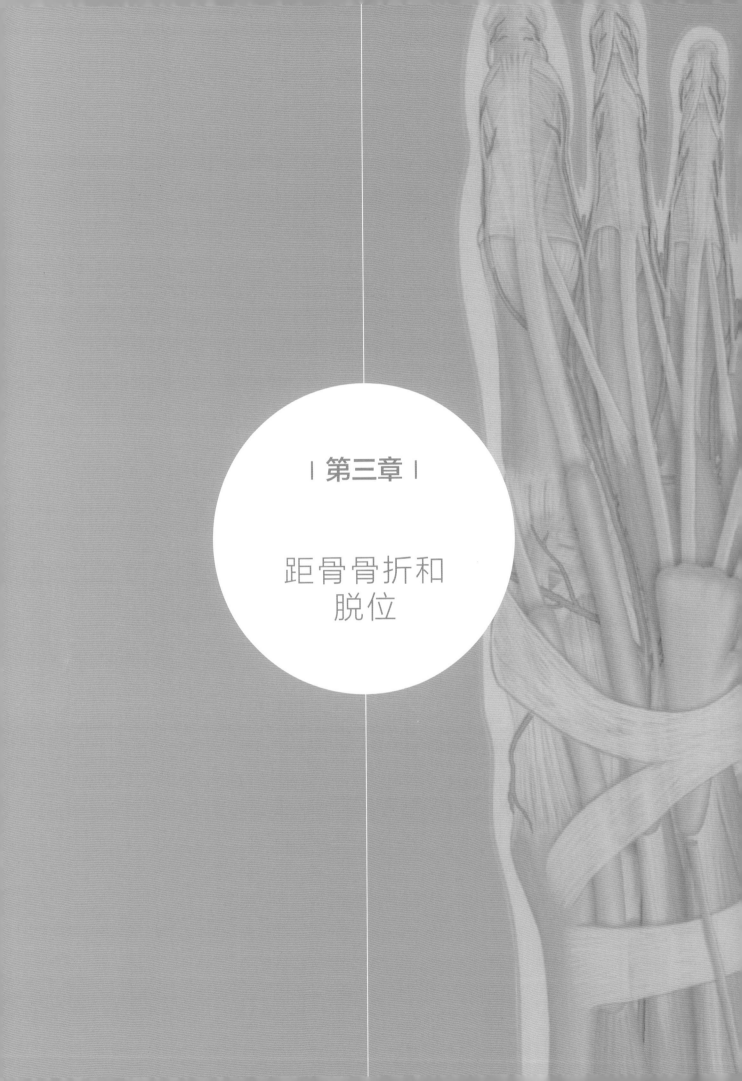

| 第三章 |

距骨骨折和
脱位

前言

距骨位于足弓顶端，是连接腿和足的枢纽。距骨几乎完全被关节软骨覆盖并且没有肌肉附着，具有其独特性。它通过以下 3 个重要的关节参与踝、中足和后足的所有运动：胫距（踝）关节、距舟关节和距下关节。其中，胫距关节活动度最大，其次是距舟关节，距下关节活动度最小。由于距骨骨折少见且易发生创伤性关节炎和距骨缺血坏死，其治疗具有挑战性。

一、距骨血运及创伤机制

距骨的血液供应主要来自胫后动脉、胫前动脉和腓动脉（图 3-1A）。跗骨管动脉是胫后动脉的一个分支，供应大部分距骨体；而胫后动脉的三角支供应距骨体的内侧部分。胫前动脉发出的跗骨窦动脉，供应距骨头颈部。腓动脉穿支通过跗骨窦动脉供应距骨头颈部（图 3-1B，图 3-1C）。值得注意的是，在距骨骨折中胫骨后动脉三角支可能是唯一剩余的血液供应，手术医师在选择内侧入路时可通过内踝截骨等方式来保护它。

二、骨折类型及形态特点

距骨颈骨折的损伤机制仍有争议。强力背伸踝关节伴内翻或外翻是距骨颈骨折的主要损伤机制；距骨体骨折通常由轴向暴力引起，其粉碎程度通常与距骨所处的位置及暴力程度相关；距骨体压缩粉碎性骨折是当距骨处于极度跖屈位时，距骨体后部与前踝暴力撞击所致；距骨头骨折少见，是由通过舟骨的轴向暴力导致；外侧突骨折常由足强迫外翻导致，通常被称为"滑雪板损伤"；后突骨折常由强迫跖屈导致，与外侧突骨折一样，常伴距下关节脱位。另外，距下关节脱位有不同的创伤机制：内侧距下关节脱位是由足跖屈内翻导致，外侧距下关节脱位是由外翻暴力导致。这些力量可以在任何阶段中止，最终导致距骨周围脱位或全距骨脱位。

三、距骨骨折分型

距骨骨折根据解剖位置可分为中央型骨折和周围型骨折。中央型骨折包括距骨颈骨折和距骨体骨折；周围型骨折通常包括距骨头骨折、外侧突骨折和后突骨折。

距骨颈骨折最常采用 Hawkins 分型，最初由 Hawkins 将距骨颈骨折分

图 3-1 距骨的血供。示胫骨后动脉发出三角支动脉和跗管动脉（A）。示胫前动脉发出跗骨窦动脉和腓动脉穿支（B）。跗骨窦动脉和跗骨管动脉在跗骨窦中交通（C）（图片引自 Patrick Cronier）

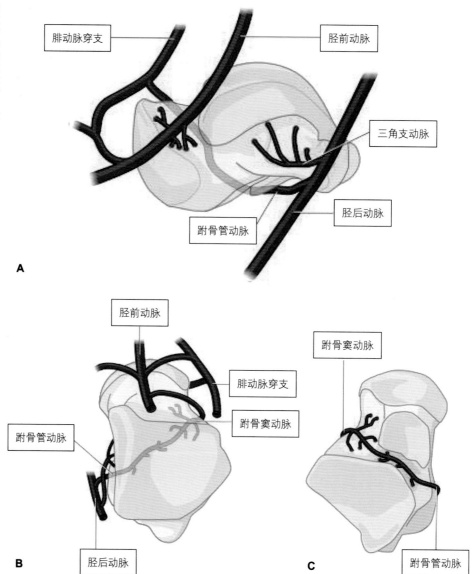

为 4 型（图 3-2）。

　　1 型：无移位骨折。

　　2 型：距骨骨折移位，伴或不伴距下关节脱位。

　　3 型：骨折移位伴距下关节和胫距关节脱位。

　　4 型：骨折移位伴距下关节、胫距关节和距舟关节脱位。

　　距骨体骨折可以是单纯撕脱骨折、部分关节内骨折或复杂关节内骨折，通常采用 Sneppen 分型。

　　Ⅰ 型：距骨滑车关节面经软骨骨折。

　　Ⅱ 型：距骨体冠状面、矢状面或水平面的骨折。

　　Ⅲ 型：距骨后突骨折。

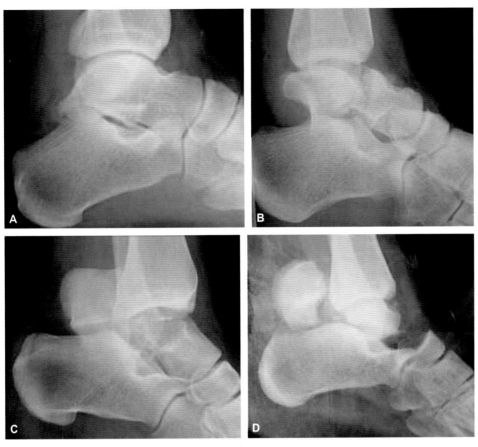

图 3-2　4 张 X 线片分别显示距骨颈 1~4 型骨折

Ⅳ型：距骨体外侧突骨折。

Ⅴ型：距骨体压缩、粉碎性骨折。

四、术前准备

（一）临床评估

几乎所有距骨骨折和脱位都是高能量损伤。软组织损伤可表现为肿胀和瘀斑。距下关节内翻脱位最为常见，表现为足马蹄畸形，而外翻脱位可表现为后天性扁平足畸形。

距骨外侧突骨折和距骨后突骨折临床症状常不典型，因很难被发现而常被漏诊。前者可造成顽固性外踝下方疼痛，后者除存在骨折不愈合疼痛外，还可因距骨后突内侧结节移位压迫踝管，从而造成足底麻木和跗长屈肌乏力。

（二）影像评估

任何情况下，踝关节的标准投影的正侧位相和斜位相都是必要的。

Canale 位对于显示距骨颈非常有用。它是通过将足跖屈位放在片盒上，足旋前 15°，射线指向头侧，与垂直方向成 15° 夹角来实现的。CT 检查十分重要，它对于评估骨折类型、粉碎及移位程度，发现外侧突和后突骨折非常重要。

多数距骨骨折无须急诊手术。移位的距骨颈骨折伴脱位，在紧急情况下应减少反复复位，因为这可能加重软组织损伤并危及不稳定的血液供应。闭合性复位可以尝试，无须解剖复位。在 Hawkins 2 型距骨颈骨折中，没有脱位，如果软组织受损，无须急诊手术治疗。在一些距骨颈和距骨体骨折中，距骨体可能从踝关节后内侧挤出，这时需要立即采用闭合或开放的方法复位，否则将导致皮肤坏死、感染，且发生无菌性坏死（avascular necrosis，AVN）的概率将成倍增加。对于存在脱位的距骨颈骨折，常需急诊复位，石膏固定，并进行消肿等对症治疗。

五、手术治疗

（一）患者体位

患者通常取仰卧位，同侧臀部下垫枕。手术铺巾和体位应该考虑到大多数复杂骨折需要采用双切口入路。通常情况下，患足放于可透视台末端，C 臂放置在外科医师的对面，方便操作。推荐使用止血带。

（二）手术入路

距骨骨折通常采用前内侧入路或前外侧入路，分别处理距骨的内侧或外侧。对于较复杂的距骨颈骨折，有时需采用上述联合入路，采用双入路可以提高复位的准确性。应特别注意保护三角肌韧带的距骨附着，因为这可能是距骨剩余的唯一血供。应避免距骨颈背侧剥离。

距骨体骨折可在前内侧入路中加用内踝截入路，距骨体的后内侧可通过后内侧入路暴露。在极少数需要处理距骨后外侧的情况下，可以采用后外侧入路，通常无须考虑腓骨外踝截骨术。距骨的外侧突骨折可采用直接外侧入路。

（三）术中注意事项

一旦决定手术，外科医师应该有一个清晰的计划，其中包括手术入路、复位目标和所需内固定物。在胫骨和跟骨内侧安装股骨牵开器可以改善距骨体的视野，也可以帮助挤压出的距骨体复位。将克氏针作为操纵杆置入距骨头，可以帮助距骨颈骨折复位。通常采用空心螺钉和（或）微型钢板固定距骨。距骨颈内侧通常为粉碎性骨折，因此，内侧微型钢板或全螺纹松质骨螺钉和植骨是预防内翻复位不良的有效措施。外侧面通常不是粉碎的，可以用加压空心螺钉固定。无头螺钉可用于固定较小的外侧突和后突的骨折。距下和距舟骨关节可能需要用克氏针固定以保持复位。对于严重粉碎性骨折的患者，可在早期使用跨踝关节的外固定架来保护内固定。

开放性骨折需要先进行紧急清创，复位和固定的原则与闭合性骨折是一样的。如果考虑皮瓣手术，可以使用跨关节的外固定架。距骨体挤压骨折及距骨挤出脱位应尽快复位。距骨骨软骨损伤的处理仍有争议，但对于面积大于 1.5cm^2 的距骨骨软骨损伤，建议一期无头螺钉固定，并在必要时植骨。

六、术后并发症

距骨骨折的常见并发症为创伤性关节炎、距骨缺血坏死和距骨畸形愈合。

创伤性关节炎相较于距骨缺血坏死更为常见。距骨缺血坏死未必表现出症状，但会带来明显的关节疼痛，影响患者生活质量，因此越来越受到重视。有研究表明，距骨骨折术后创伤性胫距关节炎发生的概率为52%~100%，距下关节炎的发生率为 32%~74%。创伤性关节炎高发的原因主要为其高能量创伤的致伤机制，同时伴随胫骨远端、跟骨及距骨体的骨折，骨折位移大，难以复位，即使手术解剖复位，垂直压缩和剪切应力造成的距骨软骨损伤也难以发现或修复，远期可能发生的距骨缺血坏死导致关节面塌陷等问题是进行二次手术的重要原因。治疗包括减少负重、非甾体抗炎药、类固醇激素注射、关节镜、踝关节置换及关节融合术等。其中关节融合术是一种较为成熟且效果良好的治疗方式，但是往往会引起邻近关节退变，需要术者进行考量。

距骨缺血坏死的早期诊断比较困难，损伤后 6~8 周踝关节 X 线正位片可见距骨顶软骨下骨骨质吸收，出现一个透亮带（图 3-3），即为 Hawkins 征阳性，可能是距骨骨折愈合过程中再血管化及骨重塑过程中骨吸收所致，表明距骨存在血供。Hawkins 征阳性表明距骨一般不会发生后期 AVN，其早期预测距骨创伤后 AVN 的敏感性为 100%，特异性为 57.7%。CT 检查可以有效评估内固定位置、关节面轻微塌陷，并且在诊断距骨缺血坏死方面比 X 线更敏感，包括边缘硬化、Hawkins 征等。磁共振成像是距骨缺血坏死最为灵敏的检查方式，可以在早期发现骨髓水肿进而提示距骨缺血坏死的发生，但骨髓水肿是非特异性表现，可能继发于感染、创伤、肿瘤等过程，因

图 3-3　Hawkins 征阳性，距骨骨折后 6 周，距骨滑车软骨下骨骨质吸收，出现一个透亮带

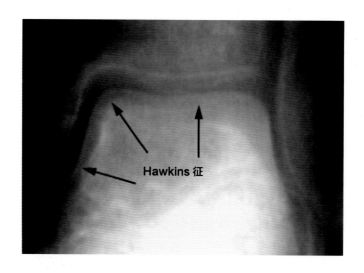

Hawkins 征

此创伤后 3 周内的磁共振成像并不可靠，需要临床医师慎重判断。

此外，距骨缺血坏死的结局争议较大，多项研究提示距骨顶发生塌陷与距骨缺血坏死、距骨再血管化及是否术后负重没有明确的相关性。距骨缺血坏死的处理，一种方法是保守治疗，认为缺血性坏死多可自行修复，很少发生塌陷；另一种方法是手术治疗，认为坏死后骨关节炎对踝关节影响极大，必须进行手术治疗以改善症状。手术方式包括胫距关节融合术、胫距跟关节融合术、全踝关节置换术等。

距骨骨折手术治疗后的畸形愈合率可高达 20%~32%，其中距骨颈内翻畸形最为常见。重视对距骨颈内侧柱粉碎性骨折的解剖复位及有效固定，联合应用距骨颈外侧微型钢板等方法，是避免上述畸形的有效方法。针对距骨畸形愈合，应慎重使用畸形截骨复位、植骨固定术，单关节或邻近多关节的矫形融合术是常被采用的有效治疗方法。

病例 1　距骨颈骨折（Hawkins 2 型）合并距骨体内侧骨折 1 例（内外侧双入路；外侧钉板、内侧螺钉固定）

病历摘要

27 岁男性，11 天前打篮球时扭伤右踝关节，肿痛伴活动受限就诊于当地医院，X 线检查诊断为右侧距骨颈粉碎性骨折，手法整复后予以石膏外固定。体格检查：踝关节周围软组织轻微肿胀，无神经血管损伤。完善影像学检查，包括踝关节正侧位片（图 3-4），显示为距骨内侧骨折并向内侧移位；

距骨CT矢状位片示距骨颈骨折（图3-5A），冠状位片示距骨颈骨折向内侧移位（图3-5B），距骨体内侧骨折块（图3-5C），轴位片示距骨体内侧粉碎性骨折块。诊断为距骨颈骨折（右 Hawkins 2型），距骨体骨折（右内侧粉碎）。该骨折属于关节内移位骨折，需要手术治疗。

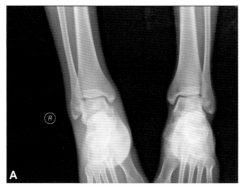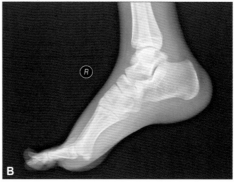

图3-4 术前X线片需要包括踝关节正（A）侧（B）位片。术前双踝关节正位片（A）示，右踝正位可见距骨内侧骨折，其远端于内踝下方向内侧移位

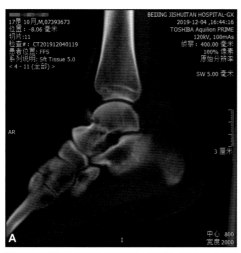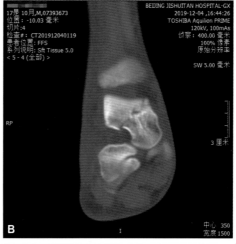

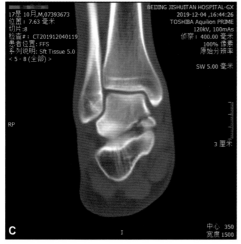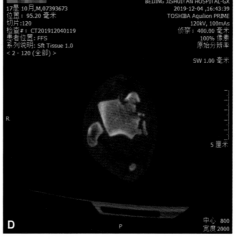

图3-5 为术前距骨CT扫描。右侧距骨矢状位片（A），示距骨颈骨折，距骨颈背侧存在碎骨块。（B）示距骨头、颈向内侧移位，距骨体内侧有碎骨块。（C）示距骨体内侧靠近距下关节处骨折块。（D）为距骨水平位片，示距骨体内侧多枚粉碎性骨折块

术前计划

手术切口需要选择距骨内外侧联合切口，通过前内侧切口（图3-6A）和前外侧入路同时显露距骨颈骨折，以外侧较为完整的骨折端（图3-6B）为解剖标志复位。内侧切口起自内踝尖近端5cm水平，远端延长至距舟关节水平；深层解剖需要向前后两侧分别剥离，显露距骨颈骨折和距骨体内侧骨折块。

由于本例患者既需要显露距骨颈骨折，又需要显露距骨体内侧的粉碎性骨折块，所以术中应根据损伤及显露情况，必要时加行内踝截骨。

术中需要注意的问题：①CT显示距骨颈、距骨体内侧粉碎，内外侧均有移位，故需先复位距骨较完整的距骨颈外侧，再于距骨体内侧，用较大的碎骨块（图3-8D）验证距骨内侧的复位情况。术中可采用直径2.0mm克氏针，由内向外横向穿过距骨颈（图3-8D），向远端牵引距骨头以解剖复位距骨颈外侧；②为避免此类骨折复位固定中常见的距骨内翻畸形，应先用钢板固定距骨颈外侧（图3-10A），在固定距骨内侧时，避免出现加压造成内侧短缩。

手术操作

首先经距骨前内侧入路进入（图3-7A，图3-8A），深层解剖前方沿内

图3-6　距骨三维CT。骨折线由距骨颈外侧斜向距骨体内侧关节面，距骨体内侧、背侧有碎骨块（A）。距骨体内侧关节面两枚碎骨块（B）。距骨颈背侧内侧碎骨块（C）

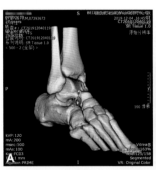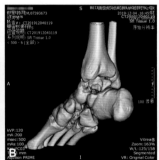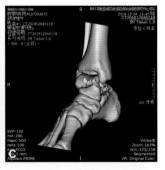

图3-7　距骨内外侧入路体表画线。距骨前内侧入路，起于内踝近端3cm，走行于胫前肌与胫后肌间中点连线，止于距舟关节水平（A）。距骨前外侧入路，近段于外踝前缘，向远端止于第4跖骨基底（B）

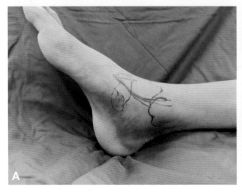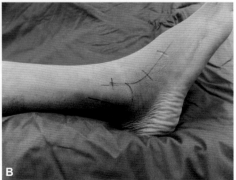

踝前缘纵行切开三角韧带浅层和关节囊，可见三角韧带浅层从内踝剥离（图3-8A），跖屈踝关节即可显露距骨体内侧粉碎性骨折，无须内踝截骨。沿外踝前缘做距骨前外侧入路，远端止于第4距骨基底近侧2cm（图3-7B），切开皮下保护腓浅神经，掀开趾短屈肌显露距骨颈外侧骨折端（图3-8B）。用直径2.0mm克氏针由内向外横向穿过距骨颈（图3-8D可见距骨颈内侧拔出后的牵引针针孔），向远端牵引距骨头颈，以解剖复位距骨颈外侧骨折（图3-8C）。经前内侧切口，用碎骨块验证复位后的距骨内侧和背侧，用克氏针临时固定（图3-8D）。用直径2.4mm迷你钛制接骨板固定距骨颈外侧，内侧用空心钉导针固定距骨颈及距骨体骨块。C臂透视示距骨复位良好（图3-10A，图3-10B），外侧接骨板和内侧3枚空心钉固定距骨颈及距骨体骨折块（图3-9B），直视下距下关节复位良好（图3-9C）。

透视证实骨折固定满意（图3-10C，图3-10D），活动踝关节时骨折端稳定。冲洗伤口，依次修复踝管、三角韧带和屈肌支持带。石膏固定踝关节于中立位7天，X线片及CT示位置好（图3-11，图3-12）。术后4个月复查，X线及CT示距骨位置好，无内翻畸形，骨折愈合，距骨体无缺血坏死（图3-13）。

病例特点

本例骨折为较为常见的距骨颈骨折合并距骨体内侧粉碎性骨折。此类手

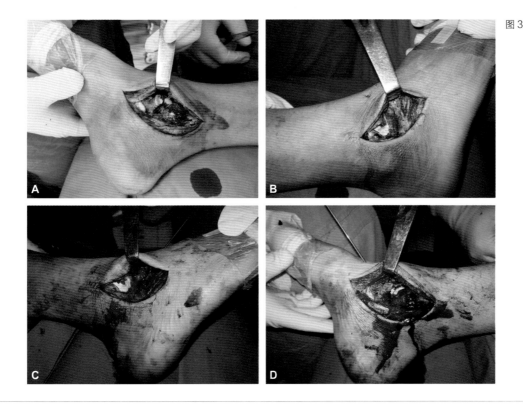

图3-8 术中显露及复位。距骨前内侧入路，切开屈肌支持带及关节囊，见三角韧带浅层于内踝部分剥离。跖屈踝关节，可显露距骨体内侧骨折线及碎骨块（A）。距骨前外侧入路，保护腓浅神经，掀开趾短伸肌，见距骨颈移位骨折（B）。首先复位距骨颈外侧骨折线，并用克氏针临时固定（C）。距骨头关节面后方，距骨颈内侧显示克氏针孔，曾于此处由内向外横行穿入直径2.0mm克氏针，向远端牵引，较易复位距骨颈骨折。距骨体内侧复位，距骨体内侧缺损处无明显短缩（D）

术需要同时做内外侧双入路以便充分显露骨折端，首先复位外侧的距骨颈简单骨折，再复位内侧骨折端，这样才能获得距骨颈骨折的解剖复位。固定需要先使用迷你钉板固定距骨颈外侧，在固定距骨内侧时，由于内侧骨折的背侧部分粉碎，所以使用空心钉固定时需要注意避免出现骨折端加压和内侧短缩，以免最终出现可能严重影响疗效的距骨颈内翻畸形愈合。

图 3-9　于距骨颈外侧，用 2.4mm 钢板预弯后固定（A）。（B）和（C）示距骨体内侧用空心钛钉固定骨折线及碎骨块。（C）示距下关节面复位好

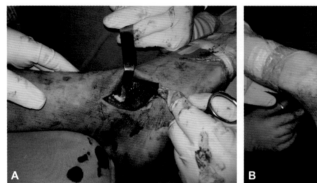
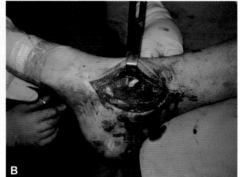
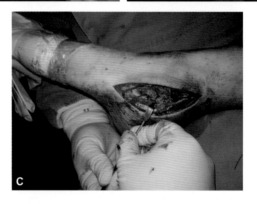

图 3-10　术中 C 臂示距骨复位良好及固定情况。首先用 2.4mm 钢板固定较稳定的距骨颈外侧，内侧 3 枚空心钉导针分别固定骨折线及碎骨块（A、B）。内侧 2 枚 4.5mm 空心钉固定骨折线，1 枚 3.0mm 空心钉固定碎骨块（C、D）

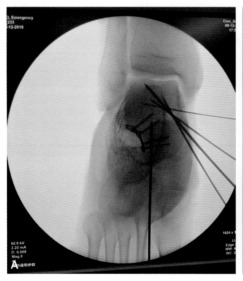
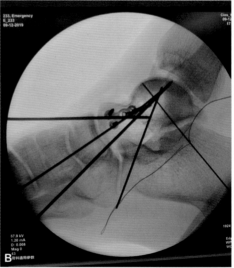

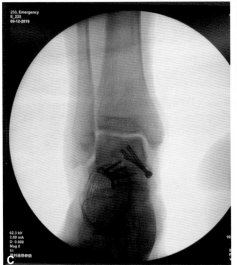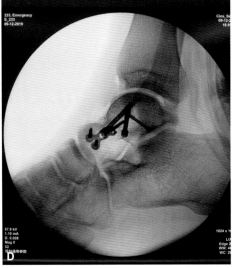

图 3-10 （续）

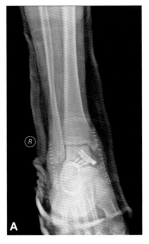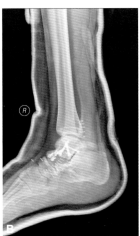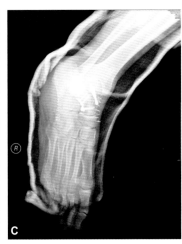

图 3-11 术后右踝关节正、侧、斜位片。距骨骨折复位及固定良好

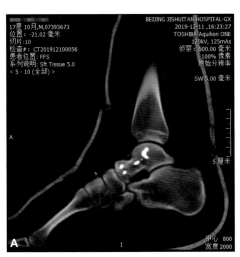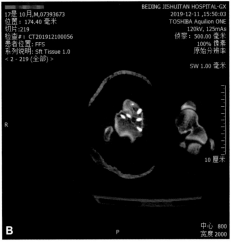

图 3-12 术后CT扫描。（A）为距骨矢状位。（B）为距骨水平位，复位及固定良好。（C）为距骨冠状位，距骨颈外侧复位好。（D）为冠状位，距骨体内侧后方碎骨块3.0mm空心钉固定良好

图 3-12 （续）

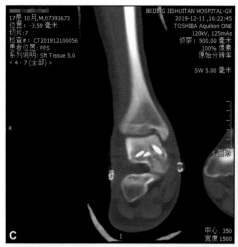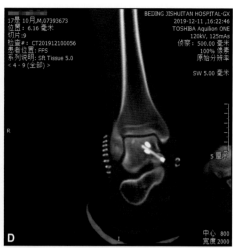

图 3-13 术后 4 个月，双踝正位及右踝侧位负重位片，示距骨骨折愈合（A、B）。分别为术后 4 个月距骨水平位、矢状位和冠状位 CT 片，示距骨位置良好，骨折愈合（C、D、E）

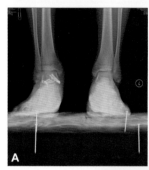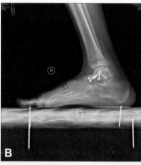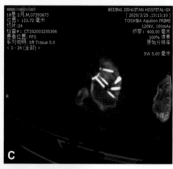

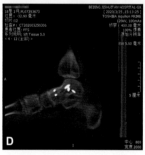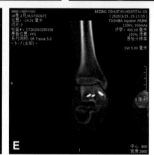

病例 2　距骨体外侧劈裂塌陷骨折（单纯外侧入路，切断 ATFL 显露骨折，劈裂塌陷骨折复位技巧）

病历摘要

19 岁男性，10 天前下楼梯时扭伤，致左踝关节肿痛和活动受限，X 线检查诊断为左侧距骨骨折，石膏托固定。体格检查未见神经血管损伤，软组织轻微肿胀。踝关节正侧位 X 线片（图 3-14）显示踝关节前方骨折影，踝关节、距下关节对合良好。CT 扫描（图 3-15~3-17）显示距骨体外侧部分

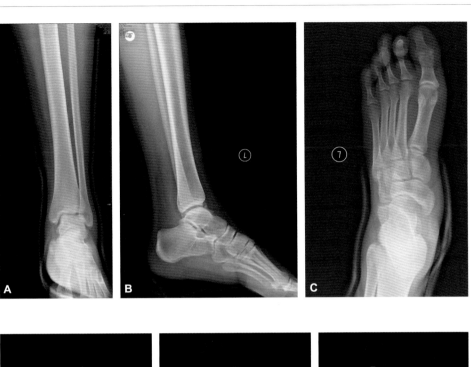

图 3-14 踝关节正（A）侧（B）位和足正位（C）X 线片，仅能在侧位片上看到位于胫距关节前方的小骨折块

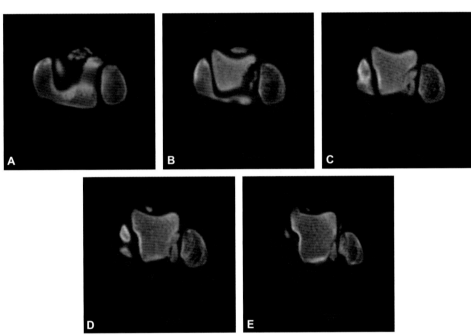

图 3-15 CT 扫描轴位片，从近端（A）向远端（E）逐层观察，可见胫骨前缘骨折片、距骨体外侧骨折劈裂为前后两块

压缩骨折移位明显，胫骨远端关节面骨软骨骨折移位。该骨折属于关节内移位骨折，需要手术治疗。

术前计划

手术切口选择距骨前外侧入路（图 3-16）。切口起自骨折近端 4cm 水平，远端延长至距骨颈水平。由于本例患者距骨体压缩范围偏后侧，可能需要结合腓骨截骨显露。

术中需要注意的问题：①是否可以不行腓骨截骨，也能充分显露距骨体骨折；②胫骨关节面骨软骨块大小是否足够进行固定；③距骨体压缩的粉碎性骨折如何实现复位和有效固定。

手术操作

经距骨前外侧入路逐层切开，沿着距腓前韧带上缘切开前外侧关节囊，显露距骨外侧部分和胫骨远端关节面，可见关节内游离骨软骨块，取出

图 3-16　CT 扫描矢状位片，从内（A）向外（D）逐层观察，可见胫骨前缘骨折片、距骨体骨折塌陷粉碎

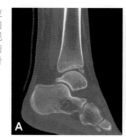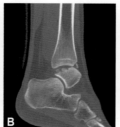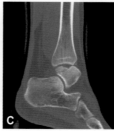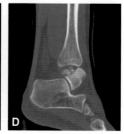

图 3-17　CT 扫描冠状位片，从前（A）向后（D）逐层观察，可见距骨外侧关节面的塌陷和劈裂情况

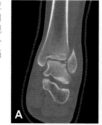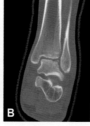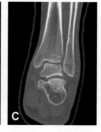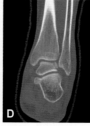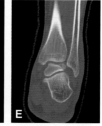

图 3-18　做距骨前外侧入路（A），沿着距腓前韧带上缘切开前外侧关节囊可见关节内游离骨软骨块（B），将其取出备用（C）

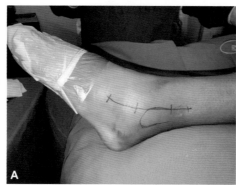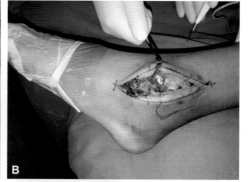

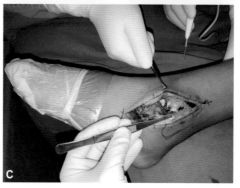

备用（图3-18）。距骨体偏前部分关节面压缩磨损严重，后侧部分显露不充分。向前牵引患足能改善暴露范围但仍不充分。切断距腓前韧带，距骨体后外侧骨折线获得良好显露（图3-19），可见体部偏后部分为前后向劈裂骨折，掀开后侧劈裂骨折，可见其内侧部分被压缩，较距骨内侧半下移。在距骨前半部分和胫骨远端各钻入1枚克氏针，使用克氏针撑开器进一步扩大关节显露范围。

首先在关节面下方1cm左右插入1把小骨刀，将后侧劈裂骨折线内侧压缩部分抬高至与距骨内侧半一致，再将前方粉碎的压缩骨面也依法抬高（图3-20）；此时关节面下方形成一个缺损区。在胫骨前外侧皮质上开窗，取松质骨植入缺损区内（图3-21）。将后方劈裂骨折块复位后由外向内使用1枚埋头空心钉固定。将之前取出的游离骨软骨块用1枚埋头空心钉横向固定前方压缩骨折。检查胫骨远端骨软骨块大约8mm长5mm宽，复位后使用1枚带垫片空心钉将其固定（图3-22）。术后复查X线（图3-23）和CT轴位（图3-24）、矢状位（图3-25）、冠状位（图3-26）图像显示关节面复位平整。术后3个月复查X线（图3-27）负重位片和CT轴位（图3-28）、矢状位（图3-29）、冠状位片（图3-30）显示骨折愈合，关节面复位维持满意。

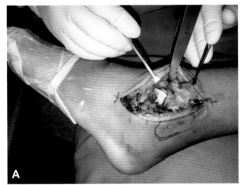
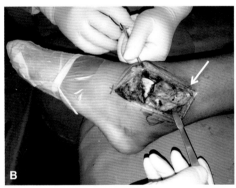
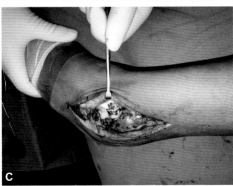

图3-19 胫距关节前方可见胫骨远端关节面骨软骨块，但距骨体骨折显露不足（A），扩大距骨外侧入路可以选择腓骨截骨（箭头所示电刀标记的Y形截骨），也可以切断距腓前韧带（B），将患足向前牵拉、内旋，即可清晰观察塌陷的关节面骨折（C）

病例特点

本例距骨体骨折的特点反映了所有关节内劈裂压缩骨折的共同表现：①在劈裂骨折线相邻的关节面通常都存在压缩，所以劈裂骨折块不能直接复

图3-20 撬拨后外侧劈裂骨块将其向外掀开，显露中央塌陷骨折块（A），在关节面下插入骨刀，撬拨复位关节面塌陷骨折（B、C）

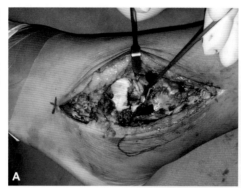
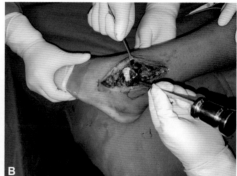
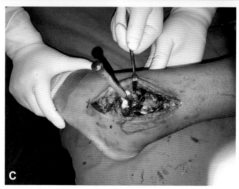

图3-21 在胫骨前外侧皮质开窗取松质骨（A），植入中央骨块下方的缺损区，恢复关节面平整（B），同时复位胫骨前缘骨软骨块准备固定（C）

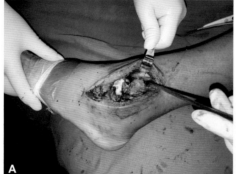
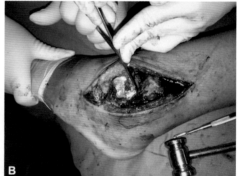
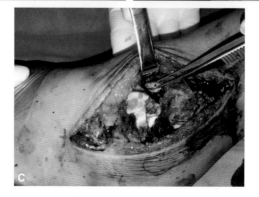

位到压缩骨块上。而应先将压缩骨折块复位至与正常关节面同样高度后，再复位劈裂骨折块，否则会出现复位不足的后果；②复位后形成的关节面下缺损区要进行植骨，使关节面骨软骨块得到支撑，否则术后可能出现再次塌陷。除此之外，对于距骨外侧部分骨折，可以选择经腓骨截骨入路改善显露，单纯切断距腓前韧带并使用克氏针撑开器也能极大地改善显露范围。

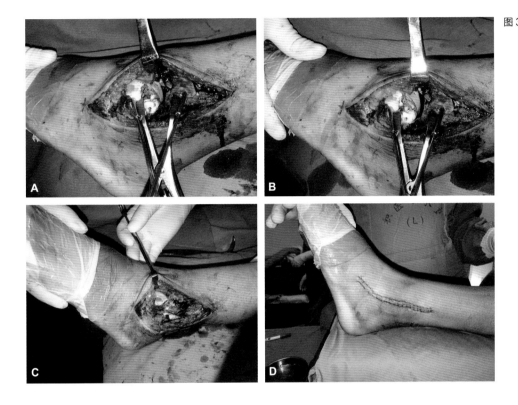

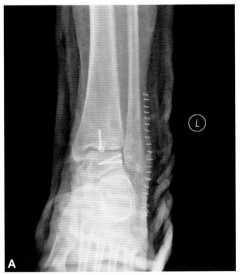

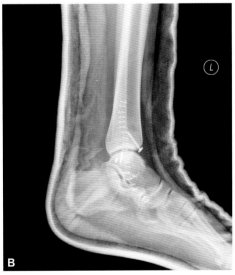

图 3-22　使用克氏针撑开器进一步增加视野，确认中央塌陷骨块与距骨体关节面平整后，复位外侧劈裂并用埋头空心钉固定；胫骨远端关节面骨块使用带垫片空心钉固定（A）。将之前取出的距骨体前外侧骨软骨块复位后使用3mm埋头空心钉固定（B）。固定完成后缝合距腓前韧带（C）、关节囊、皮下组织和皮肤（D）

图 3-23　术后踝关节正（A）侧（B）位X线片显示骨折复位固定可靠

图 3-24 术后 CT 扫描轴位片，从近端（A）向远端（C）逐层观察骨折复位和固定效果

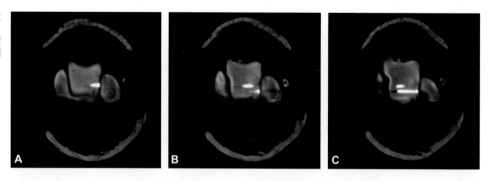

图 3-25 术后 CT 扫描矢状位片，从内（A）向外（C）逐层观察骨折复位和固定效果

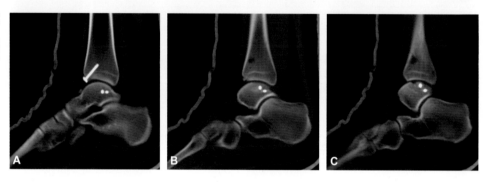

图 3-26 术后 CT 扫描冠状位片，从前（A）向后（C）逐层观察骨折复位和固定效果

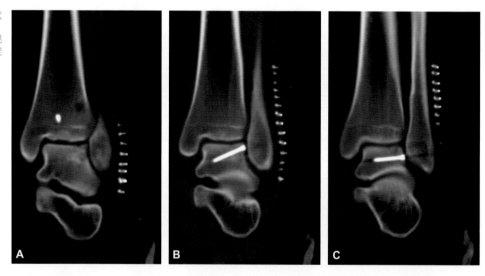

图 3-27 术后 3 个月负重下踝关节正（A）侧（B）位片显示骨折愈合良好，关节面对合良好

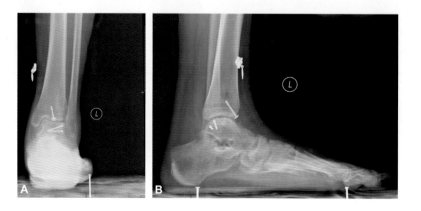

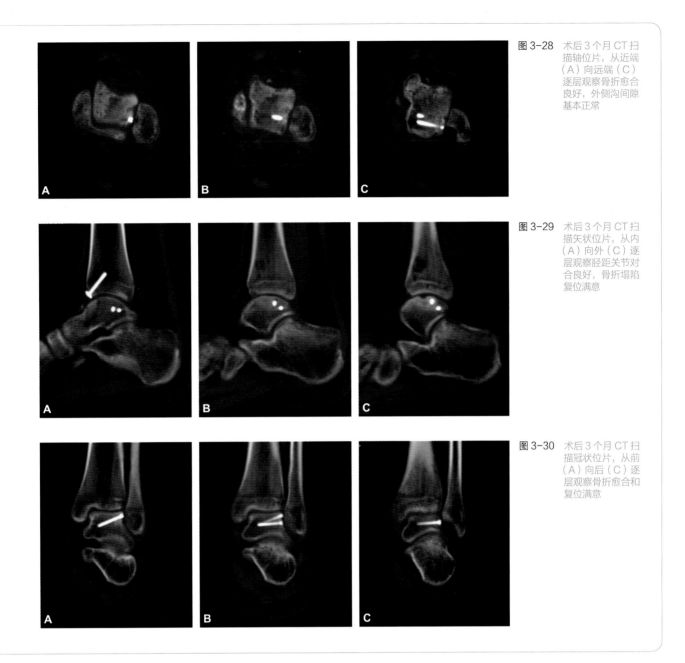

图 3-28　术后 3 个月 CT 扫描轴位片，从近端（A）向远端（C）逐层观察骨折愈合良好，外侧沟间隙基本正常

图 3-29　术后 3 个月 CT 扫描矢状位片，从内（A）向外（C）逐层观察胫距关节对合良好，骨折塌陷复位满意

图 3-30　术后 3 个月 CT 扫描冠状位片，从前（A）向后（C）逐层观察骨折愈合和复位满意

病例 3　距骨后侧突骨折合并颈部骨折一例（单纯内侧入路）

病历摘要

38 岁女性，6 天前从 1 米余高处跌落，扭伤右踝关节。于当地医院行 X 线检查诊断为右侧距骨骨折，予以支具外固定。体格检查软组织轻微肿胀，无神经血管损伤。完善 X 线检查，包括踝关节正位片和足正侧斜位片，显示距下关节内侧半脱位（图 3-31A），距骨后侧突骨折移位（图 3-31B），距骨颈

图 3-31 术前X线片需要包括踝关节正（A）侧（B）位片和足正（C）斜（D）位片。术前踝关节正位可见跟骨内移，提示STJ向内侧半脱位。足侧位片可见后侧突骨折移位，斜位片可见距骨颈骨折线移位情况。足正位片可见踝关节处于标准正位投照位置，而足处于内旋位，提示后足内翻

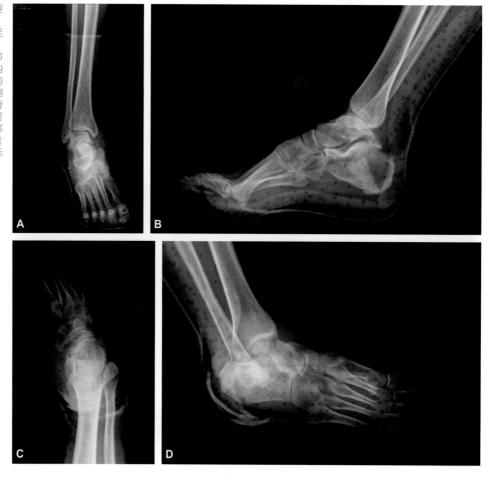

骨折（图 3-31D）。该骨折属于关节内骨折半脱位，需要手术治疗。

术前完善CT扫描，距骨颈骨折线位于距下关节后关节面前缘，距骨颈骨折线的内侧部分移位大于外侧（图 3-32C），距下关节向内半脱位（图 3-32A），距骨后突骨块后移、旋转（骨折断面朝向后侧）（图 3-32C）。

可见后外侧和后内侧骨折移位，下胫腓前韧带胫骨侧撕脱骨折，下胫腓联合间隙内有骨折块嵌顿在后外侧骨折块前方。待软组织消肿，皮肤出现皱褶后手术。

术前计划

手术切口选择距骨内侧切口（图 3-33A），如果需要可辅助距骨前外侧入路增加距骨颈骨折的外侧显露。内侧切口起自内踝尖近端4cm水平，远端延长至距舟关节水平；深层解剖需要向前后两侧分别剥离，显露距骨颈骨折和后突骨折。由于本例患者既需要显露距骨颈骨折，又需要显露后突骨折，所以不宜使用常规的距骨前内侧入路。

术中需要注意的问题：①仔细解剖踝管内结构，在胫后肌腱和趾长屈

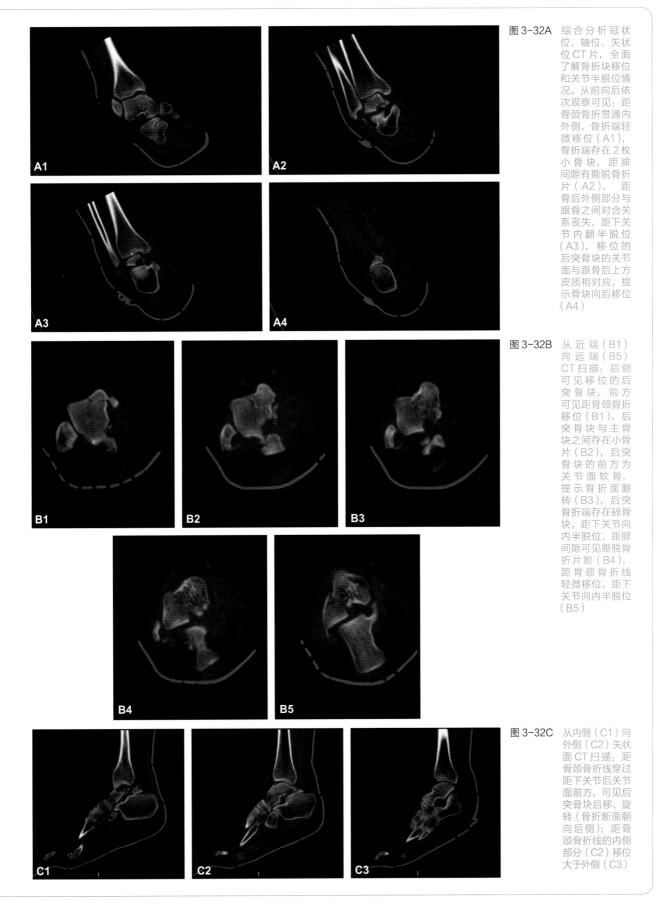

图 3-32A 综合分析冠状位、轴位、矢状位 CT 片，全面了解骨折块移位和关节半脱位情况。从前向后依次观察可见：距骨颈骨折贯通内外侧，骨折端轻微移位（A1），骨折端存在 2 枚小骨块，距腓间隙有撕脱骨折片（A2），距骨后外侧部分与跟骨之间对合关系丧失，距下关节内翻半脱位（A3），移位的后突骨块的关节面与跟骨后上方皮质相对应，提示骨块向后移位（A4）

图 3-32B 从近端（B1）向远端（B5）CT 扫描：后侧可见移位的后突骨块，前方可见距骨颈骨折移位（B1），后突骨块与主骨块之间存在小骨片（B2），后突骨块的前方为关节面软骨，提示骨折面翻转（B3），后突骨折端存在碎骨块，距下关节向内半脱位，距腓间隙可见撕脱骨折片影（B4），距骨颈骨折线轻微移位，距下关节向内半脱位（B5）

图 3-32C 从内侧（C1）向外侧（C2）矢状面 CT 扫描：距骨颈骨折线穿过距下关节后关节面前方，可见后突骨块后移、旋转（骨折断面朝向后侧）；距骨颈骨折线的内侧部分（C2）移位大于外侧（C3）

肌腱之间进入显露后突骨折块，以便保护神经血管束；②仔细确定后突骨折块的旋转移位将其复位；③根据距骨颈骨折内侧部分复位情况，确定是否需要辅助外侧切口复位距骨颈骨折。

手术操作

首先经踝关节内侧入路进入（图 3-33A），深层解剖前方从内踝前缘切开三角韧带浅层和关节囊，显露距骨颈劈裂骨折（图 3-33B）。后方切开屈肌支持带和踝管（图 3-34A），向前牵开胫后肌腱，向后牵开趾长屈肌腱保护神经血管束，经二者间隙显露距下关节后关节面和移位的后突骨折。使用克氏针撑开器增加胫后肌腱/趾长屈肌腱间隙，清晰显露向后移位的后突骨折块（图 3-34B）。

术中试行复位距骨颈骨折无果，其原因是后突骨折移位造成距下关节半脱位，无法解剖复位距骨颈骨折。改为先复位后突骨折克氏针临时固定，然后距骨颈骨折轻松获得解剖复位（图 3-35）。使用 1 枚空心钉固定后突骨折，2 枚空心钉固定距骨颈骨折（图 3-36）。透视证实骨折固定满意，活动关节时骨折端稳定（图 3-37）。冲洗伤口，依次修复踝管、屈肌支持带（图 3-38A 镊子所指）和三角韧带（图 3-38B）。术后复查 X 线（图 3-39）和 CT（图

图 3-33 踝关节内侧入路，位于胫前肌腱和胫后肌腱之间。由于需要兼顾前方距骨颈骨折和后突骨折，切口较经典前内侧入路稍偏后（A），在内踝前缘切开三角韧带胫舟纤维和关节囊，显露距骨颈部劈裂骨折线（B）

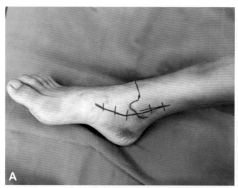
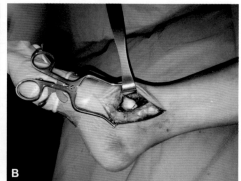

图 3-34 切开屈肌支持带，打开踝管，向前牵开胫后肌腱，向后牵开趾长屈肌腱，经二者间隙显露，可见距下关节跟骨侧后关节面上方与之相关节的距骨侧骨块移位（A）。在胫骨和跟骨上钻入克氏针，使用克氏针撑开器撑开距下关节，改善胫后肌腱/趾长屈肌腱间隙显露范围，可见向后移位的后突骨折块（镊子尖所指）（B）

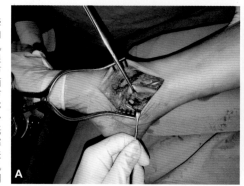
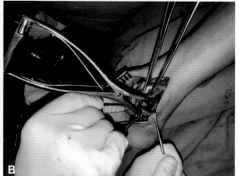

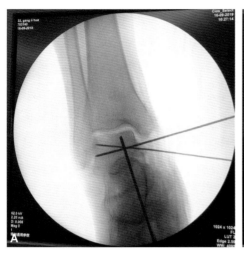
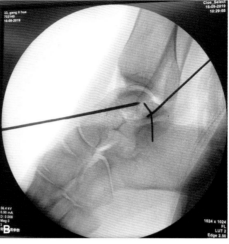

图 3-35 术中试行复位距骨颈骨折，但由于后突骨折移位造成距下关节存在半脱位趋势，无法获得距骨颈骨折的解剖复位。复位后突骨折后，距骨颈骨折获得解剖复位。复位后多枚克氏针临时固定骨折端，透视踝关节正侧位片，显示骨折线和距下关节均获得良好复位

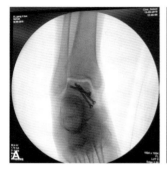
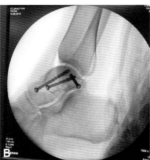
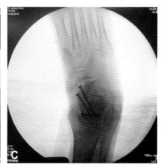

图 3-36 空心钉固定后透视踝关节正（A）侧（B）位片和足正（C）位片，显示 2 枚空心钉固定距骨颈骨折，1 枚空心钉固定后突骨折

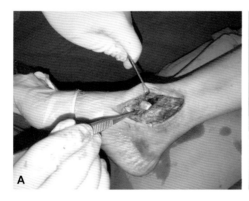
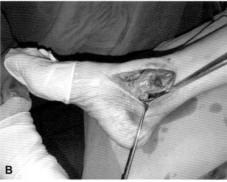

图 3-37 固定完成后，前方（A）可见距骨颈骨折解剖复位，以及固定距骨颈骨折线的空心钉，后侧（B）可见固定后突骨折的空心钉

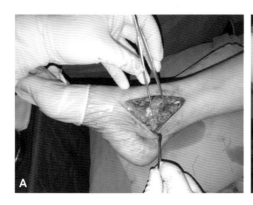
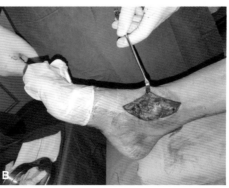

图 3-38 冲洗伤口后，依次修复屈肌支持带（A）和三角韧带（B）

3-40）证实骨折解剖复位、距下关节对合良好。

病例特点

本例距骨骨折以后突骨折移位伴距下关节半脱位为主，距骨颈骨折移位轻微。在复位顺序上，即使距骨颈骨折非常小，但如果不先行复位后突骨折、将半脱位的距下关节复位，也无法复位距骨颈骨折。

图 3-39　术后X线片包括踝关节正位（A）、踝穴位（B）和侧位（C）片，以及足正（D）斜（E）位片，证实后突骨折、距骨颈骨折复位固定良好，距下关节对位良好

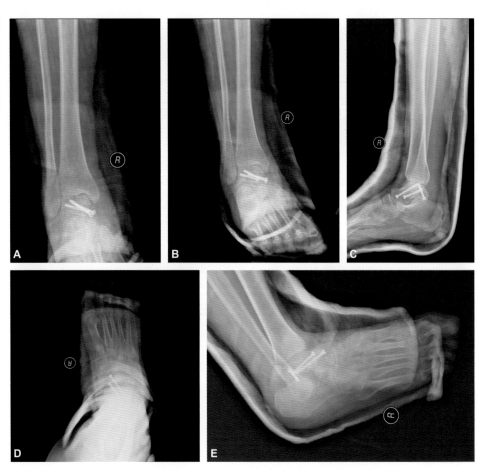

图 3-40A　术后断层CT图像验证骨折复位固定满意。冠状位从前向后依次观察可见：距骨颈骨折（A1）和后突骨折（A2）解剖复位，距骨后突与跟骨之间对合关系恢复（A3）

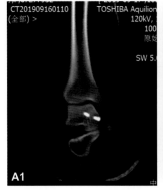
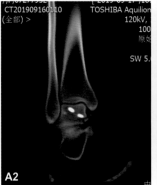
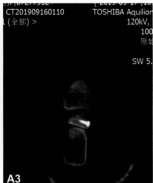

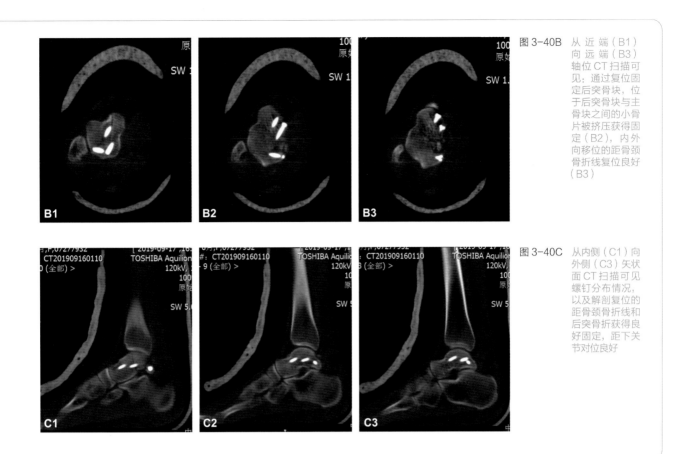

图 3-40B 从近端（B1）向远端（B3）轴位 CT 扫描可见：通过复位固定后突骨块，位于后突骨块与主骨块之间的小骨片被挤压获得固定（B2），内外向移位的距骨颈骨折线复位良好（B3）

图 3-40C 从内侧（C1）向外侧（C3）矢状面 CT 扫描可见螺钉分布情况，以及解剖复位的距骨颈骨折线和后突骨折获得良好固定，距下关节对位良好

病例 4 距骨体 + 内踝劈裂压缩 + 跟腓韧带撕脱骨折

病历摘要

20 岁男性，1 周前于 2.5m 高处坠落，造成左踝关节肿胀伴活动受限。X 线检查诊断为左侧距骨体合并踝关节骨折。体格检查未见神经血管损伤，皮肤肿胀。踝关节正侧位片和足正斜位片（图 3-41）显示距骨体劈裂骨折、体部外侧与跟骨重叠、颈部骨折、内踝劈裂加塌陷，距下关节重叠。薄层 CT 扫描显示（图 3-42~3-44）内踝劈裂骨折中间有塌陷骨折块，距骨体内外劈裂

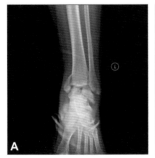
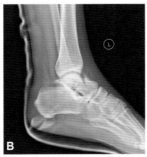
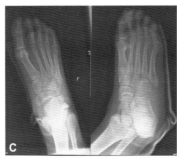

图 3-41 踝关节正（A）侧（B）位片和足正斜位（C）片，显示距骨体劈裂骨折、体部外侧与跟骨重叠（A）、颈部骨折（B、C）、内踝劈裂加塌陷（A），距下关节重叠（B）

骨块中间有粉碎小骨块，跟骨上移嵌入距骨体内，距骨颈内外侧严重粉碎。

术前计划

使用软件重建骨折图像（图 3-45）后能够更为直观地了解骨折形态，便于制订骨折复位顺序和手术计划：①距下关节脱位是复位的关键，只有恢复距骨体内外侧部分和跟骨之间的对合（图 3-41D/E，42G/H，43E/F），才有可能复位体部或颈部骨折；②在劈裂为内外两部分的体部骨块中间，可见 2 个碎骨折块（图 3-42B，图 3-42C，图 3-44C），要仔细撬拨这 2 个小骨块；③待体部骨折被横向固定后，再复位粉碎的颈部骨折（图 3-42E，图

图 3-42　从近端（A）向远端（F）轴位 CT 扫描，依次可见内踝劈裂骨折中间有塌陷骨折块（A），距骨体劈裂为内外两部分，其中有小骨块（B、C）嵌顿，跟骨上移嵌入距骨体内（D），距骨颈内外侧严重粉碎（E、F）

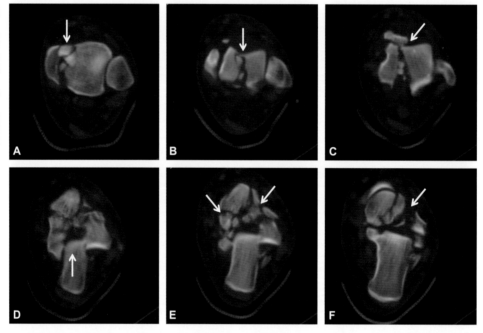

图 3-43　从内侧（A）向外侧（H）矢状面 CT 扫描，依次可见内踝骨折塌陷（B、C），颈部和体部骨折粉碎移位（A、D 和 E），距下关节重叠移位（F~H）

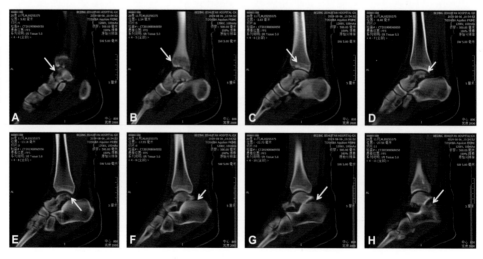

3-44B），外侧使用接骨板螺钉（图3-50A）维持颈部长度是避免出现距骨内翻畸形的关键；④待距骨骨折复位固定完毕，将塌陷的胫骨远端关节面撬拨复位后使用接骨板及横向螺钉固定支撑。手术入路选择常规内外侧双切口显露（图3-46）。

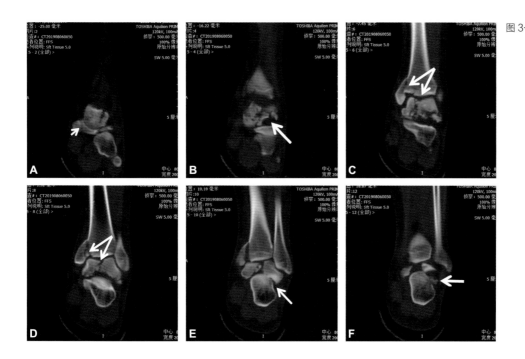

图3-44 从前（A）向后（F）冠状面CT扫描，距舟关节关系正常（A），距骨颈外侧骨折粉碎（B），体部劈裂加塌陷骨折，内踝劈裂加塌陷骨折（C、D），距骨体劈开后距下关节重叠（D-F），以及跟骨外侧撕脱骨折（F）

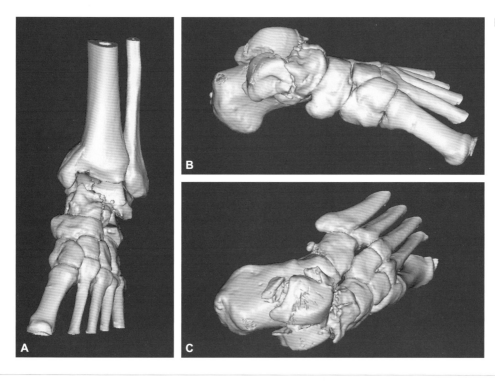

图3-45 使用mimics软件重建后可以清晰显示距骨体、胫骨的粉碎性骨折和移位情况，对于术前计划有重要意义

手术操作

　　首先在胫骨和跟骨上钻入 Schanz 针，连接股骨牵开器牵引，撑开踝关节和距下关节（图 3-47A，图 3-48B），将嵌入距骨体内的跟骨向远端牵开，恢复距下关节长度和对合关系。经距骨前外、内切口显露整个体颈部，掀开劈裂的内踝骨折块，注意保留骨折块上的软组织连续性。

　　经前外侧入路复位距骨体外侧劈裂骨折和跟骨，经前内侧入路复位内侧劈裂骨折和跟骨，使用克氏针临时固定外侧部分后获得距下关节复位和临时稳定（图 3-48，图 3-49）。使用小骨刀和整形镊耐心撬拨位于距骨体内外侧骨块中间的碎骨片将其抬高复位，大巾钳内外加压后使用埋头空心钉内外向固定体部骨折（图 3-48），使其成为一个整体。去除股骨牵开器，便

图 3-46　对于距骨体粉碎性骨折，通常需要双切口显露：距骨前外侧入路（A）和前内侧入路（B）

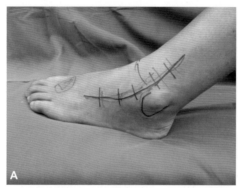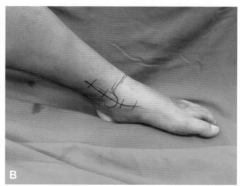

图 3-47　首先在胫骨和跟骨上使用股骨牵开器撑开距下关节（A），分别经前外侧入路（B）和前内侧入路（C）显露距骨和内踝骨折端（钳子所指为翻开的内踝骨折块）

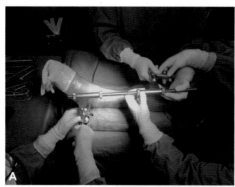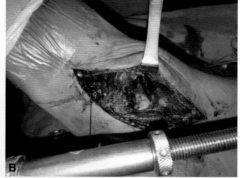

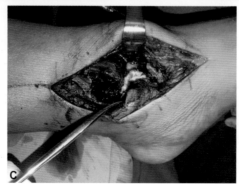

于从前外侧入路复位颈部骨折。

首先将头部内外侧骨折（图 3-45）使用螺钉横向固定（图 3-50D）使其成为一体后，再参考颈部犬牙交错的骨折线，仔细复位距骨颈部骨折线。紧贴距骨下缘在外侧使用接骨板螺钉桥接固定，透视踝关节正侧位片和足正位片确定距骨内外侧长度对称、无内侧或外侧短缩。

复位胫骨远端内侧关节面的塌陷骨折，将其向远端抬高后复位劈裂骨折块，克氏针临时固定后，使用内踝钩状接骨板螺钉固定（图 3-51）。在塌陷骨块近端使用螺钉支撑（图 3-53A），经皮螺钉固定跟骨撕脱骨折。考虑到原始骨折粉碎严重且合并距下关节脱位，使用跨踝关节外固定架固定后足于轻微外翻位，踝关节于屈伸中立位（图 3-52）。术后 6 周复查 X 线（图 3-54）和 CT（图 3-55~3-57）随访骨折愈合情况。术后 4 个月复查 X 线（图 3-58）和 CT（图 3-59~3-61）可见骨折愈合，关节面复位维持。

病例特点

本例距骨骨折的特点在于①体颈部骨折粉碎严重，同时合并距下关节脱位、胫骨远端内侧关节面塌陷劈裂骨折；②应首先恢复距下关节、距舟关

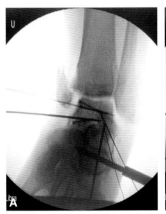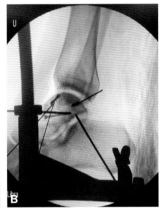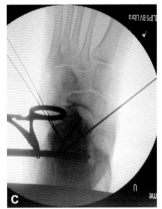

图 3-48 体部骨折复位固定后透视踝关节正（A）侧（B）位片和足正位片（C），可见 3 枚埋头空心钉固定后距骨形态改善，距下关节复位后克氏针临时固定（B），距骨颈内外侧长度基本恢复（C）

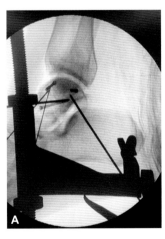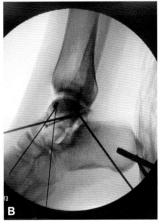

图 3-49 克氏针临时固定距下关节后（A），去除股骨牵开器，以便进行距骨颈骨折复位和固定，（B）可见牵开器连杆被去除

图 3-50 距骨头颈部骨折复位，外侧接骨板螺钉固定后（A）透视踝关节正（B）侧（C）位片和足正位片（D），可见头部横向螺钉（D图箭头所示）固定，距骨颈部桥接固定可靠

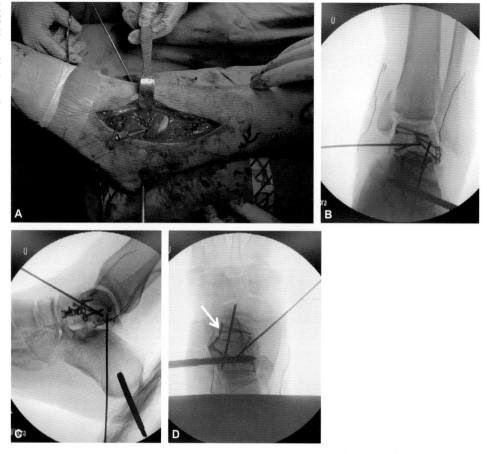

图 3-51 胫骨远端内侧骨折使用接骨板螺钉固定，透视后在克氏针水平（A图箭头所示）附加1枚螺钉进一步支撑塌陷骨折（图3-53A）。跨踝关节外固定架固定后足于轻微外翻位

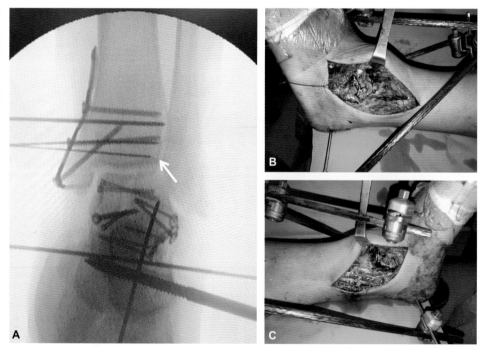

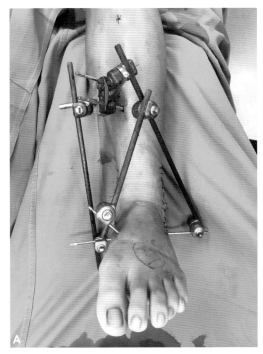
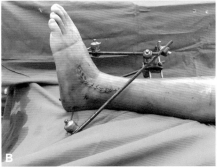
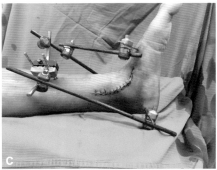

图 3-52 切口缝合后，外固定架固定踝关节于屈伸中立位

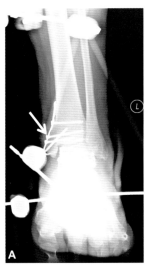
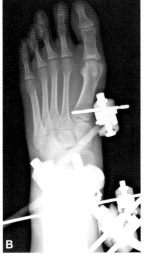
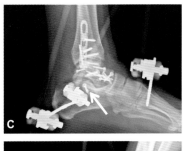
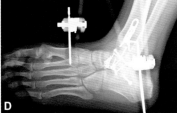

图 3-53 术后复查踝关节正（A）侧（C）位片和足正（B）斜（D）位片可见内踝塌陷骨折近端增加螺钉支撑（A图箭头所示），跟骨撕脱骨折经皮螺钉固定（C图箭头所示），第一跖骨基底外固定针固定

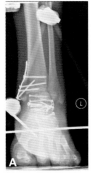
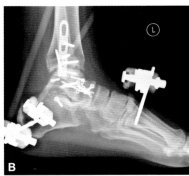
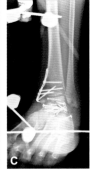
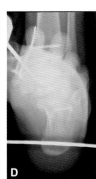

图 3-54 术后6周复查踝关节正（A）侧（B）位片、踝穴位（C）片和跟骨轴位（D）X线片，可见踝/距下关节对合良好，骨折线模糊，去除外固定架

节、胫距关节的对合，才有可能复位体颈部骨折。本例患者距舟关节对合正常，而距下关节重叠，所以首先要撑开距下关节间隙，为距骨体颈部骨折复位提供足够的空间；距下关节复位后，先复位体部骨折使其成为一个整体，然后复位头部劈裂骨折使其成为一个整体，再将头部和体部骨折之间的颈部骨折解剖复位，方能恢复距骨形态；在复位体部骨折时，中间粉碎小骨片的复位要非常仔细；最后复位内踝劈裂塌陷骨折；③固定时需要考虑的因素包括体部骨折需要使用空心钉加压固定达到一期愈合；颈部粉碎性骨折需要桥

图 3-55　术后6周复查CT，从近端（A）向远端（F）轴位CT扫描，箭头所示依次为内踝骨折复位固定（A）、距骨体（B、C）颈部（D、E）、跟骨撕脱骨折（F）复位固定情况；需要注意距骨体偏远端部分仍有轻微分离（E）

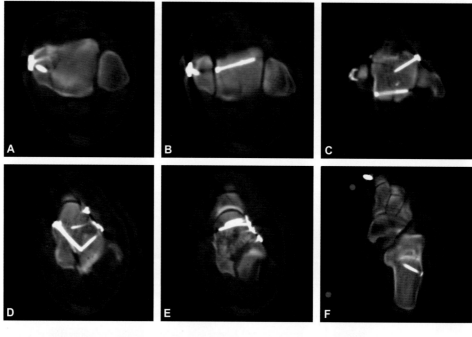

图 3-56　术后6周复查，从内向外（A~F）矢状面CT扫描，依次可见胫距关节、距舟关节、距下关节对合良好，内踝骨折、距骨颈部和体部骨折复位固定效果良好

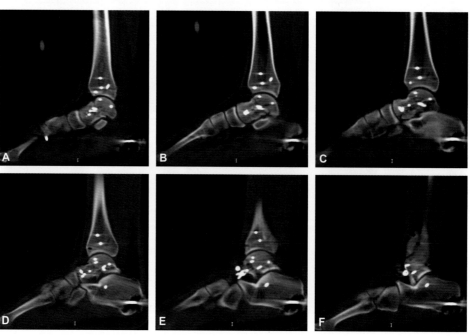

接固定，避免出现颈部内翻畸形；内踝塌陷骨折也需要使用接骨板螺钉达到支撑效果；④最后一点也是本例患者的不足在于距骨体骨折固定虽然获得了距骨上表面的解剖复位和加压固定，但下表面由于无法观察骨折线的复位效果，术后CT显示仍有轻微间隙（图3-57I）。在处理类似病例时，相对可行的办法是在贴近距骨下1/3的水平使用大巾钳加压后再用空心钉加压固定，这样才有可能避免类似缺憾的再次发生。

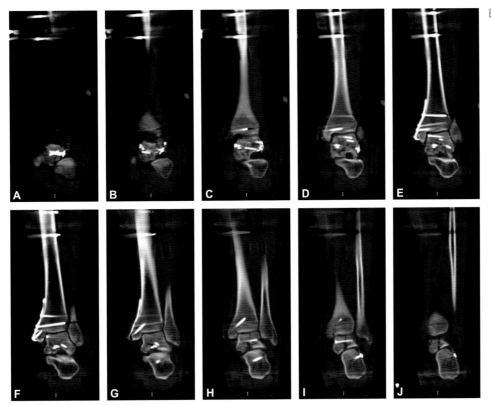

图3-57 术后6周复查，从前向后（A~J）冠状面CT扫描，距舟关节和胫距关节对合良好，距骨颈部、体部、内踝塌陷劈裂骨折和跟骨撕脱骨折固定良好，但距下关节距骨侧后关节面残留轻微间隙（I）

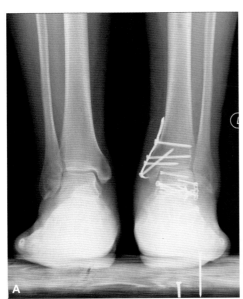
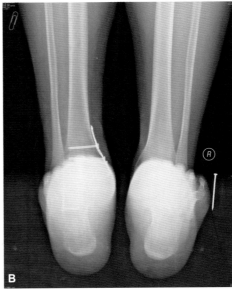

图3-58 术后4个月复查双侧负重位踝关节正位片（A），后足力线位片（B），双足正位片（C），双足侧位片（D、E），显示骨折愈合，关节对合良好

图 3-58 （续）

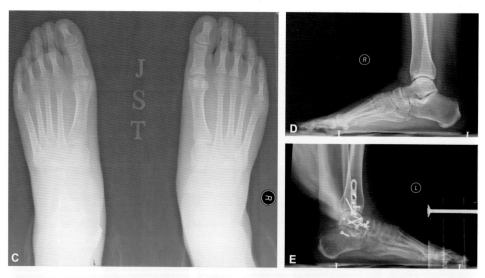

图 3-59 术后 4 个月复查，从近端（A）向远端（F）轴位 CT 扫描，可见内踝骨折（A）、距骨体部骨折（B~D）、颈部（E~G）骨折及跟骨撕脱骨折（H）愈合

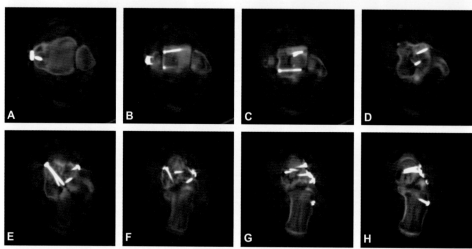

图 3-60 术后 4 个月复查，从内向外（A~F）矢状面扫描，依次可见胫距关节、距舟关节、距下关节对合良好，内踝骨折、距骨颈部和体部骨折愈合

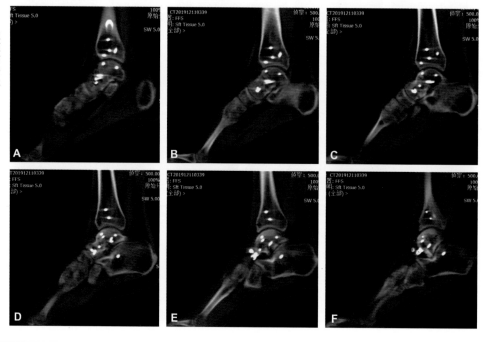

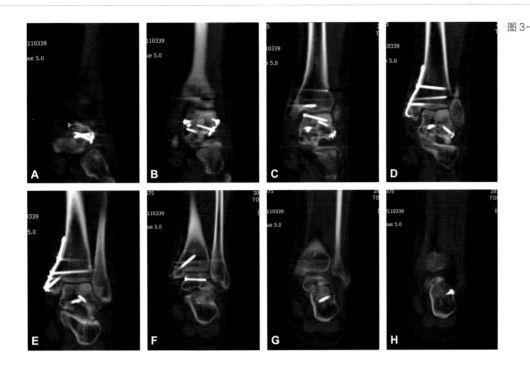

图3-61 术后4个月复查，从前向后（A~H）冠状面CT扫描，距舟关节和胫距关节对合良好，距骨颈部、体部骨折及内踝塌陷劈裂骨折和跟骨撕脱骨折愈合，距骨体内外骨折块中间的碎骨片可能有吸收

病例5 合并跗骨联合的距骨后内侧结节骨折

病历摘要

44岁男性，3天前行走时扭伤右踝关节，出现内翻畸形、剧痛和活动受限，就诊于当地医院，X线诊断为右侧距下关节脱位（图3-62A），予以闭合整复后疼痛缓解、畸形改善（图3-62B），石膏托固定后CT检查发现距骨后内侧结节骨折（图3-64），为进一步治疗就诊于我院门诊。体格检查可见右踝关节后足肿胀明显伴皮下淤血，外侧可见少量清凉水疱（图3-63），未见神经血管损伤。踝关节正侧位和足正，斜位X线片（图3-62）及CT扫描（图3-64A，图3-64B）显示距骨后内侧结节骨折移位，距跟跗骨联合。该骨折为关节内移位骨折，骨折块较大，需要手术治疗。

术前计划

手术切口选择踝关节后内侧入路（图3-65）。切口起自内踝近端4cm水平，向远端延长至舟骨结节水平。经胫后肌腱和趾长屈肌腱之间进入显露后内侧结节，需要仔细确定骨折线和跗骨联合位置，除了需要进行骨折复位固定外，还需要同时切除影响距下关节活动的增生骨质。

手术操作

首先在体表标记出内踝、舟骨结节和胫后肌腱，沿胫后肌腱走行方向做踝关节后内侧入路（图 3-65A）；切开屈肌支持带（图 3-65B）显露胫后肌腱（图 3-65C）。经胫后肌腱和趾长屈肌之间进入，向后牵开趾长屈肌保护后方神经血管束，骨膜下剥离显露距骨内侧面、骨折端和跗骨联合（图 3-66A）。内外翻距下关节确定距跟跗骨联合（纤维性）间隙。清理骨折端、试行复位，由于距跟跗骨联合牵拉远骨折端，无法复位骨折；使用 15# 刀片

图 3-62　伤后踝关节正位（A）X 线片可见距下关节内侧脱位，复位后踝关节正位片（B）可见跟骨与胫骨力线恢复，侧位片（C）可见距下关节、距舟关节对合良好；正位片可见内踝下骨性突起（虚线所示），侧位片可见 C 字征（虚线所示）。足正（D）斜（E）位片可见距舟关节对合良好，（D）可见距骨内侧骨性突起（箭头所示），（E）可见距骨背侧骨赘形成（箭头所示）

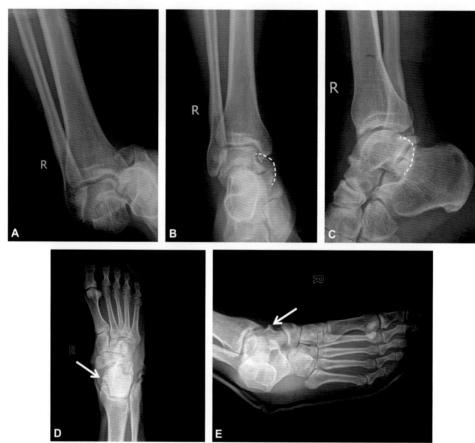

图 3-63　伤后体位相可见踝关节周围肿胀伴广泛皮下淤血

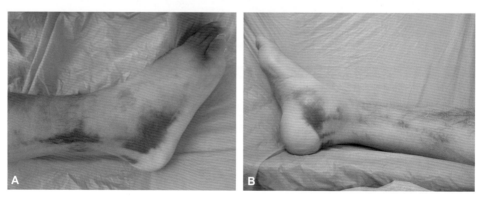

切开纤维跗骨联合（图3-66B）后将远折端向近端复位。使用2枚3mm直径空心钉固定骨折端（图3-67C），部分切除跗骨联合载距突侧增生骨质（图3-67A）。再次活动距下关节，骨折端稳定，关节活动良好。逐层修补胫后肌腱深层腱鞘、屈肌支持带和皮肤后使用小腿前后石膏托固定踝关节于中立位（图3-68）。术后复查X线（图3-69）和CT（图3-70）证实骨折复位良好，跗骨联合切除充分。术后3周后拆线开始轻柔活动后足，术后6周穿行走靴部分负重，术后3个月复查X线片（图3-71）骨折线消失，开始完全负重。

病例特点

本例距骨后内侧结节骨折同时合并距跟跗骨联合，临床较为少见，存在以下特点：①术前阅片发现骨折线走行方向与常见骨折不同，借助三维重

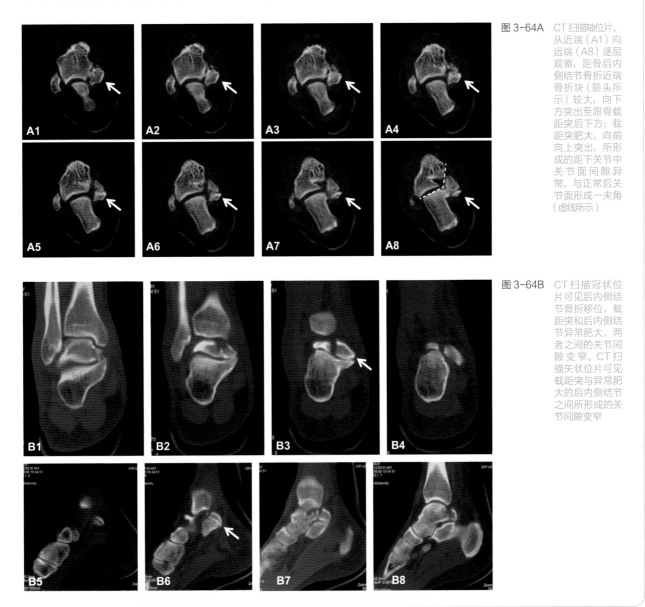

图3-64A CT扫描轴位片，从近端（A1）向远端（A8）逐层观察，距骨后内侧结节骨折近端骨折块（箭头所示）较大，向下方突出至跟骨载距突后下方；载距突肥大、向前向上突出，所形成的距下关节中关节面间隙异常，与正常后关节面形成一夹角（虚线所示）

图3-64B CT扫描冠状位片可见后内侧结节骨折移位，载距突和后内侧结节异常肥大，两者之间的关节间隙变窄。CT扫描矢状位片可见载距突与异常肥大的后内侧结节之间所形成的关节间隙变窄

图 3-64C　CT 扫描三维重建片能够清晰显示出载距突与肥大的距骨后内侧结节之间所形成的关节间隙从前上向后下走行，后内侧结节骨折线位于该关节间隙的近端和外侧

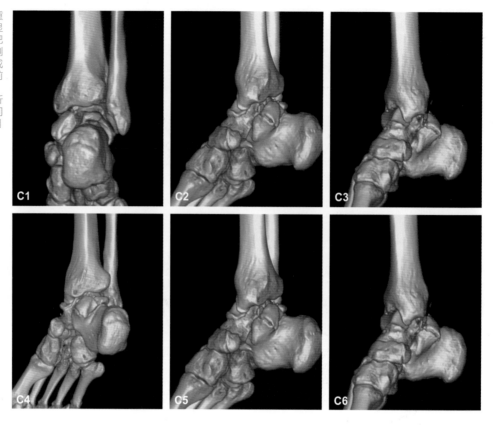

图 3-65　做踝关节后内侧入路（A），体表标记出内踝、舟骨结节和胫后肌腱走行方向，切开皮肤显露屈肌支持带（B），沿胫后肌腱走行方向切开，显露胫后肌腱（C）

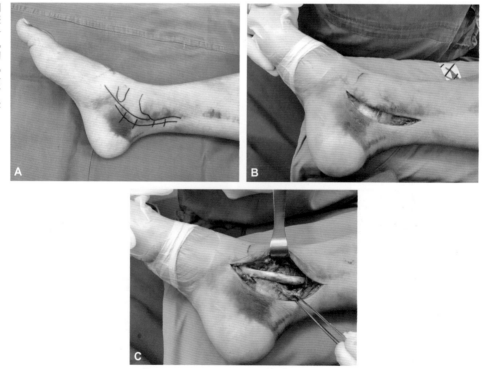

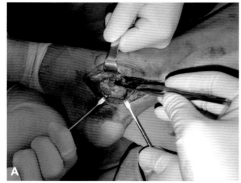
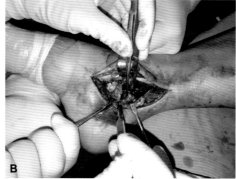

图 3-66 向前牵开胫后肌腱，向后牵开趾长屈肌保护后方神经血管束，骨膜下剥离显露距骨内侧面和骨折端（镊子所示）（A），两把小拉钩之间即为跗骨联合。切开纤维跗骨联合（15#刀片与镊子之间），由于距跟跗骨联合的存在会牵拉骨折端而无法解剖复位。内外翻距下关节确定距跟跗骨联合（纤维性）间隙将其切开（B）

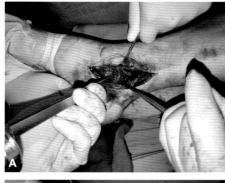
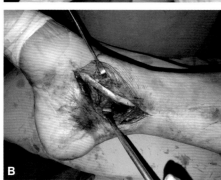
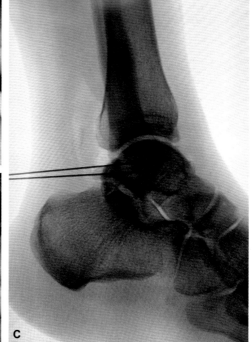

图 3-67 骨刀切除距跟跗骨联合（A），距跟跗骨联合切除后，解剖复位后侧突骨折，使用 2 枚空心钉固定（B），透视确认空心钉导针位置（C）

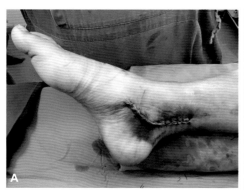
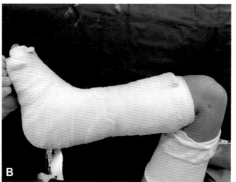

图 3-68 逐层修补胫后肌腱鞘和屈肌支持带后缝合皮肤（A），后小腿前后石膏托固定踝关节于中立位（B）

建 CT 可分清跗骨联合间隙和骨折线；②术中通过内外翻距下关节能确定骨折端和跗骨联合；③由于载距突与远折端骨块之间存在跗骨联合纤维性连接，如果不切开跗骨联合就无法牵拉骨折块使其复位；④在骨折复位固定后同时切除载距突侧的增生骨质将有助于术后功能练习。

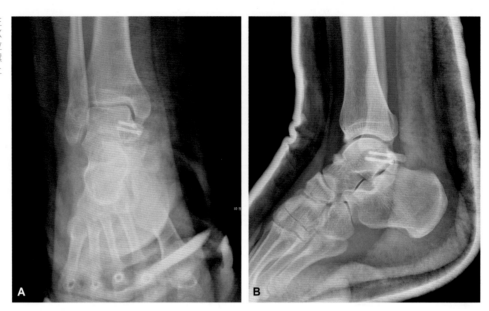

图 3-69　术后踝关节正（A）侧（B）位 X 线片显示骨折复位固定可靠，注意螺钉从后下方向前上方拧入

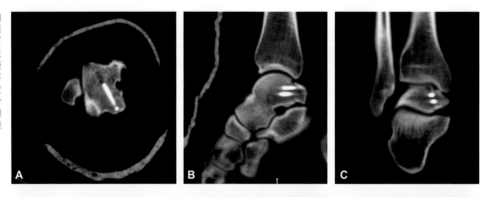

图 3-70　术后 CT 扫描轴位片（A）可见后内侧结节两枚螺钉加压固定效果，矢状位（B）可见距下关节和胫距关节复位情况，冠状位片（C）可见跗骨联合载距突一侧切除情况，关节间隙增大

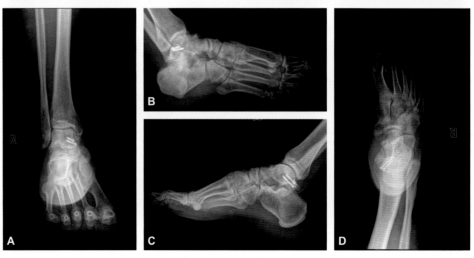

图 3-71　术后 3 个月复查踝关节正（A）侧（B）位、足正（C）斜（D）位 X 线片显示骨折线消失

病例 6 距骨完全脱出

病历摘要

37 岁男性，3 小时前车祸致左距骨完全脱出体外。体格检查：左踝外侧不规则伤口，长约 12cm，污染较轻，伤口前方有 2cm×3cm 挤压伤（图 3-72A）。足趾血运、感觉、运动正常。距骨脱出落入草丛，纱布包裹带至医院（图 3-72B）。X 线片和 CT 显示距骨缺如（图 3-73）。临床诊断：①距骨完全脱出（左，开放）；②距骨缺损（左，开放）；③内踝骨折（左，开放）；④距骨外侧突骨折（右）；⑤肋骨骨折（左第 7、8 肋，右第 7 肋）；⑥肝包膜下血肿；⑦肾挫伤。

术前计划

（1）受伤机制：在踝关节极度内翻和内旋时，距骨由踝关节前外侧

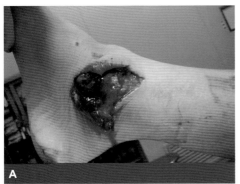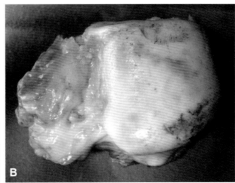

图 3-72 踝关节外侧伤口及脱出体外的距骨

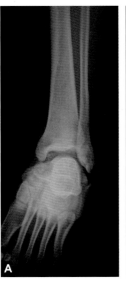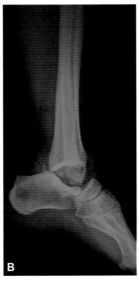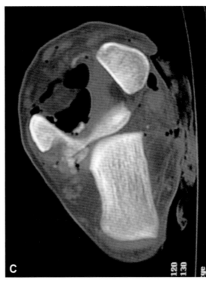

图 3-73 踝关节正侧位 X 线片及 CT 检查可见踝穴内距骨缺如，完全脱出

"挤"出，自内向外形成伤口。

（2）手术适应证：距骨完全脱出是骨科急症，开放性损伤的特点决定了其需要急诊手术清创固定。

（3）治疗选择：彻底清洁距骨后将其回植，恢复胫距关节、距舟关节、距下关节正常对合关系。距骨完全脱出的文献报道不足10例，均为个案报道。早期文献建议去除距骨，一期或延期行胫跟融合术。近期文献多保留距骨，二期再行关节融合术或距骨假体置换治疗。保留距骨的感染率、缺血性坏死的比例比想象的要低，能保留大部分功能。软组织损伤程度和能否控制感染决定近期预后。本例开放伤为皮肤撕裂伤，周围软组织无明显碾搓和剥脱，伤口远近端皮肤软组织血运未被破坏，皮肤无缺损，皮肤挤压伤由脱位导致的畸形所致；在对软组织和距骨彻底清创后具备一期闭合伤口的条件。合并的距骨骨折严重程度决定了远期是否塌陷、出现功能障碍。本例患者的距骨骨折为边缘骨折，距骨整体形态完好，即使远期出现距骨坏死，也不一定出现塌陷，是保留关节功能的基础。

（4）具体计划：彻底清创软组织和距骨，从伤口将距骨复位后，使用克氏针固定胫距关节、距舟关节、距下关节，同时考虑外固定架固定。合并骨折使用螺钉固定。

手术操作

大量生理盐水冲洗后使用碘伏浸泡脱出的距骨至少30分钟（图3-74B）。彻底清除残留在跗骨窦内的脂肪组织、距跟、距腓及三角韧带残端，去除剥脱软骨，在尽可能保留伤口周围软组织的前提下彻底清创创缘。需要强调的是，术中使用脉冲冲洗枪（图3-74C）大量生理盐水冲洗创面比单纯使用过氧化氢及碘伏浸泡创面更有效，前者可以清除坏死组织碎屑，否则这些"无菌"碎屑可能会增加伤口感染可能。重新铺巾后极度内翻踝关节，经外侧伤口显露内踝骨折，直视下解剖复位，螺钉固定。经原始伤口还

图3-74 术中内翻踝关节显露踝穴及内踝骨折（A），使用碘伏浸泡距骨（B）和冲洗枪清洗伤口（C）

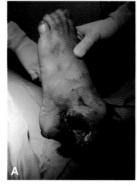
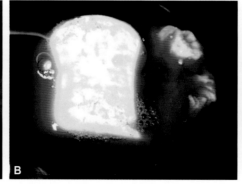
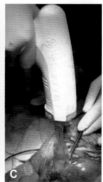

纳距骨，为避免距骨不稳定，以2枚3.5mm斯氏针进行胫距跟固定，2枚直径2.0mm克氏针进行距舟固定（图3-75B，图3-75C）。一期全层缝合伤口（图3-75A），术后给予广谱抗生素治疗。术后2天拔除引流管，行高压氧治疗。术后8周拔针开始进行踝关节功能锻炼和部分负重（图3-76）。术后6个月踝关节背伸可达中立位（图3-77），取出内踝螺钉（图3-78）。术后2年8个月随访距骨无塌陷，胫距关节间隙减小，距骨有缺血改变。踝关节屈伸活动度约30°。Hawkins评分13分（优），日常生活不受限，无疼痛及跛行步态；步行1小时（5km）后出现"健肢不适"。虽然踝关节背伸受限，但能够满足日常生活需要（图3-79）。

病例特点

本例距骨完全脱出远期疗效相对较好的原因在于：①开放伤口由内向外形成，软组织缺血不严重；②手术距患者受伤时间较短（6小时以内）；③距骨被污染后使用纱布包裹送至医院。对于类似病例，在受伤现场找到脱

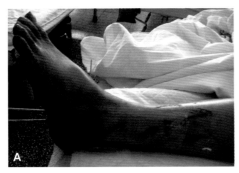
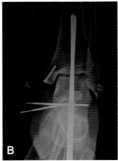
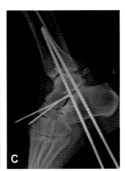

图3-75 术后2天体位相：伤口周围红肿，无渗出（A）。踝关节正侧位X线检查可见胫距关节、距舟关节、距下关节对位关系正常（B、C）

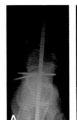
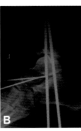
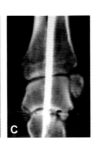
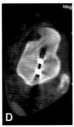
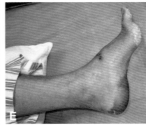

图3-76 术后8周复查X线和CT：未出现Hawkins征。拔除克氏针及斯氏针后开始进行踝关节功能锻炼和部分负重

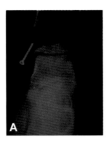
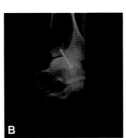
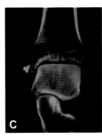
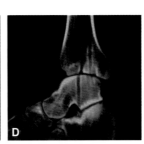

图3-77 术后6个月复查踝关节正侧位X线片和CT扫描：可见胫距关节对合良好，关节间隙轻微变窄

图 3-78 术后6个月去除内踝螺钉后复查X线和MRI，可见关节间隙轻微狭窄，关节软骨有保留。踝关节背伸可达中立位，患者已脱拐行走

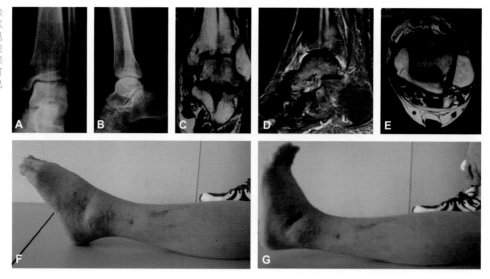

图 3-79 术后2年8个月：复查X线、CT和MRI，出现踝关节改变、距下关节炎改变和坏死，距骨并未出现塌陷。踝关节背伸受限，有一定跖屈

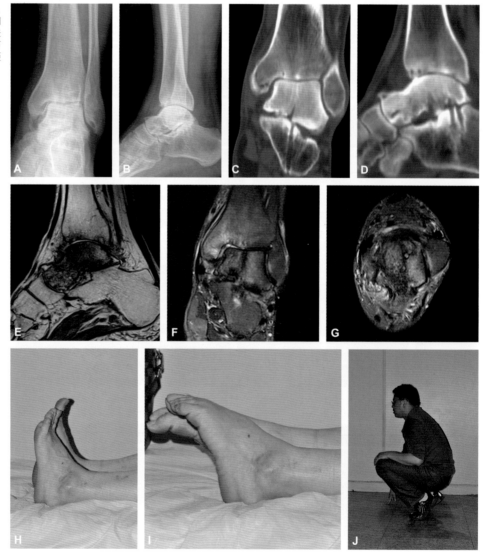

出的距骨后，最好使用生理盐水冲洗干净后，用湿纱布包裹，用无菌密闭容器低温保存送至医院；④彻底清创及稳定的固定；⑤全距骨虽然出现坏死继之硬化，但在后期维持了较好的距骨形态，相当于一个距骨"假体"。相较于局部距骨缺血坏死和重建带来的塌陷，仍可能获得无疼痛的踝关节功能。

对此类损伤的一期处理并不困难，彻底清创、尽早闭合创面及稳定固定是影响预后的关键。应尽可能保留距骨（恢复肢体长度、保留骨量及消灭无效腔），能否保留距骨应根据软组织条件及骨折粉碎（而非脱位）程度来判断。距骨坏死不一定导致距骨塌陷（严重功能障碍），而不完全的血运重建则可能导致距骨塌陷（严重功能障碍）。是否进行关节融合术（或距骨置换术）取决于距骨有无塌陷、症状性质及严重程度。

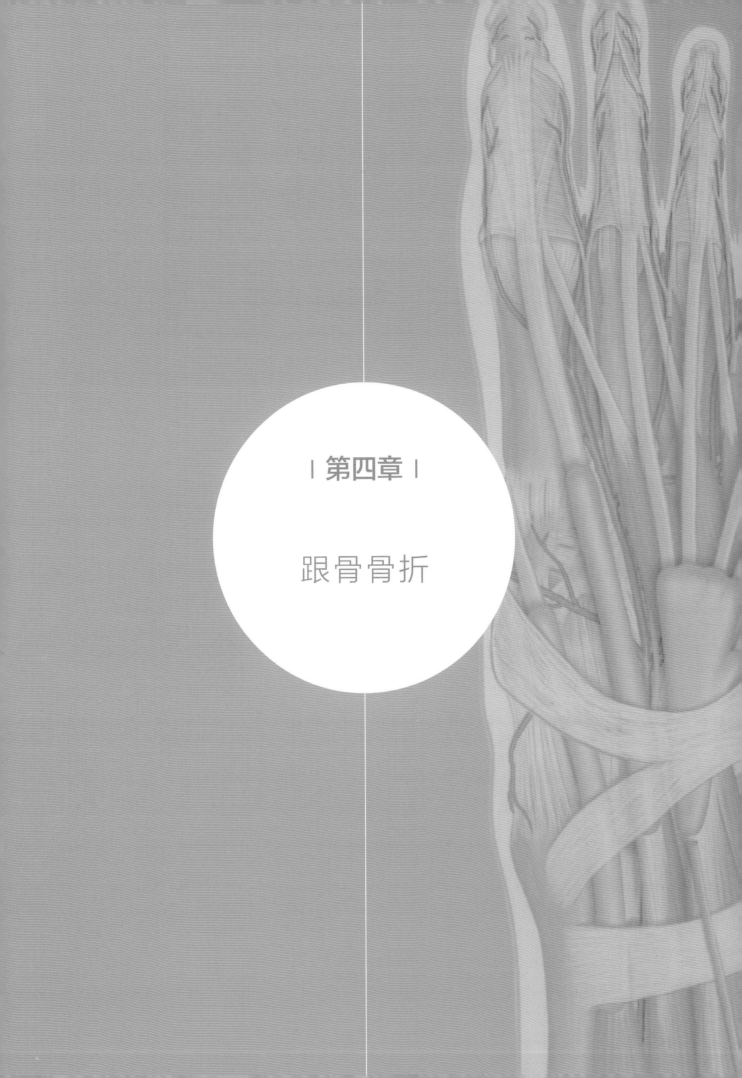

| 第四章 |

跟骨骨折

前言

跟骨骨折的发病率较高，是后足损伤中主要的致残因素。近年来，在传统手术治疗的基础上，有很多作者尝试应用小切口微创治疗跟骨骨折，可在避免传统大切口手术伤口并发症的同时，取得不错的临床效果。

一、损伤机制

跟骨骨折的发生多数由高处坠落伤造成，少数可能由直接暴力或是高能量损伤如车祸引起。

二、骨折形态特点

跟骨骨折后总的移位趋势是跟骨体发生短缩使得跟骨高度变低、长度变短，外移使跟骨宽度增宽、跟腓间隙变小、后足内翻，极少数情况下发生外翻。跟骨关节内骨折往往是垂直压缩应力与剪切应力共同作用的结果，根据初级骨折线走行方向可以区分开跟骨关节内骨折的两种不同表现。在压缩应力为主的损伤中，初级骨折线常常为自内向外横行，刚好位于后关节面的前缘；继发骨折线向后延伸至跟骨结节，形成一个带着后关节面和部分跟骨结节的舌型骨块。由于关节面骨折块的移位，在外侧壁会形成一个倒 Y 形的骨折线。在剪切应力为主的损伤中，初级骨折线常常是后关节面自前外向后内的斜行骨折线，刚好与距骨体外侧关节缘的走行相对应；继发骨折线向后上方延伸形成一个关节面外侧半骨块。近来有研究表明，有相当一部分跟骨关节内骨折合并载距突骨折块的移位，手术时应当先行复位固定。跟骨体的前方在暴力较大时可能粉碎严重，增宽明显，难以固定，也有可能涉及跟骰关节面。跟骨结节由于骨质坚硬常为一个整体，但有时内侧突也可能发生撕脱骨折并分离较远。

跟骨骨折 Sanders 分型不仅反映关节面骨折的严重程度，也可以部分解释损伤机制。比如在 Sanders Ⅱ 型骨折中，受伤时后足内翻越严重，骨折线就越偏内侧，发生 Sanders Ⅱ -c 型骨折；反之则偏向外侧，发生 Sanders Ⅱ -b 型或 Sanders Ⅱ -a 型骨折。在 Sanders Ⅳ 型骨折时，后关节面骨块粉碎，向下向内侧移位明显，巨大的暴力会使内侧壁骨折边缘，由内向外割破跟骨内侧皮肤而形成横行皮裂伤，造成开放性跟骨骨折。

三、术前处理

所有病例术前常规消肿处理，即抬高患肢、冰敷、鼓励患者进行踝泵训练及静脉输注消肿药。直到出现皮肤皱褶，提示局部消肿较好，此时进行手术，出现术后伤口并发症的概率较低。一般伤后至手术的间隔时间为5~10天。如果进行小切口治疗，等待时间可以适当缩短。

四、手术入路选择

跟骨关节内骨折可选择的手术入路较多，临床上应用最多的两个切口是跟骨外侧L形扩展入路和跗骨窦入路。近来由于跗骨窦入路突出的软组织安全性，其临床应用也越来越多。

跟骨外侧L形扩展入路，适用于软组织条件较好的Sanders Ⅱ、Ⅲ、Ⅳ型骨折，同时要求医师有成熟的经验并且患者依从性好。此入路对于跟骨关节内骨折及跟骨外侧壁暴露充分，有利于显露、复位骨折，跟骨体畸形处理更容易，便于通过对跟骨结节打入的斯氏针进行充分的牵引、内移、外翻以恢复跟骨骨折后产生的短缩、外移和内翻畸形，从而恢复跟骨的长度、宽度与高度。如果骨折嵌叉严重，牵引无效时可以用骨膜起子等器械直接插入骨折端撬拨复位。扩展入路手术剥离范围大，对近侧皮瓣血运影响大，容易发生皮坏死，坏死率高达10%~25%。

跟骨跗骨窦入路可以直接暴露后关节面，但不能显露跟骨外侧壁和结节，对于简单的Sanders Ⅱ型或Ⅲ型骨折，处理相对容易。对于关节面粉碎和跟骨体畸形严重的病例，复位跟骨体畸形只能依靠严格的术中透视来判断骨折对位和后足力线，如果经验不足复位很难做好。因此，目前多数作者建议跗骨窦入路宜应用于相对简单的Sanders Ⅱ型或Ⅲ型跟骨骨折。对于跟骨Sanders Ⅱ型骨折，应用跗骨窦入路可以取得与外侧L形扩展入路类似的效果；跗骨窦入路也可用于跟骨体部畸形移位不大的Sanders Ⅲ型病例。

上述两个入路都有腓肠神经损伤的可能。应用跗骨窦入路时，为了置入钢板和固定螺钉需要在跟骨体后方附加一个纵行小切口，与跗骨窦入路呈八字形。值得注意的是，采用跗骨窦入路时，如果跟骨外侧软组织过于肿胀，切口皮肤过度牵拉，会出现术后皮肤坏死。在某些特殊情况，比如跟骨外侧切口处有不能躲避的皮坏死或水疱可用外踝下方的横行切口或跟骨后侧纵行入路。

五、手术操作技术

跟骨关节内骨折手术复位关节面很重要，但与其他下肢骨折的处理原则类似的是：恢复正确的下肢力线，不出现严重的后足内外翻更加重要。载距突骨块通常位于原位，是术中复位的关键骨块和标志；对于存在载距突骨块移位或骨折的严重病例，需要先复位载距突，再进行下一步操作。

跟骨骨折患者通常采用腰麻加阻滞麻醉，健侧卧位，消毒铺巾后上止血带手术。外侧 L 形扩展入路的切口起自外踝尖近侧 4cm、腓骨后缘和小腿皮肤后缘之间后 1/3 处，向下经外踝尖至足跟下 1/3 处拐 95°~100° 弧形，变为横向切口，于外踝尖至足底下 1/3 切开至跟骰关节水平。为避免皮肤分层，将皮瓣全层切开至跟骨外侧壁，锐性剥离近侧皮瓣，以 3 枚 2.0mm 克氏针固定于距骨外缘及骰骨以协助显露距下关节，避免长时间拉钩压迫所导致的皮瓣损伤。翻开外侧壁骨块显露清理跟骨后关节面，斯氏针打入跟骨结节，透视监视下牵引、内移并外翻跟骨结节以恢复跟骨体的长度、宽度和高度及力线。克氏针经跟骨结节至载距突及前方骨块临时固定维持复位，再复位外侧半关节面，外侧半关节面骨块可以单独应用螺钉也可以经跟骨钢板固定。注意确保螺钉能固定于内侧载距突上，钻孔时入钉点位于外侧半骨块关节面下 0.5~1cm，向前下倾斜，以避免螺钉打入关节内。术中需透视确认骨折复位情况及螺钉长度和位置。跟骨钢板采用普通或锁定均可，当跟骨骨折尤其跟骨前方过于粉碎时，普通螺钉把持力不足，非锁定钢板很难维持复位，建议应用锁定钢板。关闭伤口时，建议逐层缝合同时放置引流管，以减少伤口并发症。

跗骨窦入路切口起于外踝尖，斜向第四跖骨，伤口长为 3~5cm。于腓骨肌腱前方进入，注意避免损伤腓肠神经，肌腱牵向后下方，切断跟距间韧带，直接显露后关节面及外侧半骨块，以 Schanz 针经皮打入跟骨结节，牵引、内移并外翻以恢复跟骨的长度、宽度、高度及力线，以克氏针临时固定并维持复位，复位后关节面外侧半骨块及外侧壁，以克氏针临时固定。取跟骨微创钢板经切口沿外侧壁表面向后插入至合适位置，经皮螺钉固定，必要时在后方补充一个纵行小切口以利钢板插入及螺钉固定。将后关节面骨块、载距突骨块、跟骨结节骨块与前方骨块连接固定。若跟骨内侧壁骨折粉碎，可以增加 1 枚内侧支撑螺钉经跟骨结节打入载距突，此螺钉可以有效防止跟骨结节内翻。术中要透视确认骨折复位情况及螺钉位置。

对于压缩应力为主所致舌型骨折或复杂跟骨骨折的治疗，可以经皮撬拨复位多根克氏针或螺钉固定。手术无须切开，可以不考虑外侧皮肤条件。术中通过粗斯氏针撬拨复位移位的舌型骨块或后关节面骨块，恢复跟骨的高度与宽度，纠正后足力线避免内外翻。复位后多根克氏针固定，通常以 2 枚 2.0mm 克氏针经跟骨结节打入后关节面骨块，再经距下关节固定于距骨体以维持高度，以 1 枚克氏针自跟骨结节后方向前打入跟骨前方骨块以维持长度，1 枚克氏针自跟骨结节外侧打入载距突骨块以维持宽度，针尾置于皮外，术中复位和固定需要透视确认。术后需要用石膏或支具保护，避免克氏针过早松动。克氏针一般在术后 6 周骨折愈合后拔除。

六、预后

跟骨骨折术后常以美国足踝外科协会踝与后足评分系统（American orthopaedic foot and ankle society，AOFAS）评分，同时综合术后疼痛视觉模拟量表（visual analogue scale，VAS）评估最终手术治疗效果。

在跟骨关节内骨折术后并发症中，伤口皮肤坏死无疑是发生概率最高且术者最关心的问题。常规 L 形外侧扩展入路切口较大，很容易在伤口拐角处发生坏死。如果同时存在肥胖、吸烟、消肿不充分、手术时间较长、止血带时间较长、术中操作粗暴、缝合时张力大等因素时，更容易出现皮肤坏死甚至感染。跗骨窦入路显露直接，皮肤坏死概率低，可以大大缩短患者手术前等待时间，也符合加速康复的理念。但若是切口部位过于肿胀，手术操作不精细，仍然有出现皮肤坏死的可能。

腓肠神经常常伴行腓骨长短肌腱，由于腓肠神经的解剖变异，外侧扩展入路有可能损伤腓肠神经；跗骨窦入路虽然在腓骨肌腱的前方显露，但也有损伤腓肠神经的可能。仔细操作、认清结构，必要时将肌腱连同神经一同向后拉开，可以避免神经损伤。

在跟骨骨折手术时，后足的内外翻畸形是不能被接受的，后足力线不良对跟骨骨折的预后影响很大，这比关节面复位更重要。总之，只有充分掌握跟骨骨折的复位技巧，注重手术前后的每一个细节，才能进一步提高跟骨关节内骨折的治疗效果。

病例 1 外侧扩大入路

病历摘要

42 岁男性，因坠落致右足跟肿痛、活动受限 8 天入院。8 天前不慎自 2 米高处摔下，左足跟着地，觉足跟部肿痛且活动受限，速于当地医院就诊拍片后诊断为左跟骨骨折 Sanders Ⅱ 型,为进一步诊治前来我院就诊。入院后检查左足跟外侧肿胀,局部无皮损,无水疱,外踝尖下方饱满,可触及骨性突起,皮肤皱褶征(+)。跟骨侧位片显示跟骨后关节面塌陷,跟骨高度变低、长度变短,Bohler 氏角接近 0°。跟骨轴位片显示跟骨短缩、增宽伴跟骨结节内翻。跟骨后关节面垂直位 CT 显示跟骨外侧壁膨出,跟腓间隙变小,后关节面外侧半塌陷翻转。水平位 CT 显示跟骨增宽,骨折未累及跟骰关节(图 4-1)。

手术操作

入院后行常规手术前检查后,次日采用跟骨外侧 L 形扩展入路行切开复位钢板内固定术(图 4-2)。骨折区域显露充分,复位更加直观容易。术后第 2 天拔管,练习踝关节及距下关节活动,术后 2 周允许患者踏板练习及部分负重,术后 3 个月完全负重。术后 18 个月复查,关节功能良好,自诉劳累后偶有足跟部不适,AOFAS 评分 90 分(图 4-3)。

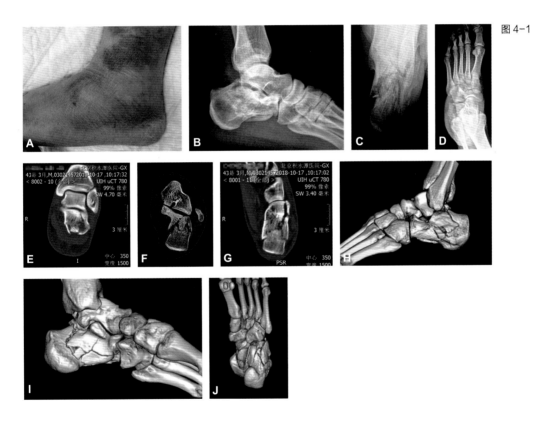

图 4-1　Sanders Ⅱ 型骨折病例常规外侧 L 形扩展入路术后 18 个月随访情况。跟骨外侧观(A),皮肤出现皱褶,提示已消肿,手术条件好,跟骨侧位片(B)显示跟骨后关节面塌陷,高度变低,Bohler 氏角接近 0°,跟骨轴位片(C)显示跟骨短缩、外侧壁增宽,足正位片(D)显示骨折未涉及跟骰关节,跟骨后关节面垂直位 CT(E)显示跟骨外侧壁膨出,后关节面外侧 1/3 塌陷翻转,跟骨后关节面水平位 CT(F、G)显示跟骨后关节面外侧骨块翻转,跟骨增宽、短缩,骨折未涉及跟骰关节,分别从三维 CT(H、I、J)上显示跟骨的外侧面、内侧面和底面的骨折情况,可以形象地看到跟骨结节、载距突骨块、外侧半关节面骨块骨折粉碎,螺钉把持力可能不足

图 4-2 治疗时行跟骨扩展外侧入路（A），切口呈L形位于外踝后缘与小腿皮肤后缘及外踝尖与足底皮肤之间的后、下1/3，此切口更利于皮瓣血运，减少皮肤坏死，皮肤切开后，锐性剥离近侧皮瓣，并以克氏针固定于距骨及骰骨，采用无接触技术，代替拉钩，显露跟骨外侧及关节面，图中为取出关节外侧半骨块后骨折端情况（B），跟骨复位后临时克氏针固定，跟骨透视侧位及轴位显示复位好（C、D），骨折复位后跟骨外侧面观（E），跟骨术后侧位及轴位片示跟骨长、宽、高复位好（F、G），术后切口缝合后，伤口无坏死（H）

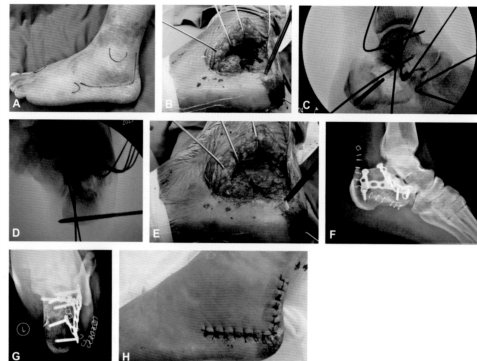

图 4-3 术后18个月跟骨侧位片、踝关节正位片及跟骨轴位片（A、B、C）显示跟骨愈合好，复查踝关节背伸好（D），踝关节跖屈好（E），足底观后足内翻像（F），足底观后足外翻像（G），站立位后面观后足力线好（H），下蹲位侧面观（I），下蹲位正面观（J）

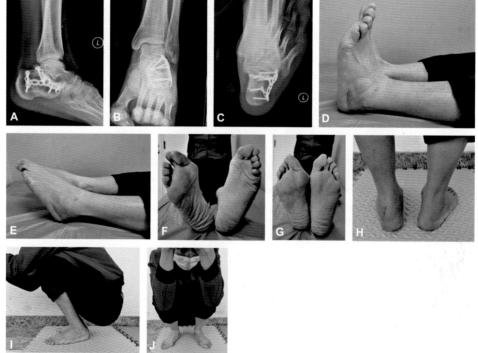

病例2 跗骨窦入路

病历摘要

34 岁男性，因高处坠落伤致右足肿痛、活动受限 2 天入院，2 天前自 1 米高处坠落，右足跟着地后肿痛且不能负重行走，X 线检查后诊断为右跟骨骨折 Sanders Ⅱ型，前来我院就诊。查体发现右足跟部轻度肿胀，跟骨外侧压痛（+），距下关节活动因痛受限。跟骨侧位片显示跟骨长度变短、高度变低，Bohler 氏角变小。轴位片显示跟骨增宽、高度变低、轻度内翻，外侧半关节面倾斜塌陷。垂直位 CT 显示跟骨外侧壁增宽，外侧 1/3 关节面骨块倾斜塌陷。水平位 CT 显示骨折未累及跟骰关节（图 4-4）。

手术操作

常规术前检查后，于伤后第 4 天行跗骨窦入路切开复位微创钢板固定术（图 4-5）。术后常规关节功能锻炼，术后 3 个月完全负重。术后 1 年复查功能良好，AOFAS 评分 88 分（图 4-6）。

本例骨折相对简单，后关节面分为内外两部分，采用跗骨窦入路，显露关节面直接，利于关节面骨块的复位和固定。由于跟骨体畸形不明显，所以手术时术者可以集中进行关节面复位而不必过多考虑跟骨体的复位问题。

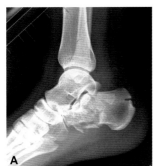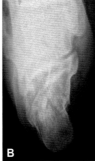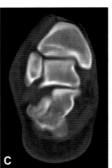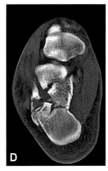

图 4-4 Sanders Ⅱ 型骨折病例跗骨窦入路术后 12 个月随访情况。跟骨侧位片（A）显示跟骨后关节面塌陷，高度变低，Bohler 氏角变小，跟骨轴位片（B）显示跟骨结节短缩外移、外侧壁增宽，外侧半关节面塌陷翻转，后足轻度内翻，跟骨后关节面垂直位 CT（C）显示跟骨外侧壁膨出，跟腓间隙变小，后关节面外侧 1/3 塌陷翻转，跟骨后关节面水平位 CT（D）显示跟骨后关节面外侧骨块翻转，跟骨增宽、短缩，骨折未涉及跟骰关节

图4-5 跗骨窦入路起自外踝尖指向第四、五跖骨基底(A),自跗骨窦入路显露可以清楚看见距下关节(B),跟骨复位后临时克氏针固定,跟骨透视侧位及轴位显示复位好(C、D),经切口插入跟骨外侧微创板(E),固定钢板上螺钉需增加后侧小口,2个切口呈"八"字形(F),跟骨术后侧位及轴位片示(G、H),跟骨长、宽、高恢复好(I、J),为术后侧位片及轴位片,为术后切口拆线前伤口愈合好、无坏死(K)

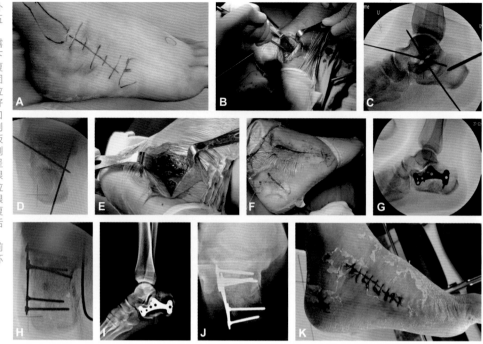

图4-6 术后12个月跟骨侧位、跟骨轴位及踝关节正位片(A、B、C),显示跟骨愈合好,术后12个月复查踝关节背伸好(D),术后12个月踝关节跖屈好(E),术后12个月下蹲位侧面观(F),术后12个月下蹲位正面观(G)

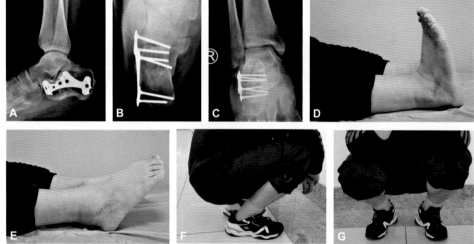

病例3 双侧跟骨骨折

病历摘要

53岁男性,因高处坠落后双足跟肿痛7天入院,入院前7天不慎从3米高处坠落,双足跟着地,疼痛肿胀,当地医院诊断为双跟骨骨折,为进一步诊治前来我院就诊。双足跟外侧皮肤条件好,水肿已消退,双侧皱褶征(+)。X线及CT检查显示右跟骨增宽、跟骨结节轻度内翻、后关节面分为

3部分,中间骨块塌陷明显,为Sanders III型骨折,前方骨折未波及跟骰关节。左侧跟骨轻度增宽,结节轻度内翻,前方骨折未波及跟骰关节,后关节面分为2部分,为Sanders II型骨折(图4-7)。

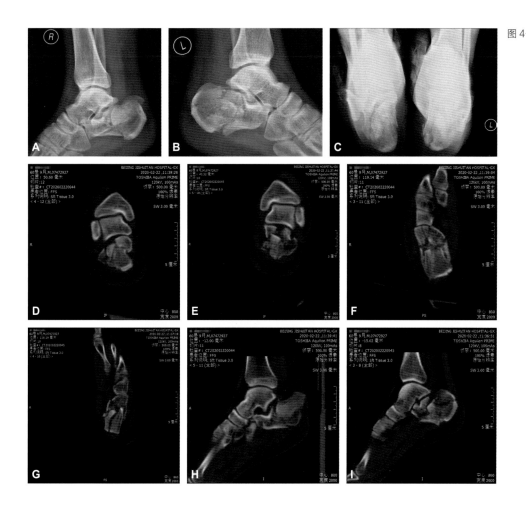

图4-7 双侧跟骨骨折病例,右侧Sanders III型骨折,左侧Sanders II型骨折,双侧均采用常规外侧"L"形扩展入路。右侧跟骨侧位片(A)显示跟骨后关节面塌陷,跟骨结节上移,高度变低,Bohler氏角变小,左侧跟骨侧位片(B)显示后关节面塌陷跟骨结节上移,双侧跟骨轴位片(C)显示双侧跟骨均有短缩、外侧壁增宽,后足轻度内翻,右跟骨后关节面垂直位CT(D)显示后关节面分为3部分,中间骨块塌陷明显,左跟骨后关节面垂直位CT(E)显示跟骨外侧壁膨出,跟腓间隙变小,后关节面外侧半塌陷翻转,跟骨结节短缩内翻,右跟骨后关节面水平位CT(F)显示跟骨后关节面骨块塌陷,跟骨增宽、短缩,骨折未涉及跟骰关节,左跟骨后关节面水平位CT(G)显示跟骨后关节面外侧骨块塌陷,跟骨增宽、短缩,骨折未累及跟骰关节,右跟骨矢状位CT(H)可以清楚看见后关节面中间塌陷骨块,左跟骨矢状位CT(I)可见舌型骨块的塌陷及旋转

手术操作

跟骨外侧皮肤已消肿,于入院后第2天行双侧切开复位钢板固定术。患者取俯卧位,双侧同时手术(图4-8)。右侧Sanders III型骨折行扩展外侧入路,翻开跟骨后关节面外侧半骨块,可见中间塌陷骨块及内侧载距突骨块,清理局部血肿,将中间骨块复位,与载距突骨块以细克氏针临时固定;再复位外侧半骨块,克氏针临时固定,以斯氏针控制跟骨结节,牵引矫正跟骨短缩及内翻,克氏针临时固定;关节面骨块位置好,关节下空虚处未予植骨,透视确认骨折复位好,于外侧以跟骨解剖锁定钢板固定。

左侧跟骨骨折为Sanders II型,也进行常规外侧扩展入路切开复位钢板内固定术。术后双侧伤口愈合好,第2天常规拔除引流管,关节功能锻炼,术后 3 周拆线，术后 3 个月完全负重。

通常 Sanders Ⅲ 型骨折在关节面骨块的处理上有一定困难，我们的策略是将 Ⅲ 型骨折首先变为 Ⅱ 型骨折，在处理关节面时，通常会依据自内向外的原则，即先复位载距突及中间骨块并临时固定，再复位外侧骨块。为使外侧骨块复位，则必须保证内侧骨块的固定不会影响后面的操作。因此，内侧 2 个骨块的固定通常是由外向内打入克氏针并经内侧皮肤穿出，再逆行拔出，直至克氏针尾不会影响外侧骨块的复位。

图 4-8　右侧跟骨切开后翻开近侧皮瓣，可以清楚见到后关节面骨块分为 3 部分，中间骨块明显塌陷（A），将中间骨块先与内侧骨块复位，并以克氏针临时固定内侧 2 个骨块，克氏针不能影响外侧骨块复位（B），右侧跟骨术后侧位片（C），左侧跟骨术后侧位片（D），术后双侧跟骨轴位片（E），见双侧跟骨复位好无内翻

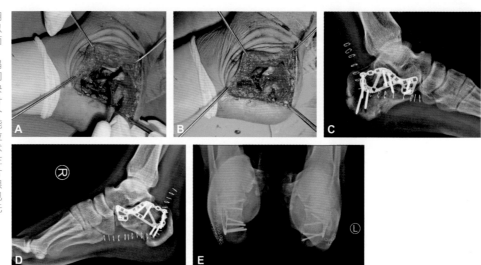

病例 4　Sanders Ⅳ型骨折

病历摘要

33 岁男性，因摔伤后右足跟疼痛 6 天入院，临床检查外踝尖下方饱满，压痛（＋），足跟外侧皮肤已消肿，皱褶试验（＋）。踝关节及距下关节活动因痛受限。术前跟骨侧位及轴位片显示跟骨高度变低，宽度增宽，后关节面塌陷，跟骨结节内翻。后关节面垂直位 CT 显示后关节面粉碎分为 4 部分，水平位 CT 显示跟骰关节未累及。诊断为右跟骨骨折 Sanders Ⅳ 型（图 4-9）。

手术操作

伤后 8 天手术，采用跟骨外侧扩展入路，切开复位跟骨解剖锁定钢板固定（图 4-10A~C）。Sanders Ⅳ 型骨折后关节面粉碎，一般不主动行一期

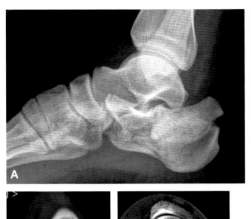
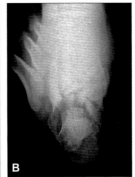
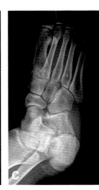
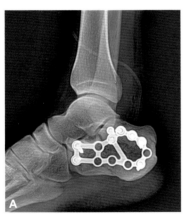
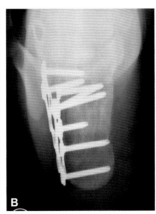
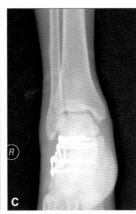

图4-9　右侧 Sanders Ⅳ 型跟骨骨折病例，采用常规外侧 L 形扩展入路手术。跟骨侧位片（A）显示跟骨后关节面塌陷，跟骨结节上移，高度变低，Bohler 氏角变为负值，跟骨轴位片（B）显示跟骨短缩、外侧壁增宽，后足轻度内翻，足斜位片（C）显示跟骰关节未累及，跟骨后关节面垂直位 CT（D）显示跟骨严重增宽，跟腓间隙变小，后关节面分为 4 部分，外侧骨块塌陷明显，跟骨后关节面水平位 CT（E）显示跟骨后关节面骨块塌陷，跟骨增宽、短缩明显

距下关节融合而尽量保留关节。关节面的复位也是遵照自内向外的顺序，自载距突骨块向外逐一复位临时固定，纠正后足力线并以钢板固定。当然有些复杂的 Sanders Ⅳ 型骨折骨块较小，不能以内固定维持位置，此时可以考虑关节下方空虚处植骨。有些关节软骨破坏严重、骨质缺损的病例，可以考虑一期或延迟一期距下关节融合。

　　术后常规第 2 天拔管，3 周拆线，术后 3 个月患肢完全负重。术后 1 年随访距下关节无明显关节炎表现（图 4-10D、E）。

图4-10　术后跟骨侧位片（A）显示跟骨关节面及跟骨高度恢复好，术后跟骨轴位片（B）示跟骨宽度恢复，结节无内翻，（C）为术后踝关节正位片

图 4-10 （续）跟骨术后
1年侧位片（D）
显示距下关节间隙
好无明显关节炎迹
象，（E）为跟骨术
后1年轴位片

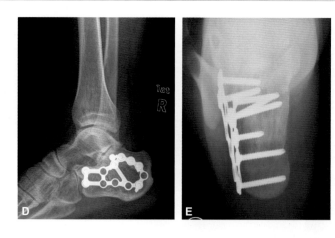

病例 5　跟骨骨折脱位

病历摘要

　　39 岁男性，因高处坠落后右足跟疼痛 8 天入院。入院后查体后足畸形异常肿胀，后足周围内外侧均有水疱，腓骨远端下方可及脱位的腓骨肌腱。踝关节正位及跟骨后关节面垂直位 CT 显示跟腓间隙消失，跟骨高度变低，侧位跟

图 4-11　右跟骨 Sanders Ⅱ
型骨折伴后关节面
外侧半脱位病例，
采用常规外侧 L 形
扩展入路术后 1 年
随访情况。跟骨侧
位片（A）显示跟
骨短缩结节上移，
后关节面线条混乱
不清似有骨块与距
骨重叠，跟骨轴位
片（B）显示跟骨
高度变低，跟骨后
关节面分为内外两
部分，跟骨结节及
外侧关节面外移，
外侧半关节面脱位
于距骨外侧、腓骨
远端下方，踝关节
正位片（C）显示
跟腓间隙消失，跟
骨后关节面垂直位
CT（D）显 示 跟
骨外侧壁膨出，跟
骨后关节面水平位
CT（E）显示跟骨
短缩，后关节面外
侧骨块脱位于距骨
外侧，跟骨矢状位
CT（F）显示跟骨
短缩，跟骨外侧半
关节面骨块脱位于
距骨后外侧

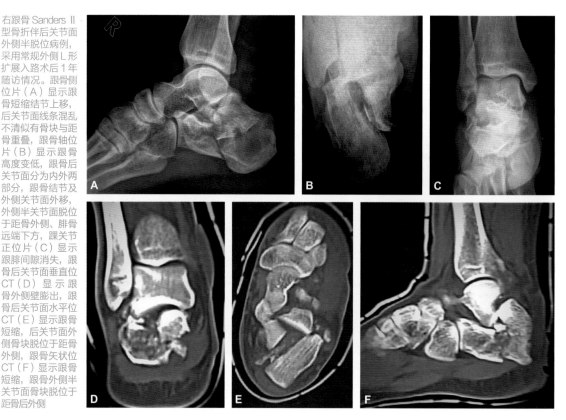

骨后关节面影像混乱，轴位片及 CT 显示跟骨后关节面分为 2 部分，外侧半关节面骨块脱位于腓骨下方。诊断为右跟骨骨折脱位 Sanders Ⅱ 型（图 4-11）。

手术操作

待跟骨外侧皮肤消肿、外侧水疱干燥后，伤后第 11 天行扩展外侧入路切开复位钢板固定术。手术中，切开外侧皮瓣可以看见脱位的后关节面外侧半骨块位于腓骨远端下方，并遮盖距下关节。翻开外侧半骨块可见内侧载距突骨块位于原位。以斯氏针牵引跟骨结节，恢复跟骨高度、长度，复位外侧半骨块，恢复跟骨宽度与距下关节正常对合关系，以克氏针临时固定，外侧以跟骨锁定钢板固定，逐层缝合伤口，常规置管引流并加压包扎（图 4-12）。

本病例由于伴有跟骨后关节面外侧半骨块向外脱位，平片不易发现，容易漏诊，需要仔细查体。尤其那些临床症状重、局部肿胀明显而平片不典型的病例，需要加做 CT 检查，以免漏诊。患者术后常规关节功能练习，术后 3 个月完全负重，术后 6 个月（图 4-13）和术后 1 年（图 4-14）复查，功能好，AOFAS 评分 90 分。

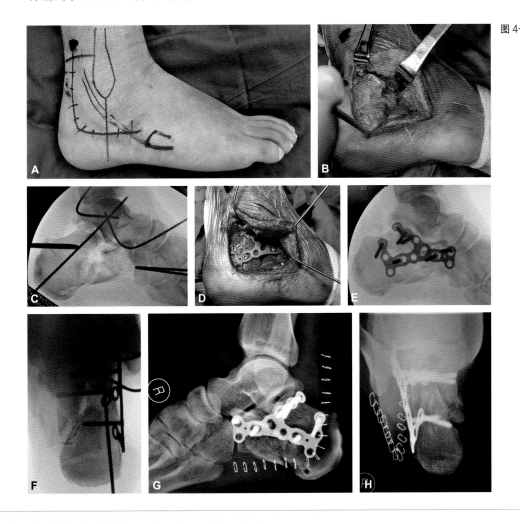

图 4-12 跟骨扩展外侧入路（A）切口呈 L 形，位于外踝后缘与小腿皮肤后缘及外踝尖与足底皮肤之间的后、下 1/3，此切口更利于皮瓣血运，减少皮肤坏死，皮肤切开后，锐性剥离近侧皮瓣，可见后关节面外侧骨块向外脱位于外踝下方并遮盖距下关节（B），将跟骨后关节面外侧半骨块复位后临时克氏针固定，跟骨透视侧位显示复位好（C），骨折复位后跟骨外侧以钢板固定（D），跟骨钢板固定术后侧位及轴位片确认骨折复位好、钢板姿态满意（E、F），分别为骨折术后侧位及轴位片，显示骨折复位固定好（G、H）

图 4-13　术后6个月跟骨侧位片及跟骨轴位片，显示跟骨愈合好

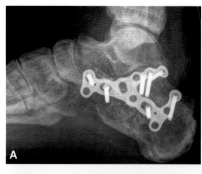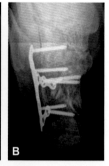

图 4-14　术后1年复查跟骨侧位片（A），跟骨轴位片（B），踝关节正位片（C）

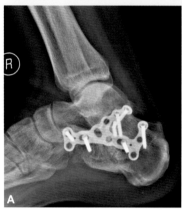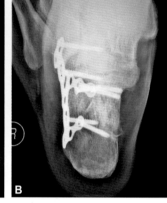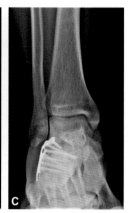

病例6　撬拨复位

病历摘要

84岁女性，因摔伤后左足跟部疼痛3天入院。局部查体发现皮肤条件好无红肿水疱，后足无明显畸形，外踝尖下方饱满，压痛（＋）。踝关节正位片显示跟腓间隙变小，跟骨侧位片显示跟骨后关节面舌型塌陷，轴位片显示跟骨轻度短缩、内翻，后关节面垂直位CT扫描显示跟骨后关节面分为内外两部分，外侧半塌陷旋转（图4-15）。

手术操作

患者高龄，平素体健且对活动有较高要求。跟骨增宽明显，保守治疗有较大可能发生跟腓撞击，从而出现活动时疼痛，对功能影响较大，故决定采取手术治疗。因骨折为舌型，患者高龄，故选择影响较小的经皮撬拨复位多枚克氏针固定术。见图4-16。

术后小腿后托支具固定6周，以保护克氏针尾部，防止克氏针过早松动，掉落。术后6周拔除克氏针，术后3个月患肢完全负重。

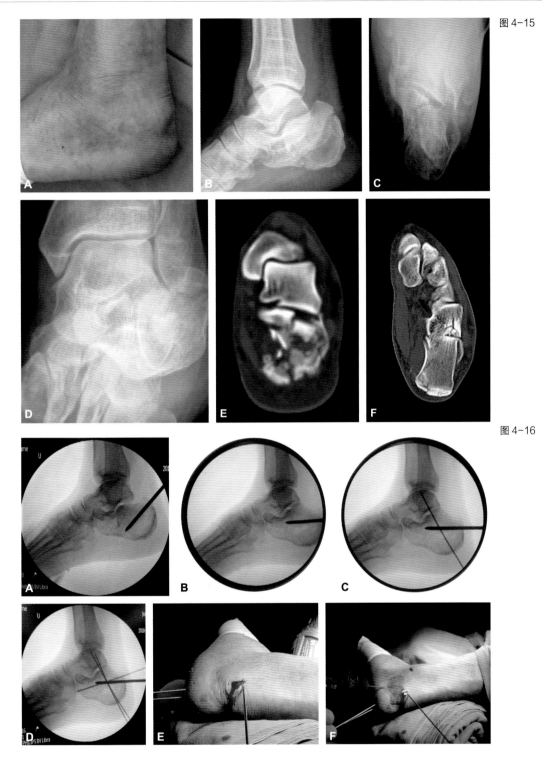

图 4-15　左侧跟骨舌型骨折 Sanders Ⅱ 型病例，采用撬拨复位克氏针固定治疗，跟骨外侧位观（A）可见翘起的舌型骨块尾端在足跟后侧皮肤形成局限突起，造成局部皮肤压迫，跟骨侧位片（B）显示跟骨高度变低，后关节面舌型骨块明显塌陷旋转，Bohler 氏角变为负值，跟骨轴位片（C）显示跟骨结节短缩、外移，跟骨外侧壁增宽，后足轻度内翻，踝关节正位片（D）显示跟腓间隙变小，跟骨后关节面垂直位 CT（E）显示跟骨后关节面外侧半骨块塌陷，跟骨结节内翻，跟骨后关节面水平位 CT（F）显示跟骨后关节面外侧骨块塌陷，跟骨增宽，骨折未累及跟骰关节

图 4-16　以粗斯氏针于跟骨舌型骨块后方最高点经皮自后向前打入，注意斯氏针深度不应超过舌型骨块的前缘（A），以斯氏针充分控制舌型骨块，向下旋转并向内移以使骨块复位，在透视下观察，骨折复位满意（B），维持复位同时经跟骨结节向舌型骨块打入 2.0mm 克氏针穿过距下关节打入距骨体，克氏针应略微偏外，以确保能打入偏外侧的舌型骨块固定骨折（C），再以 1 枚克氏针经跟骨结节穿过经距下关节打入距骨体加强固定复位的后关节面骨块并维持跟骨高度，在平行于足底的方向，经舌型骨块的后方向前打入一枚克氏针至跟骨体前半部分以维持跟骨长度（D），术中 3 枚克氏针固定后的大体像（E），自跟骨外侧向载距突方向打入另 1 枚克氏针以维持跟骨宽度（F）

图4-16 （续）术中跟骨侧位透视片见4枚克氏针固定好，长度适宜（G），术中轴位透视片显示跟骨后关节面复位好，后足内翻已纠正，克氏针位置好（H），将克氏针尾部截断并折弯以方便护理（I）

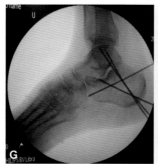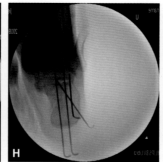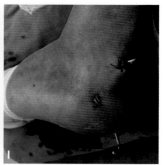

病例 7　陈旧性跟骨骨折

病历摘要

19岁女性，因高处坠落后双足跟疼痛3周入院。入院前3周坠楼后于当地医院就诊，诊断为双跟骨骨折、右胫腓骨骨折。右跟骨及右胫骨已行切开复位钢板内固定治疗，因左侧骨折畸形严重加之皮肤损伤较重伴有外侧广泛皮肤挫伤及水疱，为进一步诊治前来我院就诊并入院。术前检查发现后足增宽畸形明显，跟骨外侧突出饱满，后足内翻，外踝前下方有一个约5cm×3cm的全层皮肤坏死区域，结痂未脱落，足背散在陈旧水疱，痂皮未脱落。踝关节正位片显示跟骨增宽，跟腓间隙消失。跟骨侧位片显示跟骨高度变低，长度变短。跟骨轴位片显示跟骨内翻，跟骨外侧壁膨出。后关节面垂直位CT显示跟骨后关节面粉碎塌陷，跟骨高度变低、跟骨结节严重内翻畸形。水平位CT显示跟骨增宽、结节内翻、跟骨长度变短。矢状位CT显示跟骨结节短缩，骨折端嵌于距骨后方（图4-17）。

手术操作

本病例跟骨严重增宽，后足短缩、内翻，理应积极手术矫正畸形，以求最大限度地避免伤后并发症的发生及功能障碍。跟骨外侧皮肤条件很差，不能常规采用扩展外侧入路或跗骨窦入路。考虑到外踝后方足跟前方皮肤条件较好，故采用后侧纵行入路，显露复位跟骨外侧壁及后关节面，纠正后足内翻畸形。由于外侧皮肤全层坏死，为减小感染可能，复位后以多枚克氏针固定维持复位（图4-18）。

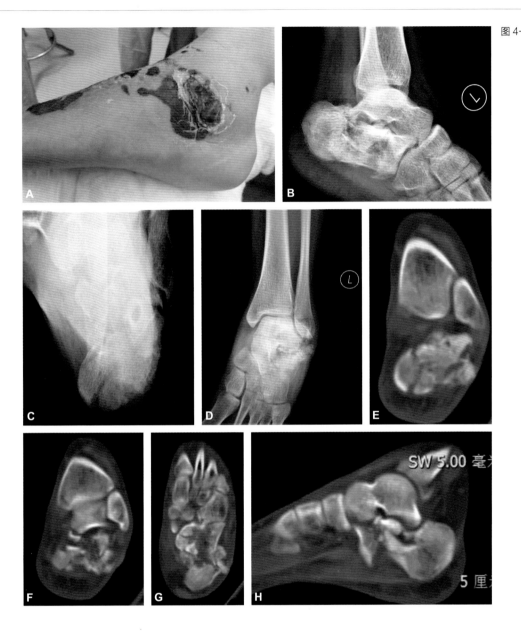

图 4-17 Sanders Ⅳ 型陈旧性跟骨骨折病例，骨折畸形严重，外侧大面积皮肤坏死，采用后侧纵行入路切开复位克氏针固定术后 1 年随访情况。跟骨外侧观（A），可见大面积全层皮肤坏死约 5cm×3cm，痂皮未脱落，跟骨侧位片（B）显示跟骨后关节面塌陷，高度变低，Bohler 氏角变为负值，跟骨轴位片（C）显示跟骨短缩、外侧壁增宽，跟骨结节内翻畸形严重，踝正位片（D）显示粉碎跟骨骨折块位于外踝尖下方，跟腓间隙消失，跟骨后关节面垂直位 CT（E、F）显示跟骨外侧壁膨出，粉碎后关节面骨块塌陷突出于内侧，跟骨结节内翻严重，水平位 CT（G）显示跟骨短缩、增宽，跟骨结节明显内翻，矢状位 CT（H）可见跟骨短缩、跟骨结节上移

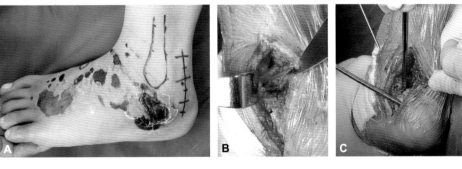

图 4-18 避开外侧皮肤坏死区域，采用跟骨后侧纵行入路（A），皮肤切开后，可以显露增宽的跟骨外侧及距下关节（B、C）

  术后切口皮肤恢复好，未发生感染，支具固定6周，后拔除克氏针，术后3个月外侧痂皮自行脱落，皮肤痂下愈合，允许患肢完全负重（图4-19）。术后1年复查，患者行走自如，功能良好，AOFAS评分87分（图4-20）。

图4-18 （续）复位后关节面，纠正跟骨内翻，恢复跟骨高度和宽度，以多枚克氏针固定维持复位，跟骨透视验证复位（D），术后跟骨侧位片（E），术后跟骨轴位片（F），跟骨术后大体像（G），可见伤口愈合好，无坏死

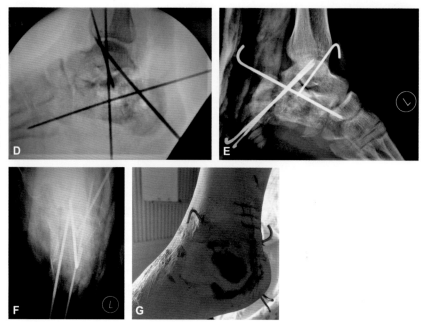

图4-19 术后3个月克氏针拔除后的侧位及轴位片

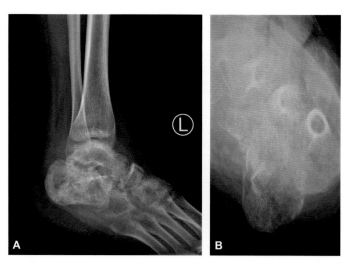

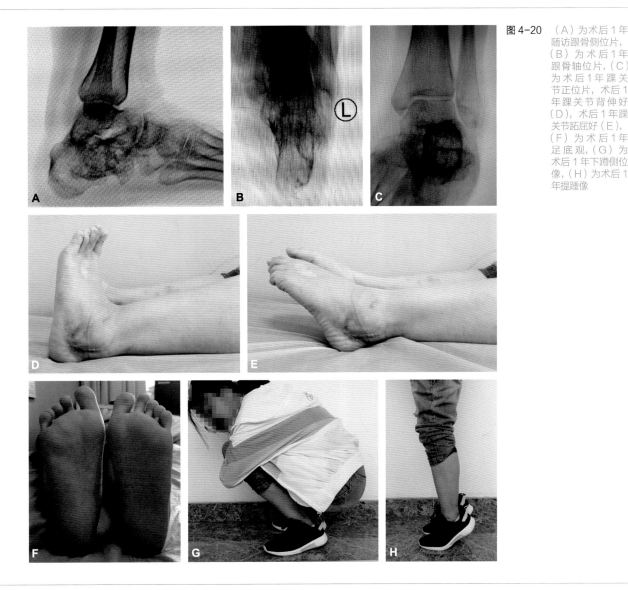

病例8 载距突骨折

病历摘要

45岁男性，自2米高处坠落，右足着地后出现疼痛、肿胀和活动受限，就诊于急诊。体格检查：右足中度肿胀无明显畸形，未见神经血管异常。足部X线片显示跟骰关节间隙外侧部分消失、跟骨骰骨重叠，骰骨距侧部分压缩，载距突骨折移位（图4-21）。CT检查发现骰骨骨折累及跟骰关节面，跟骰关节间隙消失（图4-22A~C）。

图 4-21 足正（A）侧（B）斜位（C）和后足轴位（D）X线片，可见跟骰关节间隙外侧部分消失、跟骨骰骨重叠，骰骨跖侧部分压缩，载距突骨折移位

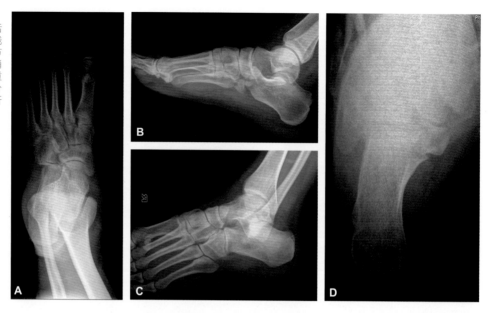

图 4-22A CT 扫描轴位片，从近端（A1）向远端（A3）逐层观察，可见骰骨骨折累及跟骰关节面，跟骰关节间隙消失

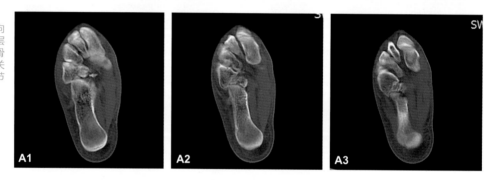

图 4-22B CT 扫描矢状位片可见骰骨跟骰关节面劈裂骨折

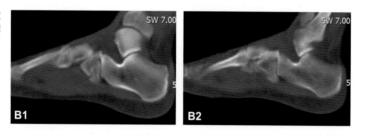

图 4-22C CT 扫描冠状位片可见载距突骨折移位轻微

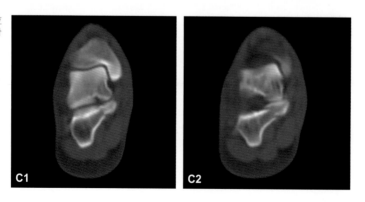

术前计划

手术适应证：载距突骨折累及距下关节中关节面，影响内侧关节面对合，同时合并跟骰关节劈裂骨折和外侧柱长度缩短。

手术入路：外侧入路以跟骰关节为中心做足外侧纵切口，内侧入路以载距突为中心做内侧纵切口。

手术操作

首先以跟骰关节为中心做中足外侧纵切口，皮下分离腓肠神经分支并予以保护（图 4-23A）。在腓骨短肌背侧分离趾短伸肌近端附着点并将其向远端翻开后，远端钻入 1 枚克氏针牵拉软组织，显露跟骰关节（图 4-23B）和骰骨近端骨折。使用克氏针撑开器撑开跟骰关节后，可见骰骨近端关节面劈裂骨折线（图 4-23C），撬拨复位后从外向内使用 3 枚螺钉垂直骨折线固定。

沿着胫后肌腱下缘、以载距突为中心做内侧纵切口（图 4-24A）。逐层切开，可见屈肌支持带、胫后肌腱和趾长屈肌腱鞘破裂（图 4-24B）。沿着破裂的腱鞘切开，将胫后肌腱和趾长屈肌腱向上牵开，将蹞长屈肌腱向距侧牵开，经此间隙即可显露跟骨内侧壁。在骨折显露过程中要注意避免在肌腱背侧过多剥离，以免过度剥离三角韧带胫跟束造成踝关节内侧不稳定。沿跟骨内侧壁剥离显露骨折线，注意折端是否有软组织嵌压，如趾长屈肌腱等。

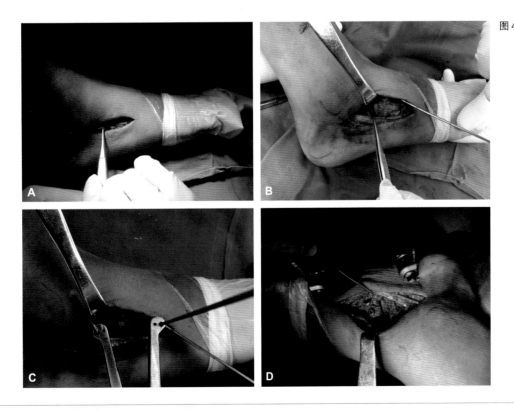

图 4-23 以跟骰关节为中心做足外侧柱入路，注意保护腓肠神经分支（A），剥离并翻开趾短伸肌后，显露跟骰关节（B），克氏针撑开器撑开跟骰关节后，可见关节面骨折（C），撬拨复位后使用 3 枚螺钉尽量垂直骨折线固定，并用外固定架维持复位长度（D）

图4-24 切口位于内踝远端，以载距突为中心、平行胫后肌腱切开（A），可见屈肌支持带、胫后肌腱和趾长屈肌腱鞘破裂（B），向跖侧牵开趾长屈肌腱，显露载距突骨折复位后1枚螺钉固定（C）

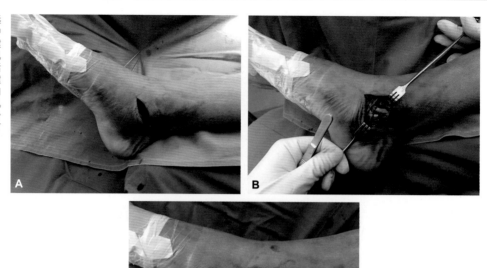

在载距突骨块上钻入1枚克氏针，撬拨骨块以便清理骨折端血肿和骨屑。复位时注意以关节面而不是以内侧壁骨折线为复位标志。克氏针临时固定后使用1枚皮质骨螺钉从外上向内下进行拉力固定（图4-24C）。骨折块完整时可以做拉力螺钉固定，如果骨折粉碎，则需按照位置螺钉固定。对于骨块较大的载距突骨折，使用2枚螺钉固定能够更好地控制骨折旋转，也可以使用迷你接骨板螺钉进行固定。固定完成后透视足正侧位片和类Broden位片（图4-25），确定骨折复位固定满意，最后在跟骨和外侧列跖骨基底钻入足部外固定架Schanz针维持外侧柱长度。冲洗伤口，逐层缝合。术后复查X线（图4-26）和CT（图4-27）确认跟骰关节复位满意，骰骨骨折和载距突骨折固定可靠。术后4周复查X线可见骨折位置维持良好，载距突骨折线模糊（图4-28）。术后8周拆除外固定架开始功能练习和部分负重。术后12周复查X线示骨折愈合，开始完全负重（图4-29）。

病例特点

①载距突骨折通常合并后足其他损伤，要综合考虑手术计划。本例患者合并跟骰关节损伤，可以同时手术处理。如果合并距骨颈骨折，可以将内侧距骨颈切口下移，同时处理距骨颈骨折和载距突骨折。如果调整切口无法固定距骨颈骨折，可以一期做经典的距骨前内侧入路治疗距骨颈骨折，待软组织肿胀消退后再单做切口固定载距突骨折；②术中载距突关节面显露困

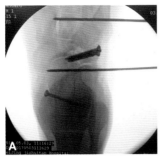
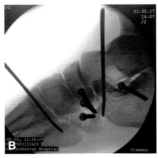
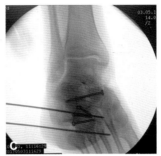

图 4-25　术中透视足正侧位和踝穴位，观察骨折复位和螺钉固定方向。可见跟骰关节间隙恢复，3枚螺钉由外向内固定骰骨骨折，1枚螺钉固定载距突骨折

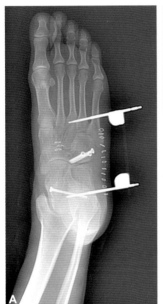
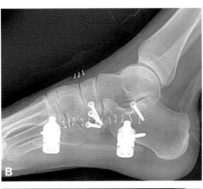
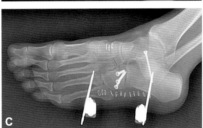

图 4-26　术后足正侧斜位片显示跟骰关节间隙恢复，各用3枚和1枚螺钉固定骰骨骨折和载距突骨折

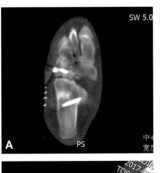
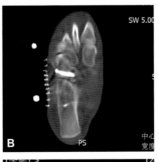
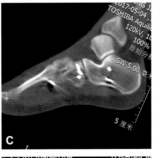
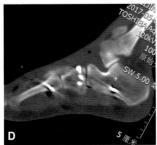
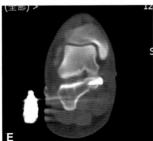
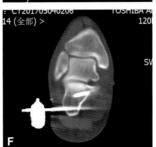

图 4-27　术后CT扫描轴位、矢状位、冠状位片，可见跟骰关节间隙恢复及骰骨骨折和载距突骨折螺钉固定方向

图 4-28 术后 4 周复查足正斜位和轴位 X 线片，可见骨折位置维持良好，载距突骨折线模糊

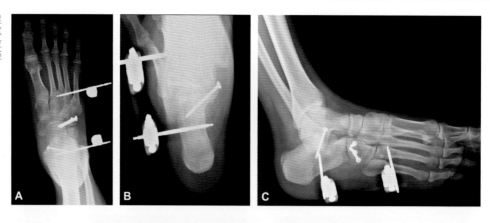

图 4-29 术后 12 周复查足正侧斜位和轴位 X 线片，可见骨折愈合，外侧柱长度和跟骰关节间隙基本正常

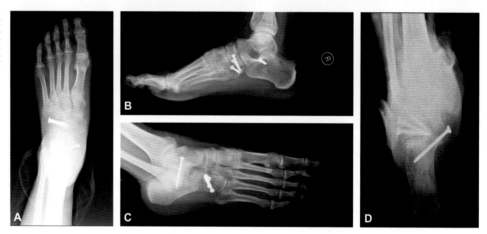

难，可以在胫骨内侧和跟骨内侧穿针后使用克氏针撑开器牵开内侧关节间隙，改善手术视野；③在跟骨骨折脱位时虽然也存在内侧关节面骨折，但与载距突骨折完全不同。骨折脱位时后关节面骨块整体向外上脱位撞击腓骨，此时要经外侧入路处理。

病例 9 跟骨结节骨折

特点：跟骨结节骨折，急诊行切开复位拉力螺钉＋缝合锚钉内固定＋石膏托外固定术。

病历摘要

82 岁女性，摔伤致左足疼痛、出血、活动受限 1 小时急诊。体格检查：左跟骨后侧肿胀明显，跟骨后侧皮肤被骨折端刺破，2cm×1cm。触压痛明显，可及骨擦感，踝关节主动屈伸活动受限，被动活动时疼痛加重，不能负

重行走（图4-30）。左足侧位X线片显示跟骨结节骨折，跟骨结节撕脱骨块被跟腱牵拉向近端移位（图4-31）。左足CT扫描（图4-32）可见跟骨结节撕脱骨折，矢状面（图4-32B）可见跟腱牵拉骨折块向近端移位，距下关节面未受累。

术前计划

老年女性摔伤后左侧跟骨结节骨折块移位大、戳穿皮肤，局部皮肤受压坏死风险大，有急诊手术指征。患者全身情况可，无明显手术禁忌证。因跟腱牵拉力量大、老年女性患者骨质疏松、单纯螺钉固定容易发生内固定失效，所以决定在螺钉固定的同时使用缝合锚缝合跟腱增加固定强度，术后踝关节固定于轻度跖屈位以减少局部张力。

手术操作

俯卧位，首先清创伤口，做后内侧L形切口（图4-33）。掀起全层皮

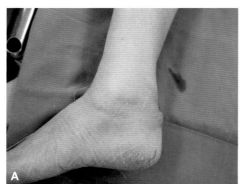
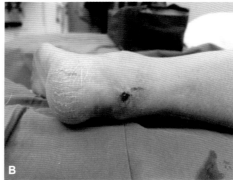

图4-30 跟骨结节撕脱骨折端刺破后侧皮肤，2cm×1cm

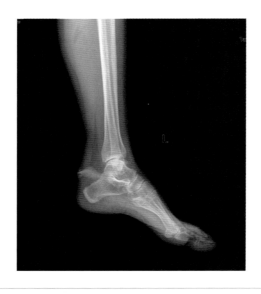

图4-31 左足侧位X线片示跟骨结节骨折，跟骨结节被跟腱牵拉撕脱骨折

图4-32 左足CT水平面（A）、矢状面（B）、三维成像（C、D）示跟骨结节撕脱骨折，矢状面可见跟腱牵拉骨折块向近端移位，未见关节面明显损伤

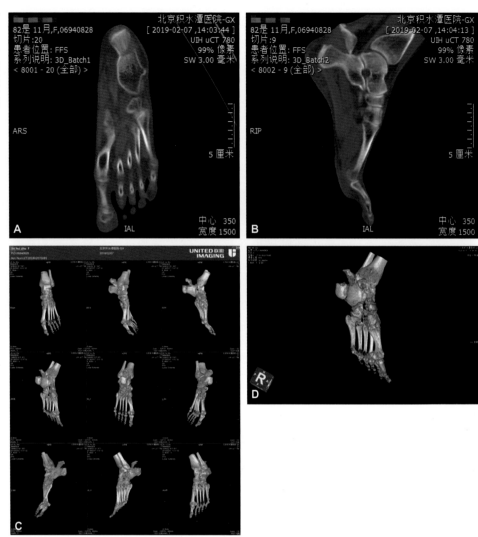

瓣，钳夹复位舌型骨块后，克氏针临时复位，空心钉加压固定骨块；2枚带线锚钉拧入跟骨结节，尾线缝合跟腱止点加强固定（图4-34）。固定满意后（图4-35）逐层缝合伤口，轻微跖屈位石膏托固定。

术后处理：术后患肢抬高，常规使用抗生素。术后3天换药见皮肤血运好，无坏死。石膏跖屈位固定防止内固定失效，术后2周拆线（图4-36）。术后石膏固定8周后去除石膏，开始足踝功能训练，关节活动度练习并逐渐增加肌力锻炼（图4-38）。定期随访复查X线片（图4-37，图4-39），术后10周完全负重。术后3个月复查，踝关节跖屈20°，背伸0°（图4-40）。术后14个月随访，患者功能状态好，下蹲略受限。

病例特点

老年女性摔伤致左侧跟骨结节开放性骨折，骨折块顶开皮肤，需要急

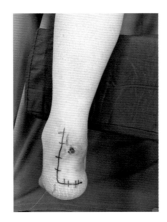

图 4-33 手术切口设计，后内侧"L"形切口，注意保护周围血管神经

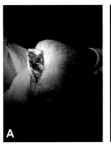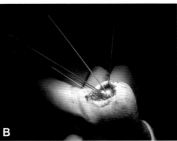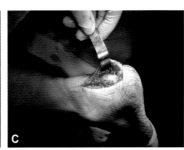

图 4-34 钳夹复位舌型骨块后，克氏针临时复位，2 枚锚钉及拉力螺钉固定

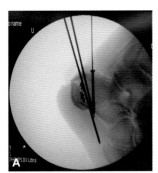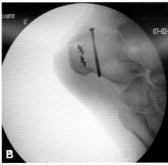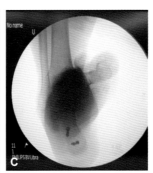

图 4-35 术中透视 X 线示，1 枚半螺纹拉力钉固定骨折块，2 枚锚钉固定跟腱与远端骨折块

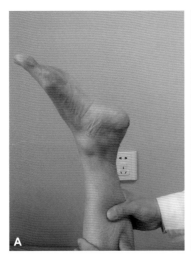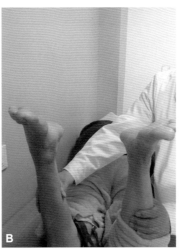

图 4-36 术后 2 周复查，伤口愈合良好，无皮肤坏死并发症发生，Thompson 实验阴性，休息位患侧（左）踝关节无背伸

图 4-37 术后2周复查X
线片，骨折线模糊

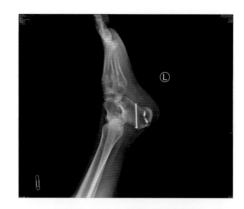

图 4-38 术后2个月复查跖
屈约40°，背伸活
动受限，功能锻炼

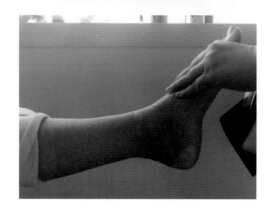

图 4-39 术后2个月复查
X线片，骨折无明
显移位，骨折线部
分可见

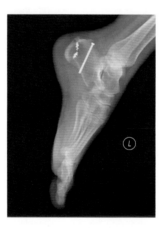

图 4-40 术后3个月复查，
左踝跖屈20°，背
伸0°，加强肌肉
力量及踝关节活动
度功能锻炼

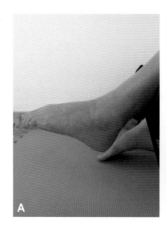 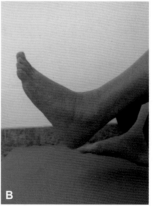

诊手术治疗，防止皮肤坏死并发症发生。在选择骨折内固定方式时，由于患者骨质疏松，常规螺钉固定容易发生内固定失效，故用2枚缝合锚固定跟腱处加强固定强度。术后患者皮肤无坏死，骨折顺利愈合。

病例10 跟骨骨折畸形愈合－距下关节融合

病历摘要

35岁男性，因左跟骨骨折术后2年，伴疼痛、活动受限入院。患者2年前打篮球时致左跟骨骨折，原始CT（图4-41，图4-42，图4-43）示跟骨关节内骨折，伤后接受切开复位内固定术，术后约4个月后负重行走时出现左跟部疼痛，症状逐渐加重，影响日常生活及运动来诊。查体见足部力线可（图4-44），略肿胀，左跗骨窦区压痛，主动外翻无疼痛及力弱。X线片示跟骨骨折钢板内固定术后，后足力线好，略外翻，跟骨高度长度大致正常，距下关节有退变表现（图4-45～4-47）。CT示距下关节面略毛糙，未见明显台阶。未见明显外侧壁膨隆。

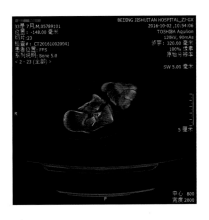

图4-41 左跟骨CT轴位片见跟骨体粉碎性骨折，距下关节面分离不平整，跟骨体短缩重叠成角

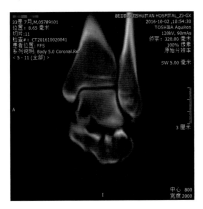

图4-42 左跟骨CT冠状位片见踝穴对合良好，胫距关节面平整无损伤，跟骨后关节面呈锯齿状（由此可判定跟骨后关节面关节软骨严重损伤）。腓骨尖撕脱性骨折，考虑跟腓韧带损伤

图4-43 左跟骨CT矢状位片见Bohler氏角及Gissane角被破坏，跟骨后关节面塌陷，跟骨结节上移

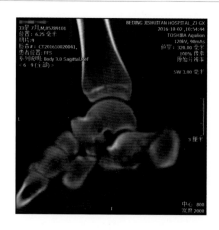

图4-44 患者后足力线尚可，伤口愈合良好，无高弓及平足畸形

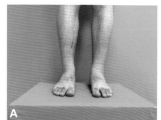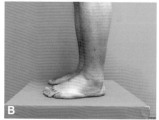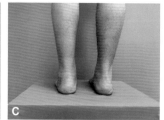

术前计划

①患者跟骨骨折时，虽及时手术给予骨折复位并固定，但因骨折时关节软骨遭破坏，软骨损伤后发生潜在且不可逆性损伤，最终发展为创伤性关节炎。后足力线略有外翻，可能是症状的一个原因。对于跟骨骨折畸形愈合，要考虑腓骨肌腱的磨损或脱位可能及足趾肌腱粘连等，患者无上述不适主诉；②骨折手术后跟骨后关节面不能恢复完全平整也是创伤性关节炎的诱发因素。

手术操作

患者取仰卧位，垫高患侧臀部，采用外侧扩大切口，掀起全层皮瓣（图4-48）。暴露后取出内固定，用骨凿将跟骨外侧壁凿平至距下关节面。用撑开器撑开距下关节，咬骨钳及骨刀仔细清除距下关节内的关节软骨（图4-49）。用骨刀将软骨下骨表面鱼鳞化，用2.5mm钻头对软骨下骨板钻孔，以利于关节愈合。保持距下关节在5°的外翻位，将2枚空心拉力螺钉由跟骨结节处斜向距骨穹隆置入并最终固定（图4-50）。术后X线片（图4-51），见后足力线好。

患者术后伤口愈合顺利，未出现伤口及周围神经损伤症状，石膏固定4~6周后改支具固定。14周左右患者逐渐弃拐行走，患者感后跟部稍疼痛不

适，但较术前明显改善，可正常行走及工作生活。约 1 年后复查仍诉后跟部疼痛不适，以行走时明显，患者接受冲击波治疗 4 次后疼痛症状基本缓解，目前可正常行走，无明显疼痛不适（图 4-52，图 4-53）。

病例特点

这是一例典型的跟骨骨折术后距下关节创伤性关节炎的病例。回顾病例，第一次手术无明显失误，但患者仍出现距下关节骨关节炎症状。分析原

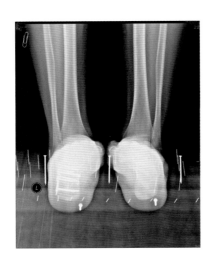

图 4-45 负重位后足力线片提示后足力线好

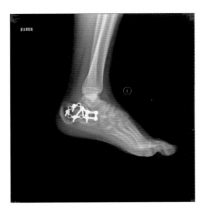

图 4-46 侧位片提示：术后骨折已畸形愈合，Bohler 氏角未完全复位，Gissane 角恢复较好，跟骨后关节面不平整

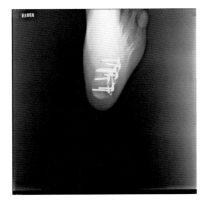

图 4-47 跟骨轴位片示跟骨重叠及短缩纠正，未见增宽及向内外成角，内固定可靠，未见松动断裂

因有以下几点，①原始创伤对软骨造成的伤害不可逆，最终导致骨关节炎；②术后的后足力线略外翻，提示跟骨骨折术中要注意后足整体力线的恢复，作者了解到有些医师只关注术中侧位 X 线片的表现，不注意轴位 X 线片的表现，可能会残留跟骨结节内翻或外移畸形，导致整体力线的偏差；③关节面的复位操作很难达到完全解剖复位，虽然关节面解剖复位是医师追求的目标，但作者认为不必过于纠结关节面的复位，相比于力线，不宜过度强调复位关节面的重要性，在术中也很难做到关节面完全解剖复位。当前，临床上对力线及脱位不够重视，比如本例患者后足轻度外翻及某些病例中的轻度距下关节不匹配，均未引起医师的足够重视。距下关节融合术的关键，是对力线的恢复。

图 4-48　切开暴露原钢板，可见钢板周围大量结缔组织增生，组织粘连

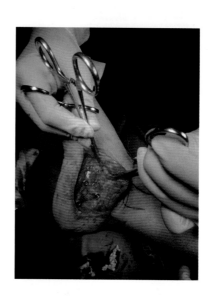

图 4-49　凿去跟骨外侧壁后，用撑开器撑开距下关节，可见距下关节面不平整，部分软骨缺如，周围有骨赘形成

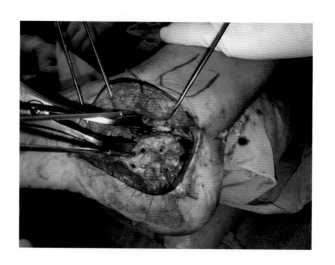

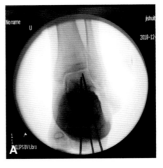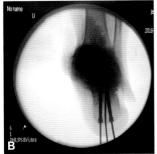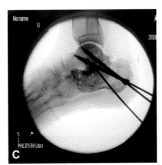

图 4-50 距下关节复位打入导针后透视，正位片提示导针由跟骨结节斜向距骨外侧穹隆，未穿破关节面（A），轴位片提示置钉位置良好，后足力线良好，距下关节轻度外翻（B），侧位片提示螺钉位置良好，位于距骨关节面下方，足弓正常，距跟对位良好（C）

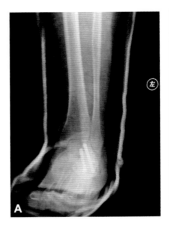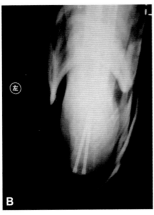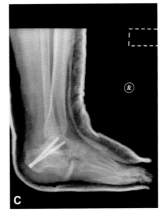

图 4-51 术后正位片提示螺钉位于距骨外侧穹隆下方，未穿破关节面，胫骨关节对合良好（A），轴位片提示后足力线好，螺钉位置良好（B），术后CT矢状位片提示跟距对位关系良好，螺钉置入位置理想（C）

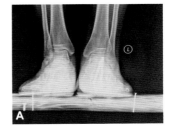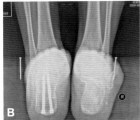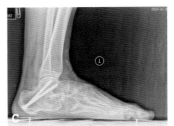

图 4-52 术后1年正位片提示双下肢力线好，胫距关节对合良好，螺钉置入位置理想（A），术后1年双下肢负重位片提示双下肢后足力线良好，未见内外翻畸形，螺钉未见松动断裂（B），术后1年侧位片提示跟距对位关系良好，螺钉置入位置理想，未见高弓及平足征象，融合处已骨性愈合（C）

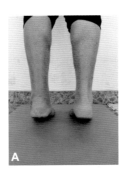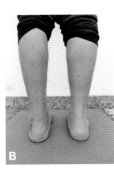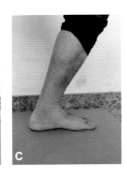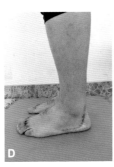

图 4-53 术后一年患肢提踵正常（A），术后1年，后足力线较好（B），术后1年，左踝关节活动良好（C），术后一年，伤口愈合良好，距下及踝关节未见肿胀（D）

参考文献

［1］王金辉，武勇，杨明辉，等．钢板内固定—跟骨关节内骨折治疗的最好方法？[J]. 中华创伤骨科杂志，2006,8(5): 407-410.

［2］王金辉，李庭，孙志坚，等．加速康复外科理念下跟骨关节内骨折诊疗规范专家共识 [J]. 中华骨与关节外科杂志，2020，13（2）: 97-108.

［3］施忠民，邹剑，顾文奇，等．经跗骨窦间隙与外侧 "L" 形切口治疗 Sanders Ⅱ型跟骨骨折的疗效比较 [J]. 中华骨科杂志，2013,33(4):298-303.

［4］Li S. Wound and Sural Nerve Complications of the Sinus Tarsi Approach for Calcaneus Fractures[J]. Foot Ankle Int, 2018,39(9):1106–1112.

［5］Sanders R, Fortin P, DiPasquale T, et al. Operative treatment in 120 displaced intra-articular calcaneal fractures: Results using a prognostic computed tomography scan classification[J]. Clin Orthop, 1993, 290(290):87-95.

［6］BACKES M,SCHEPERS T,BEEREKAMP M S H,et al.Wound infections following open reduction and internal fixation of calcaneal fractures with an extended lateral approach[J].International Orth-opaedics,2014,38(4):767-773.

［7］ABDELAZEEM A,KHEDR A,ABOUSAYED M,et al.Management of displaced intra-articular calcaneal fractures using the limited open sinus tarsi approach and fixation by screws only technique[J].Int Orthop,2014,38(3):601-606.

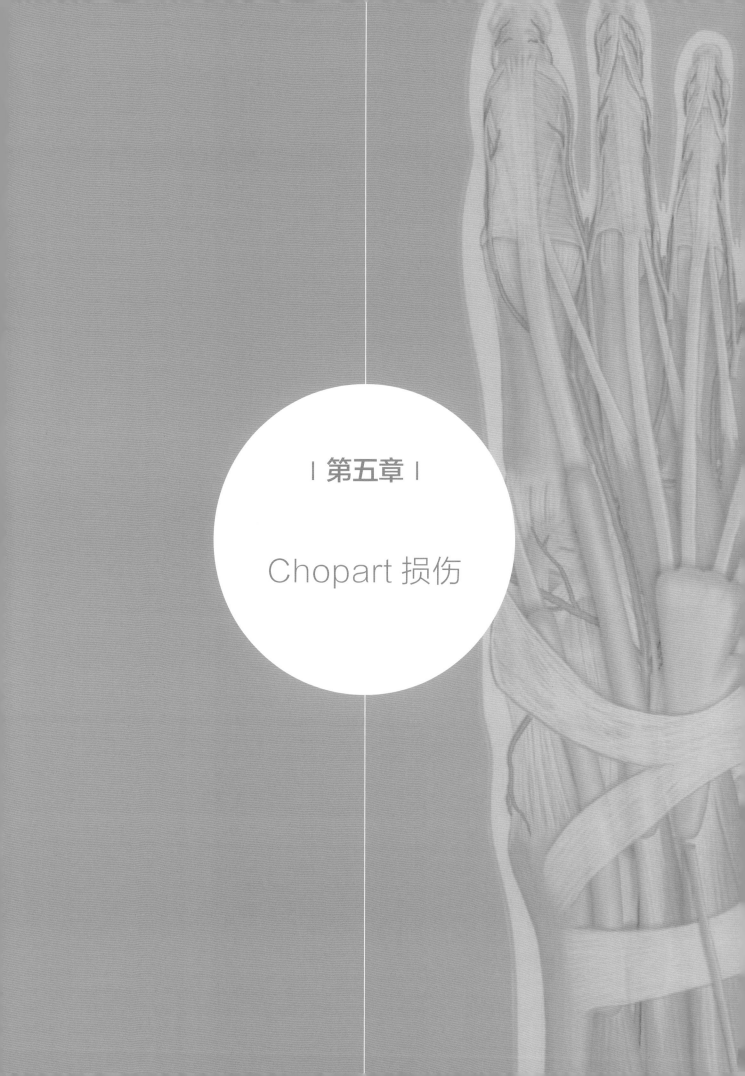

| 第五章 |

Chopart 损伤

前言

Chopart 关节又称跗横关节，包括偶联活动的距舟关节及跟骰关节，是维持前后足正常活动的关键组分。在正常行走时，Chopart 关节的"解锁"和"锁定"状态切换，对于足部吸收冲击及产生推进非常重要。Chopart 损伤主要指 Chopart 关节区域的损伤，广义的 Chopart 损伤指累及 Chopart 关节的所有骨折脱位，包括累及距舟关节的舟骨骨折及距骨头骨折和累及跟骰关节的骰骨骨折及跟骨前突骨折。一般意义上的 Chopart 损伤仅指 Chopart 关节本身的骨折脱位或者单纯脱位。Chopart 损伤发病率低，约占全部骨折的 0.15%，但是误诊漏诊率较高，有文献报道称可达 41%。这种损伤很少单独存在，多伴其他骨折脱位，治疗不当常可引起内外侧柱的短缩、足弓塌陷等足部力线改变，以及内外翻受限等活动障碍，导致后期严重的疼痛及功能障碍，尤其在漏诊及复位不佳的患者中。骨科医师在处理这类损伤时应该提高警惕，防止漏诊，重视足部力线重建，以获得较好的术后功能。

一、损伤机制和分型

根据受伤时暴力方向不同，Main-Jowett 分型将 Chopart 损伤分成 5 型，在临床实践中，也可见两个或以上方向合并暴力。内向暴力（图 5-1A），约 30%，常为前足跖屈时的内翻暴力，扭伤常见，可能合并舟骨跖外向压缩骨折；轴向暴力（图 5-1B），约 40%，常见于交通事故，前足跖屈位轴向暴力，前后足挤压中足，常合并舟骨骰骨骨折及 Lisfranc 损伤；外向暴力，约 17%，最典型的表现为前足被动外展，舟骨结节撕脱骨折加跟骰关节压缩骨折，图示为外向合并轴向暴力（图 5-1C）；跖向暴力（图 5-1D），约 7%，常为不伴骨折或者伴有撕脱骨折的 Chopart 脱位；挤压暴力（图 5-1E），约 6%，常为高能量损伤，多为开放伤，表现差异很大。此外，偶可见背向暴力，但是跖侧韧带众多，向背侧脱位少见，常见的背侧脱位多为高暴力损伤严重骨折脱位的一部分（图 5-1F）。

根据受累结构不同，Zwipp 分型将 Chopart 损伤分成 6 型，分别是经距骨型、经舟骨型、经跟骨型、经骰骨型、经韧带型及联合型骨折脱位。临床上，50% 以上的病例存在 2 处以上损伤。

图 5-1 按照暴力方向分型。Main-Jowett 分型将 Chopart 损伤分成 5 型。内向暴力，常为前足跖屈时内翻暴力，合并舟骨跖外向压缩骨折（黄色圆圈所示）（A），轴向暴力，前足跖屈位轴向暴力，前后足挤压中足，常合并中足其他损伤，图示内侧箭头为舟骨骨折，外侧箭头为骰骨骨折，同时合并 Lisfranc 损伤及跖骨骨折（B），外向暴力，最典型的表现为前足被动外展，舟骨结节撕脱骨折加跟骰关节压缩骨折，图示为外向合并轴向暴力（C），跖向暴力，图示距舟关节明显跖侧脱位，同时可见舟楔明显脱位（D），挤压暴力，高能量损伤，合并多发足踝骨折（E），Main-Jowett 分型以外，偶可见背向暴力，高暴力损伤造成足部多发严重骨折脱位（F）

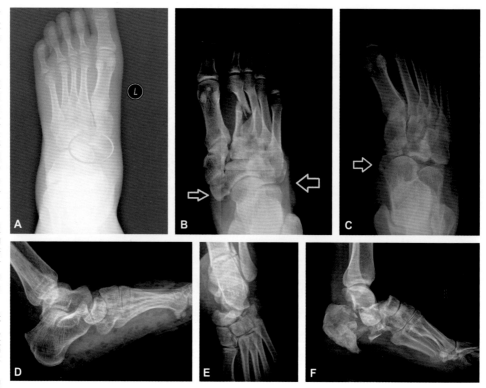

二、影像学检查

1. X 线片上需要注意的内容包括　原始移位方向；是否存在脱位（提示韧带损伤，尤其是向跖侧脱位）；是否存在舟骨、距骨、骰骨、跟骨骨折；是否存在 Lisfranc 损伤（常需要同时处理）；是否存在距下关节脱位；注意足部力线是否改变（正侧位第一跖骨距骨角度，内外侧柱长度是否丢失，侧位有无纵弓塌陷），必要时拍摄健侧对比片。

2. CT 扫描时需要注意的内容包括　注意距舟关节及跟骰关节是否存在需要纠正的关节面塌陷，尤其是舟骨跖外侧及骰骨内侧的关节面。明确有无 Lisfranc 损伤，很多合并的 Lisfranc 损伤需要一期手术处理，但是在 X 线片上不明显；注意有无撕脱骨折，这是韧带损伤的表现；存在舟骨骨折时，需要通过多平面 CT 设计固定方案，根据固定方案选择手术入路。

三、术前处理

根据损伤不同，治疗的手术时机也有所不同。如有明显脱位，则需要急诊复位，以减轻软组织压迫和血管神经的牵拉；无法复位的严重脱位、开放性损伤、血管损伤、骨筋膜室综合征等是急诊手术的指征。对于低能量损伤患者、肿胀不严重患者，尽早手术，能够取得良好的疗效。对于肿胀明显的患者，可以待肿胀消退，出现皮纹征后手术，软组织条件很差时也可以考虑使用外固定架结合克氏针，恢复内外侧柱长度及复位脱位，待二期行最终内固定。

因 Chopart 损伤常常合并其他损伤，很大程度上影响手术时机，如有可能，应尽量在一次手术中完成同侧足踝损伤的治疗。

四、手术入路选择

需要根据术前 X 线片、CT 扫描图像明确损伤情况，常规进行术前计划，注意需要同时手术的合并损伤的存在，并根据复位和固定的需要选择一个或者联合手术入路，选择入路时患者软组织情况是需要考虑的重要因素。足部切口皮下肌肉组织相对少，本身切口并发症发生的风险较一般四肢切口高，Chopart 损伤多数需要联合入路，加剧了这个风险，故操作应该更加仔细，注意保护软组织。任何入路切开时都要注意保持皮肤、皮下组织和骨膜的完整性，不要在皮下组织层剥离，尽量做一个全层皮瓣切开，以保留骨膜至内侧皮肤的血供，避免出现切口皮肤并发症。常用入路如下。

1．背内侧入路　切口起自近端内踝，向远端延长至舟骨，必要时可以延长至内侧楔骨，入路位于胫后及胫前肌腱之间。显露距舟关节可以经关节囊破损处或是平行皮肤切口切开关节囊。操作时注意距骨颈背侧存在供应距骨血运的血管，尽量不要剥离牵拉距骨颈背侧部分，注意保护距骨头下方的弹簧韧带。本入路主要用来处理距舟关节、距骨头及舟骨内侧的损伤，舟骨外侧损伤操作困难且无法处理跟骰关节损伤。

2．前外侧入路　切口起自外踝前内方，指向第四跖骨基底，向远端至骰骨，必要时可以延长至跖跗关节。切开皮下组织，注意保护腓浅神经。在切口内，可看到趾短伸肌肌腹，将其游离可以增加显露。本切口可以处理距舟关节外侧部分、跟骰关节和部分距下关节。

3．Ollier 入路　切口起自距舟关节背外侧，弧形至外踝下 2.5cm，注意勿在皮下组织内剥离，注意保护腓浅神经，注意切口内侧足背动脉，其体表投影为踝关节中点至第一、二趾间。切口不超过外踝后缘水平时，腓肠神经损伤的可能性较小。一般将趾长伸肌腱牵向内侧，需要掀开趾短伸肌起点。这是行三关节融合术的经典入路，可以在一个切口内暴露距舟、跟骰及距下关节，这个入路延长的余地较小。

4．其他入路　跗骨窦入路，可以更好地暴露距下关节，也可以暴露跟骰关节；背正中入路，处理舟骨外侧骨折时有优势；跟骰关节背侧纵行切口，用于单独处理跟骰关节。

五、手术操作技术

1．显露　手术入路的选择是显露的关键因素，根据术前的影像学检查（X线和CT）及各个入路的暴露范围，术前周密计划，采用合适的联合入路，一般是背内和前外的联合入路，根据患者的具体情况而有所不同。良好的入路下，显露关节很容易，有时为了显露需要牵开关节，徒手牵拉很难保持持续且良好的关节显露，可以考虑克氏针牵开器或者临时外固定架。距舟关节牵开可以固定在距骨和跖骨上，跟骰关节牵开可以固定在跟骨和跖骨上。

2．关节面复位　在充分显露的基础上进行充分的复位。通过外固定架或牵开器充分牵开关节间隙，经由关节囊韧带的牵拉作用，可以获得周围骨块的大致复位。确定主要骨块，以完整的对应关节面为模板（如舟骨以距骨头为模板，距骨头以舟骨为模板）复位。1.0mm克氏针临时固定，注意有无关节面塌陷，如果有较大的塌陷，应撬起关节面，必要时可以取胫骨远端自体骨或者人工骨植骨。复位完毕后，观察关节面对应关系是否匹配，C臂透视正侧斜位，判断关节面复位情况。关节面复位满意后，开始固定关节面。

3．关节面固定　关节面复位满意后，使用2.4mm/3.0mm空心钉固定关节面骨块。根据实际情况，可以选择更小的螺钉进行固定，如钉帽在关节内则需要埋头。术中如果使用了外固定架或股骨撑开器，此时需要注意适当放松其张力，以便观察关节面对应关系。

4．力线调整　确定关节面复位及固定良好，下一步是复位关节面对应关系。如果关节不稳定则需要克氏针固定，必要时可以术后保留克氏针，在恢复关节面对应关系时，要格外注意调整力线，要尽力避免内外侧柱长度丢失，以免造成严重术后功能障碍。必要时可以使用外固定架以维持内外侧柱的长度。其次，注意避免外伤性平足，尤其是医源性平足，术中透视正侧位，注意两个位置的距骨第一跖骨角度。

5．一期融合　目前对于一期关节融合术的指征存在较大争议。一般来说，存在多向度的关节不稳定及关节面毁损严重可以考虑行一期融合术。由于距舟关节对于足部意义重大，属于必要关节，单独融合距舟关节并发症多，不愈合概率高，术中应尽可能保留及恢复距舟关节，无法判断时可以暂不行融合术，待患者出现明显关节炎症状时再行融合术。跟骰关节脱位伴骨折累及关节面大于 50% 时，100% 出现关节炎。有时为了维持内外侧柱的稳定及长度可以考虑融合，但跟骰关节的融合，也会使距舟及距下关节活动受限，足部功能受限。

6. 闭合切口　一般都能在无张力下闭合切口，最好是在止血带下闭合切口。如果张力明显，则需要考虑做减张口或使用真空负压装置改善切口条件后再闭合切口。切口缝合完成后，外敷料均匀包扎，使用小腿前后石膏托将踝关节固定于屈伸中立位。

六、预后

Chopart 损伤的预后目前仍存在争议，长期随访文献 AAOS 评分 70 分左右，预后影响因素可能包括：软组织损伤程度、损伤类型、有无合并损伤、是否存在骨筋膜室综合征、复位情况、关节面损伤情况、足部力线恢复程度及手术固定方式等。手术中改善复位质量是提高 Chopart 损伤临床疗效的重要条件。

病例 1　合并舟骨压缩骨折、第三跗跖关节损伤的 Chopart 关节损伤（Main-Jowett 分型为跖侧暴力型的损伤）

病历摘要

21 岁男性，高处坠落致左足疼痛，就诊于急诊。体格检查：患足肿胀，张力尚可，无血管神经损伤表现。足正侧斜位 X 线片检查（图 5-2）显示：距舟和跟骰关节向背侧脱位，骰骨近端压缩骨折，合并第三跗跖关节骨折半脱位。CT 扫描（图 5-3）可见舟骨跖侧骨折，骰骨粉碎性骨折但外形尚可，长度无明显短缩。急诊麻醉下行闭合整复，有明确复位感后小腿石膏前后托固定踝关节于中立位。复查 X 线片（图 5-4）和 CT 扫描（图 5-5），可见 Chopart 关节间隙基本对合，舟骨向背侧轻微移位（图 5-5B），跟骰关节间隙不均匀（图 5-5C，图 5-5D），第三跗跖关节移位较前减轻。伤后 5 天待软组织条件改善、皮肤肿胀消退后行切开复位内固定术。

术前计划

手术适应证：Chopart 关节闭合复位后，残留第三跗跖关节骨折脱位，Chopart 关节没有完全复位，CT 可见舟骨向背侧轻微半脱位，跟骰关节间隙

图5-2 伤后足部正侧斜位X线片。正位（A）和斜位（B）中2个箭头标志处为跟骰关节和距舟关节，可见骰骨与跟骨、舟骨与距骨之间重叠明显，关节间隙消失，距舟关节与跟骰关节脱位。同时可见骰骨近侧压缩骨折，骰骨外形尚可，长度短缩不明显。同时伴有第三跖骨基底骨折，第三跖跗关节损伤；第一、二跖跗关节无明确损伤。侧位（C）片可见Chopart关节向背侧完全脱位

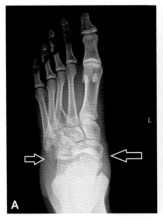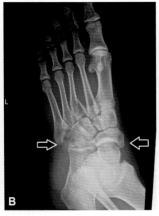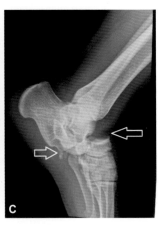

图5-3 矢状位CT扫描，（A）可见距舟关节背侧脱位，舟骨跖侧约15%关节面粉碎性骨折。（B）可见跟骰关节脱位合并骰骨粉碎性骨折，骰骨长度无明显丢失，跖侧骨块较小无法有效固定

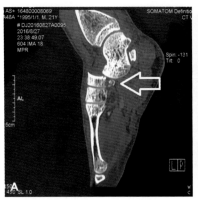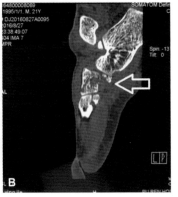

图5-4 麻醉下闭合整复后足部X线片可见Chopart关节复位，关节对合良好。侧位片（A）可见跟骰关节跖侧粉碎骨块，斜位（B）和正位片（C）可见第一、二跖跗关节无明确损伤，第三跖跗关节骨折移位减轻

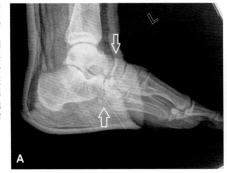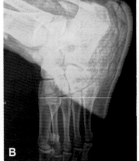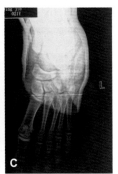

不均匀，骰骨骨折粉碎伴跟骰关节不稳定，存在再次脱位危险，需要手术治疗。

术前分析：第三跖跗关节骨折脱位需要切开复位内固定。舟骨跖侧骨折（图5-3A，图5-5A）对距舟关节稳定性影响不大，且骨折粉碎难以有效固定，ORIF弊大于利，拟不固定。距舟关节原始背侧脱位明显，跖侧韧带损伤严重，术中需要检查距舟关节稳定性，不稳定时闭合穿针固定维持距舟关节稳定性。

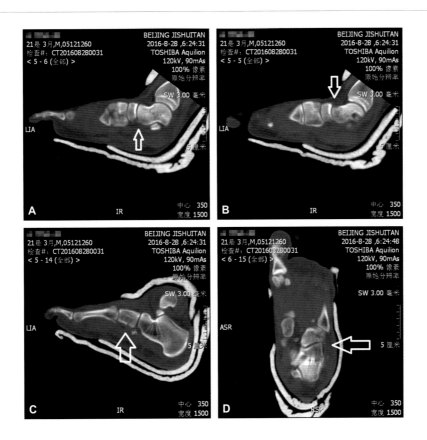

图 5-5 麻醉下闭合整复后足部 CT 可见 Chopart 关节复位，关节对应欠佳。距舟关节基本复位（A）但仍有舟骨背侧轻微移位（B）。跟骰关节间隙不均匀（C、D）可能是骰骨骨折造成

骰骨骨折粉碎，闭合复位经皮螺钉固定难度大，需要切开复位内固定。骰骨跖侧骨块小无法有效固定，对跟骰关节活动无明显影响，拟不处理（图 5-5C，图 5-5D）。骰骨骨折固定后，直视下检查跟骰关节稳定性，不稳定则穿针固定跟骰关节。骰骨外形尚可，无明显长度丢失（图 5-4A，图 5-4B），无须外固定架支撑维持外侧柱长度。

手术切口：为切开显露第三跖跗关节、骰骨骨折、跟骰关节，需要做第三跖跗关节背侧切口及跟骰关节背侧切口；两个足背纵行切口过于接近，切口间皮瓣过窄，故设计自第三跖跗关节至跟骰关节斜切口，以便于术中延长切口。该非常规切口可能跨越腓浅神经足背外侧皮神经，需注意保护。

手术操作

做第三跖跗关节远端至跟骰关节近端斜切口，切口远端显露第三跖跗关节半脱位，切口近端显露骰骨骨折和跟骰关节（图 5-6A）。首先复位骰骨，注意观察骰骨骨折面方向，尽量垂直于骨折面克氏针临时固定；复位第三至第五跖跗关节，克氏针固定。透视确认骰骨骨折、第三至第五跖跗关节，距舟关节位置好，保证距骨第一跖骨角勿使前足外展（图 5-6B，图 5-6C）。

先以 1 枚空心螺钉固定第三跖跗关节，注意不要过度加压，然后垂直

骰骨骨折线钻入 2 枚空心钉导针（图 5-6C），测深后拧入 2 枚空心钉加压固定骰骨骨折（图 5-6D）。骰骨外形完整，无长度丢失。被动活动跟骰关节稳定，不需要克氏针辅助固定。第四、五跖跗关节稳定性欠佳，2 枚克氏针固定。被动活动检查距舟关节不稳定，1 枚克氏针固定后稳定性改善。术中透视确认复位及固定可靠（图 5-6E，图 5-6F），外侧柱长度好；注意距骨第一跖骨角（图 5-6F 黄线所示），确认无医源性平足出现。

术后小腿石膏前后托固定踝关节于中立位。复查足正侧斜位 X 线片（图5-7C~E）可见 Chopart 关节、第三至第五跖跗关节对合良好、固定可靠。术后 2 周拆除石膏开始踝关节功能练习，术后 6 周拔除克氏针开始后足内外翻练习。

图 5-6 术中体位相及透视所见。取第三跖跗关节至跟骰关节斜行切口，在一个切口内暴露跖跗关节和跟骰关节，箭头处为半脱位的第三跖跗关节，星号处为骰骨，可见骨折线（A），复位骰骨，克氏针尽量垂直于骨折面临时固定，复位第三至第五跖跗关节克氏针临时固定，透视见复位好，距舟关节位置好，注意黄线所示距骨第一跖骨角，勿使前足外展（B、C），骰骨螺钉固定，外形完整，无长度丢失，跟骰关节稳定，不需要克氏针辅助固定，螺钉固定第三跖跗关节，克氏针固定第四、五跖跗关节，术中检查距舟关节不稳定，1枚克氏针固定后稳定性好（D），透视确认复位及固定可靠，外侧柱长度好（E），注意黄线所示距骨第一跖骨角，确认无医源性平足出现（F）

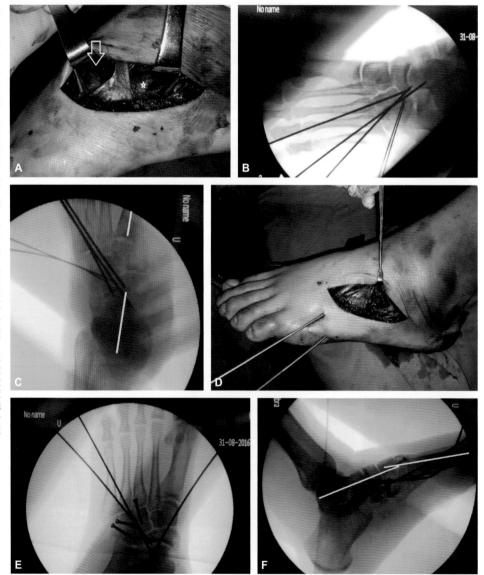

　　术后 4 个月复查，发现距舟关节背侧半脱位（图 5-8A），距舟关节内外向覆盖变化不明显，跟骰关节内侧间隙增宽，前足外展不明显（图 5-8B）。术后 6 个月取螺钉，术后 9 个月复查，距舟关节背侧半脱位变化不明显（图 5-8C），跟骰关节内侧间隙增宽较 4 个月复查时明显，距舟内外向覆盖较前稍差，前足较前稍外展，体位相见左足后足力线外翻不明显，前足外展不明显，足弓稍有塌陷（图 5-8E~G）。

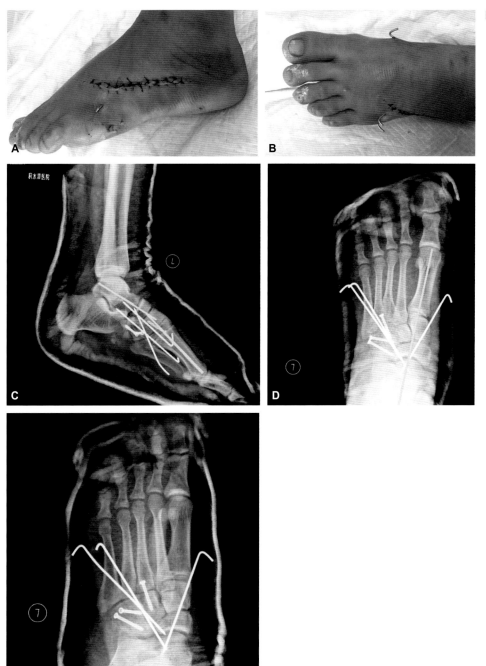

图 5-7　术后体位相及 X 线片。术后体位相（A、B），侧位片（C），注意距骨第一跖骨角，无平足表现，正位片（D），注意距骨第一跖骨角，无前足外展，注意内外侧柱长度，无明确短缩，斜位片（E），注意外侧柱长度，无短缩，骰骨形状好，跟骰关节对应关系好

病例特点

此例患者的 X 线片显示 Chopart 关节脱位明显，骨性结构较完整，提示以脱位造成的韧带断裂为主的软组织损伤，故可试行麻醉下闭合复位。Chopart 关节复位可以极大地减轻软组织受压和肿胀，为二期手术创造良好的软组织条件，减少伤口并发症。对于严重脱位无法闭合整复的关节脱位应急诊手术，拖延手术并不能使软组织情况改善，反而可能因压迫严重造成皮肤软组织坏死。

患者舟骨跖侧骨块较小，累及关节面少，不影响关节稳定性，可以不固定。若骨块较大影响关节稳定性，则需要固定。骰骨小骨块固定原则与之相

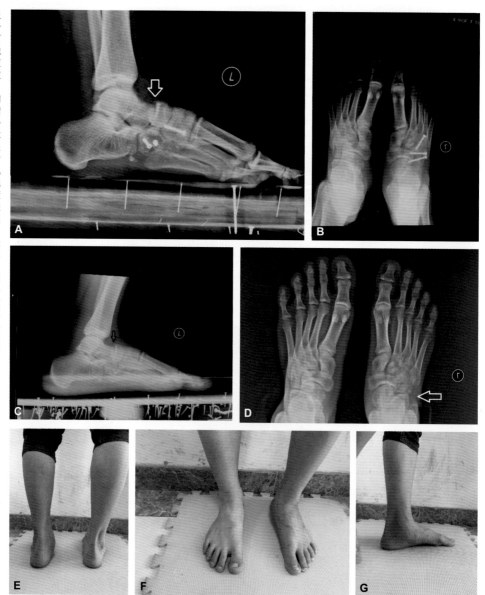

图 5-8 术后复查 X 线片及体位相。术后 4 个月复查，箭头处可见舟骨向背侧半脱位，跟骰关节对应关系可（A），正位距舟覆盖关系可，跟骰关节间隙不均匀，内侧较外侧增宽，前足无明显外展（B）。C~G 为术后 9 个月复查时负重 X 线片，侧位片（C），箭头处可见距舟关节仍有半脱位，较 4 个月复查时变化不明显，跟骰关节对应关系好，正位片（D），箭头处可见跟骰关节内侧间隙增宽较 4 个月复查时明显，距舟覆盖较前稍差，前足较前稍外展，体位相见，左足后足力线外翻不明显（E），前足外展不明显（F），足弓稍有塌陷，仍可见明显内侧弓（G）

同。对于影响跟骰关节稳定性的骨折块，需要解剖复位，垂直骨折线加压螺钉固定，否则容易出现螺钉固定后骨折块移位。患者骰骨长度丢失不明显、骨折复位固定后稳定、无外侧柱长度短缩和不稳定，不需要外架或跨关节板固定。

患者术前 Chopart 关节完全脱位，在骨折复位固定完成后，术中必须判断距舟关节和跟骰关节稳定性。背侧完全脱位时会严重破坏跖侧结实的韧带，造成明显不稳定，对活动度较大的距舟关节影响更大。术中对于不稳定的关节需要穿针固定。

距舟关节是足踝关节中功能最为重要的关节，术后 6 周取针是为了避免关节功能丧失的常规操作。患者术后 6 周取针，术后 4 个月出现距舟关节背侧半脱位，分析原因可能是：①距舟关节原始损伤造成跖侧韧带及关节囊破坏严重，6 周时间愈合不充分；②距舟关节是组成内侧柱的关键结构，生理应力较大，取针后跖侧瘢痕组织不能承受这样的生理应力，最终造成术后半脱位。对于这种软组织损伤较重，尤其是强壮的跖侧组织损伤较重的情况，可以考虑留置距舟关节克氏针至 12 周。

病例 2　Chopart 损伤合并舟骨骨折及骰骨骨折（Main-Jowett 分型为轴向暴力型的损伤）

病历摘要

51 岁男性，骑电动车不慎摔伤致右足疼痛 8 天就诊。体格检查：患足肿胀，张力不高，可见皮肤皱褶，无血管神经损伤表现。足正侧斜位 X 线检查（图 5-9）显示：舟骨骨折，压缩明确，距舟关节跖侧半脱位，跟骰关节间隙重叠。CT 扫描（图 5-10）可见舟骨骨折粉碎以中央及跖侧为著，背外侧骨块较大；骰骨骨折为背外侧和跖内侧 2 个较大骨折块（图 5-10E）和粉碎性骨折块，外侧柱短缩。患者软组织条件尚可，拟次日行切开复位内固定及外架固定术。

术前计划

手术适应证：距舟关节背侧半脱位，舟骨粉碎性骨折以近端关节面压缩为主，伴内侧柱明显短缩；骰骨骨折伴外侧柱短缩，需要手术治疗。

术前分析：首先用牵开器撑开距舟关节，复位距舟关节半脱位、恢复内侧柱长度，以便显露和复位舟骨关节面压缩骨折。背外侧骨块较大可以螺钉固定（图 5-10A，图 5-10F），舟骨其他部分粉碎难以有效固定，术中直

图 5-9 术前 X 线片。足正位片（A），箭头所示舟骨骨折，有明确轴向压缩，未见前足明确外展，足斜位片（B），黑色圈所示跖骨头向下脱位，舟骨跖侧压缩骨折，外侧柱长度改变不明显，骰骨可见骨折线，足侧位片（C），箭头所示舟骨向背侧半脱位

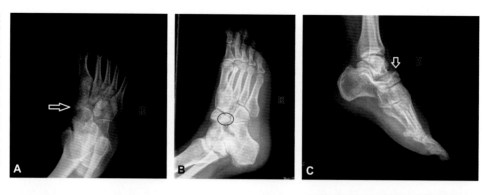

图 5-10 术前 CT 扫描。a 为舟骨外侧骨块，b 为舟骨内侧骨块（A），箭头所示为舟骨粉碎骨块（B），舟骨骨块向背侧脱位，近端关节面压缩，箭头所示为跖侧粉碎性骨折块（C），骰骨 2 个主要骨折块，以及数枚粉碎小骨块（D），可见背侧 c 及跖侧 d 骨块（E），还可见舟骨 a 和 b 骨块，跖侧有相对较小骨块，骰骨的 c 和 d 骨块（F）

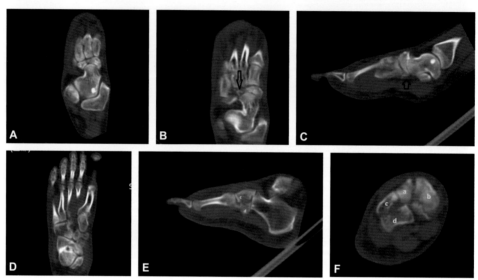

视下评估，若粉碎性骨折块累及关节面大于 40%，拟行距舟关节融合术。若累及关节面不足 40%，使用跨距舟关节接骨板固定。骰骨 2 个较大骨折块拟行螺钉固定，粉碎性骨折块无法有效固定，单纯螺钉固定后无法维持外侧柱长度，拟行外固定架辅助支撑。

手术切口：拟行纵行双切口。内侧为处理舟骨骨折及距舟关节半脱位，拟行舟骨背侧切口，由于计划行跨关节钢板固定，切口起自距骨颈，远端至楔骨远端（图 5-11A）。外侧为处理骰骨骨折，采用骰骨背侧切口，起自跟骰关节，止于跖跗关节（图 5-11B）。

手术操作

做舟骨背侧纵切口，近端暴露距骨头及部分距骨颈，注意距骨颈背侧有血管进入，避免不必要的剥离，远端暴露至中间楔骨。逐层切开即可清晰观察和处理舟骨背外侧骨块及距舟关节，克氏针牵开器撑开距舟关节后，显露舟骨近端关节面压缩骨折（图 5-11C）。

舟骨关节面受损面积不足 40%，不考虑一期融合。清除关节面骨软骨碎

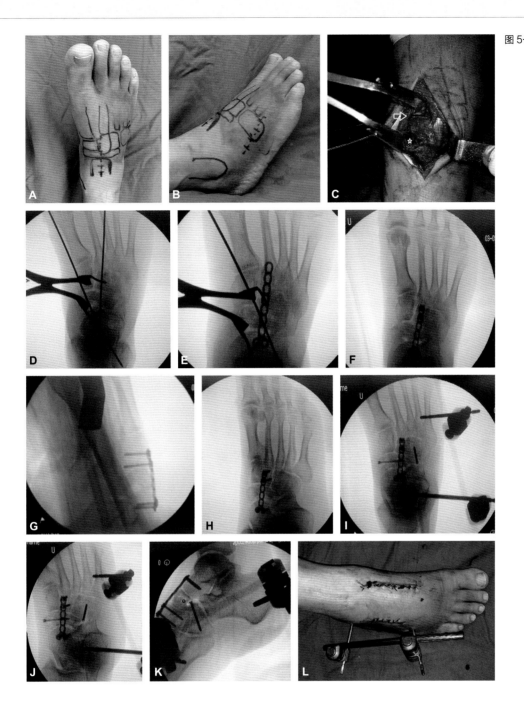

图 5-11 术中体位相及透视。（A、B）为设计的切口，克氏针撑开器撑开后，星号处为粉碎骨块，箭头处可见主骨折线（C），透视下见距舟关系恢复，力线好（D），置入跨关节钢板（E），调整钢板长度，固定后拆除克氏针牵引器，正侧斜位透视，见距舟位置好，力线好（F~H），舟骨、骰骨螺钉固定后，外架辅助，支撑外侧柱长度（I~K），术后体位相（L）

屑，以距骨头为模板，撬拨复位较大的压缩关节面；软骨下骨缺损不大，以周围粉碎骨块填充。复位背外侧大骨折块，克氏针临时固定，透视下见距舟关节对称、力线恢复（图 5-11D），注意保证距骨第一跖骨角勿使前足内收/外展，2.7mm 系列接骨板跨距舟关节固定（图 5-11E~H），稳定内侧柱。接骨板近端位于距骨颈，远端位于中间楔骨，远近端各以 2 枚锁定螺钉固定。从舟骨背内侧横向拧入 1 枚 3.0mm 空心钉将背外侧骨块固定到舟骨体部。

沿着第四跖骨做骰骨背侧纵切口，向远端掀开趾短伸肌，暴露骰骨骨折。复位背外侧和跖内侧骨块，使用 1 枚 3.0mm 空心钉固定，粉碎性骨折块留于原处。在第五跖骨干近端和跟骨体部分别垂直足纵轴钻入 1 枚 Schanz 针，连接外固定架撑开跟骰关节，维持外侧柱长度。

术中透视确认复位及固定可靠（图 5-11I~K），内外侧柱长度恢复，注意距骨第一跖骨角维持平行，确认无医源性平足出现。

术后小腿石膏后托固定踝关节于中立位。复查足正侧斜位 X 线片（图 5-12）和 CT（图 5-13）可见距舟关节、跟骰关节对合良好，内外侧柱力线和长度恢复良好，骨折块固定可靠。术后 2 周后拆除石膏开始踝关节功能练习，术后 6 周拆除外固定架（图 5-14）。

病例特点

本例患者 X 线片显示 Chopart 关节半脱位，舟骨中央部分压缩明显，骰

图 5-12 术后 X 线片。术后石膏保护，足部正侧斜位片见 Chopart 关节位置好，力线好

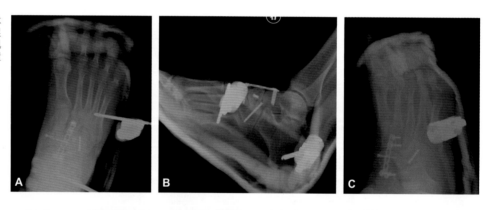

图 5-13 术后 CT 扫描。距舟关节对应关系好（A），舟骨复位可，螺钉在位（B），骰骨复位可，螺钉在位（C）

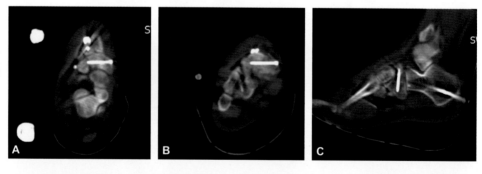

图 5-14 拆除外固定架后复查。术后 6 周拆除外固定架，足正位片（A），侧位片（B），斜位片（C），较术后 X 线片，位置无明显变化

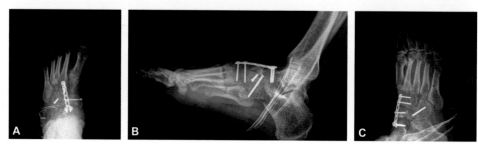

骨胡桃夹样骨折，外侧柱长度稍短缩，前足没有明显内收外展，考虑为轴向暴力所致损伤。

患者舟骨关节面有一部分无法有效固定的粉碎骨块，若超过40%，可考虑一期融合术，术前及术中都应注意到这点，可能的情况下应尽量保留关节，融合术常作为二期手术的选择。塌陷的关节面应该撬起，撬起后，关节面下若有较大缺损，应考虑植骨填充，本例缺损不大，可以周围无法有效固定的松质骨粒填充。如果有必要，建议自体骨植骨，最常用的部位为胫骨近端松质骨，如果需要带三面皮质骨移植，则选择髂骨。

无法有效固定的粉碎性骨折累及范围较大，如果无辅助固定，内侧柱不稳定，应以跨关节钢板固定，以保护内侧柱的稳定性，必要时可以螺钉行跨舟楔关节固定以增加稳定性，但是作为重要的必要关节，非融合时，距舟关节一般不行跨关节螺钉固定。

患者骰骨也存在较多的无法有效固定的细小骨块，在骰骨固定强度有顾虑，外侧柱稳定性不可靠时，应以外固定架辅助维持外侧柱长度，增加稳定性。常规在术后6周去除外固定架，如果对于外侧柱稳定性仍有顾虑时，可以拆除连杆，保留外架固定针，透视下检查外侧柱稳定性。如有疑问，可以重新连上连杆，延长外架固定时间至术后12周。

病例3 跟骰关节骨折半脱位，距舟关节跖侧旋转半脱位合并 Lisfranc 损伤（外固定架 + 穿针，Lisfranc 钉板）

病历摘要

27岁男性，5天前车祸致左足肿痛活动受限，急诊检查诊断为左侧 Lisfranc 损伤后，石膏制动后就诊于我院门诊。体格检查中足肿胀明显，无神经血管损伤体征。足部正侧斜位 X 线片（图 5-15）可见第一、二列间隙增宽，第四、五跖骨基底骨折移位轻微，Chopart 关节 cyma 线消失，距舟关节跖侧半脱位，跟骰关节向内半脱位，跟骨前突和骰骨近端关节面骨折。该例患者属于 Chopart 合并 Lisfranc 关节损伤，以跟骰关节半脱位最为明显，需要手术治疗。完善 CT 扫描（图 5-16，图 5-17），通过轴位、矢状位、冠状位片能更好地观察到第一、二、三跖骨基底骨折，内侧楔骨外侧撕脱骨折，第一、二列分离，以及舟骨背侧撕脱骨折、跟骨前突粉碎性骨折和跟骰关节半脱位。待软组织消肿，皮肤出现皱褶后手术。

图5-15 足正（A）侧（B）斜（C）位片显示：第一、二跖骨基底间隙、内侧、中间楔骨间隙增宽，第五跖骨基底骨折，中间楔骨密度不均，注意跟骰关节向内半脱位（A），距舟关节跖侧半脱位，Chopart关节cyma线消失，跟骰关节间隙消失，第五跖骨近端骨折累及骨干，移位轻微（B），跟骰关节半脱位，跟骨前突和骰骨近端关节面骨折，骰骨第四、五跖骨基底关节面对合良好，第四跖骨基底、第五跖骨近端骨折移位轻微

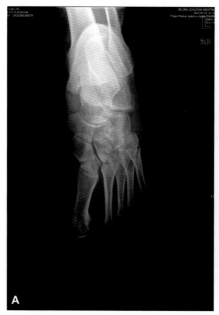
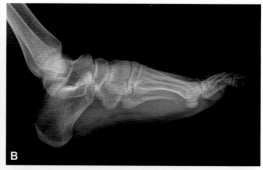
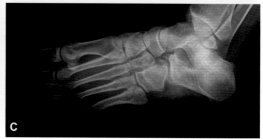

术前计划

本例患者同时存在 Chopart 关节和 Lisfranc 关节骨折半脱位，应首先处理脱位较重的跟骰关节，然后处理 Lisfranc 损伤。

切口分别选择以跟骰关节和第二跖跗关节为中心的足背侧入路，注意保护腓骨长短肌腱和足背侧神经血管束。

由于跟骰关节存在无法固定的小骨折块，需要使用克氏针和外固定架固定。第二跖跗关节骨折粉碎，需要使用接骨板螺钉固定，同时辅以楔骨间和第一、二列间的螺钉固定。

手术操作

首先做跟骰关节纵切口，显露腓骨长短肌鞘后将腓骨长短肌腱牵向跖侧显露跟骰关节半脱位（图5-18）。可见骰骨向跖侧、内侧脱位，关节面嵌在跟骨下缘，牵引无法复位；使用克氏针撑开器撑开跟骰关节，复位脱位的骰骨（图5-19）。分别用2枚克氏针固定跟骰关节和骰骨第四、五跖骨关节，透视确认复位和固定情况（图5-20）。

以第二跖跗关节为中心做足背侧切口，可见跖跗关节背侧韧带撕裂，第一、二跖骨基底分离和第二跖跗关节间隙增宽（图5-21）。解剖复位后使用接骨板螺钉固定第二跖楔关节后，固定楔骨间螺钉和 Lisfranc 螺钉（图5-22）。检查 Chopart 关节被动活动度较大，使用外固定架固定跟骰关节进一步加强 Chopart 关节稳定性，冲洗伤口逐层缝合（图5-23）。术后复查 X

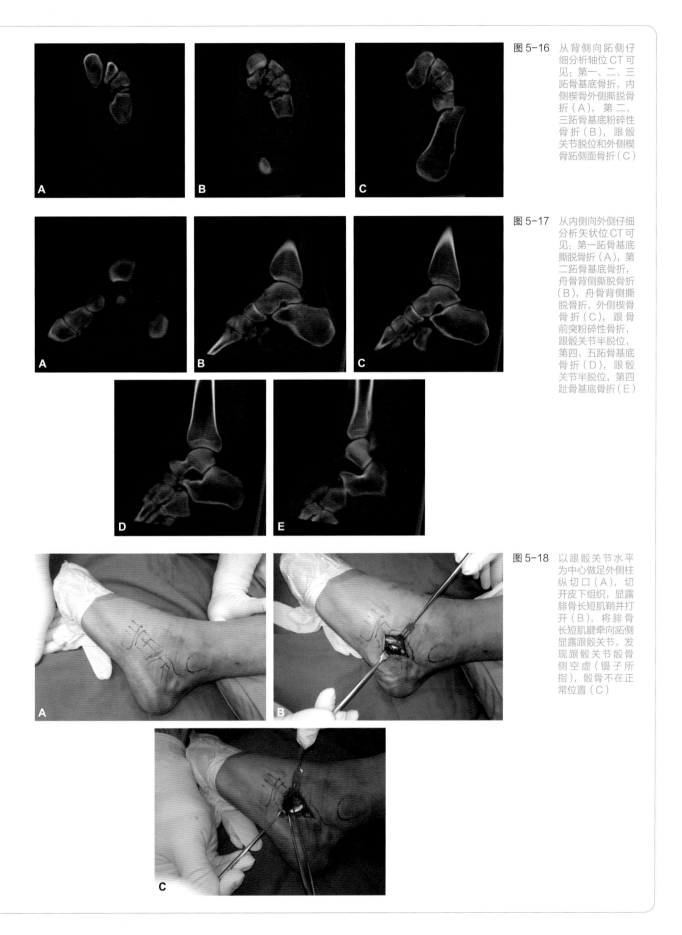

图 5-16 从背侧向跖侧仔细分析轴位 CT 可见：第一、二、三跖骨基底骨折，内侧楔骨外侧撕脱骨折（A），第二、三跖骨基底粉碎性骨折（B），跟骰关节脱位和外侧楔骨跖侧面骨折（C）

图 5-17 从内侧向外侧仔细分析矢状位 CT 可见：第一跖骨基底撕脱骨折（A），第二跖骨基底骨折，舟骨背侧撕脱骨折（B），舟骨背侧撕脱骨折，外侧楔骨骨折（C），跟骨前突粉碎性骨折，跟骰关节半脱位，第四、五跖骨基底骨折（D），跟骰关节半脱位，第四趾骨基底骨折（E）

图 5-18 以跟骰关节水平为中心做足外侧柱纵切口（A），切开皮下组织，显露腓骨长短肌鞘并打开（B），将腓骨长短肌腱牵向跖侧显露跟骰关节，发现跟骰关节骰骨侧空虚（镊子所指），骰骨不在正常位置（C）

线片（图5-24）和CT（图5-25，图5-26）证实Chopart关节和Lisfranc关节复位固定满意。

病例特点

本例患者的特点包括①诊断：对于中足损伤，Lisfranc损伤合并Chopart关节损伤并不罕见。诊断时要注意仔细阅读X线片，根据Chopart关节cyma线是否连续可以了解该处是否存在损伤。对于有疑问的患者，通过CT检查可明确诊断；②复位顺序：先处理脱位明显的损伤部位。在复位跟骰关节半脱位时，由于存在关节面嵌顿，单纯牵引难以复位，此时使用克氏针撑开器非常有效；③在完成了跟骰关节克氏针固定和Lisfranc损伤接

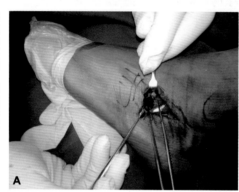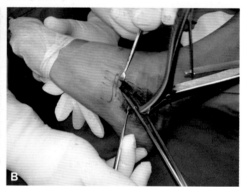

图5-19 在切口远端可见向跖侧、内侧脱位的骰骨，压缩的关节面嵌顿在跟骨下缘，无法复位显露深层的骰骨（A）；在跟骰关节两侧钻入克氏针，使用克氏针撑开器撑开跟骰关节，复位脱位的骰骨（B）

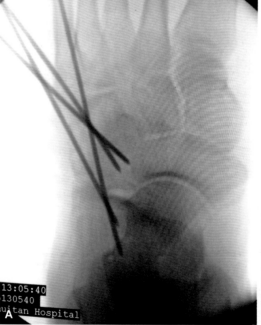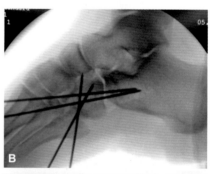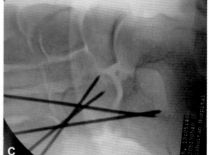

图5-20 跟骰关节复位后2枚克氏针临时固定，2枚克氏针固定骰骨第四、五跖骨关节，透视足正侧斜位片确认跟骰关节复位和固定情况

骨板螺钉固定后，检查中足活动度仍然较大，其原因可能是患者并非单纯跟骰关节损伤，同时还有距舟关节背侧撕脱骨折，此时需要使用外固定架支撑加强稳定性。

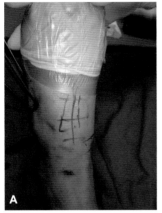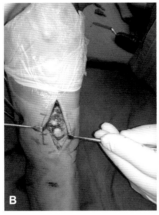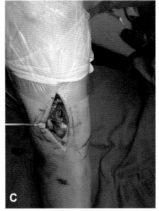

图 5-21 以第二跖跗关节为中心做足背侧切口（A），切开皮下组织，可见第一、二跖骨间背侧韧带、第二跖跗关节背侧韧带撕裂（B），分离撕裂的背侧韧带结构，清晰可见第一、二跖骨基底分离和第二跖跗关节间隙增宽（C）

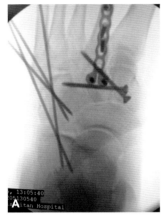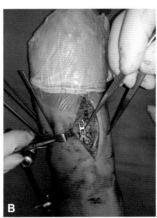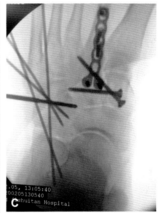

图 5-22 第二跖楔关节背侧接骨板螺钉、楔骨间螺钉、Lisranc 螺钉固定后透视确认螺钉和接骨板位置良好（A），可见关节解剖复位（B 镊子尖所示），使用外固定架支撑跟骰关节（B、C）

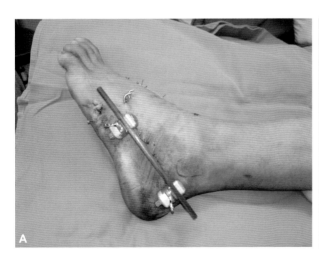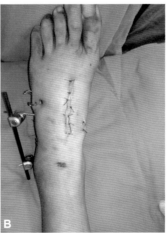

图 5-23 冲洗伤口逐层缝合，术后可见跟骰关节外固定架和经皮固定克氏针

图 5-24 术后足部正侧斜位 X 线片证实 Chopart 关节和 Lisfranc 关节恢复正常间隙，内固定物和克氏针位置良好

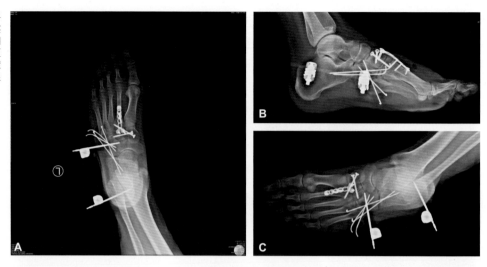

图 5-25 从背侧向跖侧仔细分析轴位 CT 可见第一、二、三跖骨基底间隙和楔骨间间隙及跟骰关节间隙恢复正常

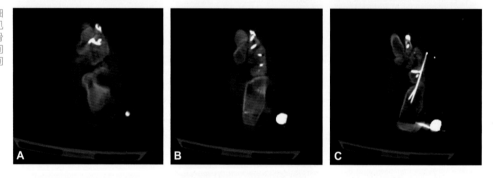

图 5-26 从内侧向外侧仔细分析矢状位 CT 可见，Lisfranc 关节和跟骰关节复位良好，接骨板螺钉和克氏针固定位置良好

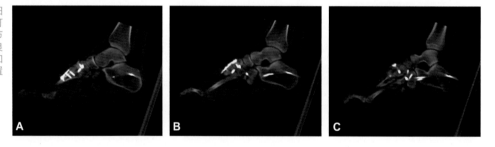

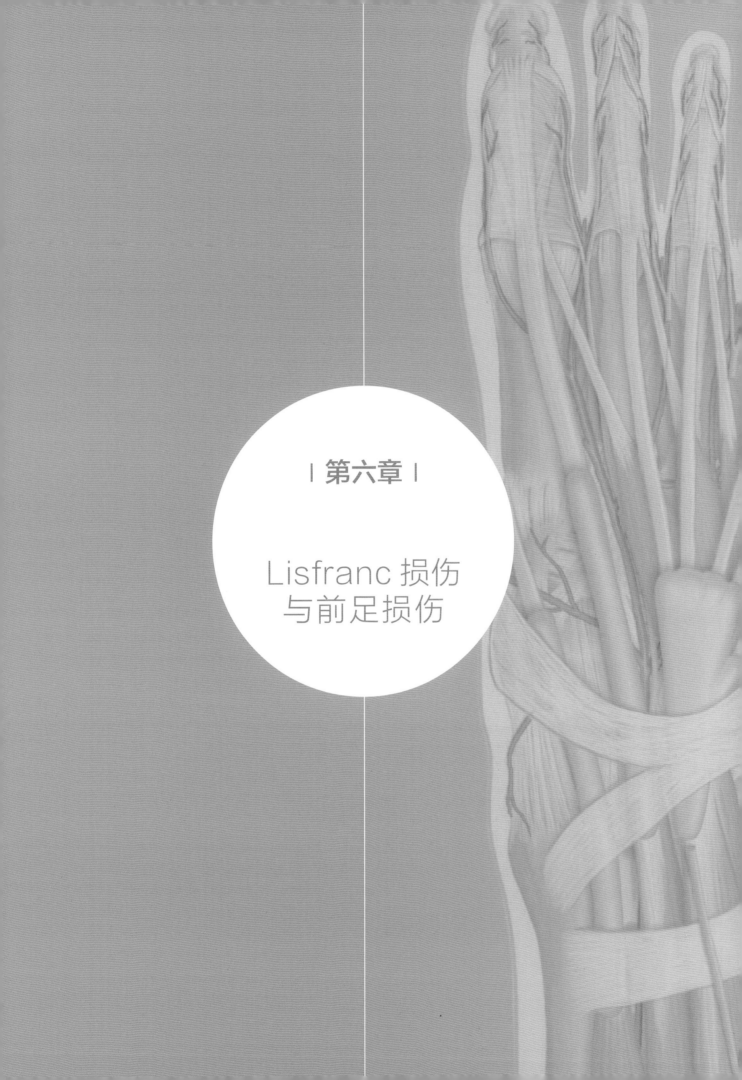

| 第六章 |

Lisfranc 损伤
与前足损伤

前言

Lisfranc 损伤是发生在跖跗关节部位的损伤，包括骨折与脱位。从受伤机制而言包括高能量损伤和中低能量损伤。高能量损伤包括机动车事故伤、高处坠落伤、重物砸伤等，典型表现为明显的骨折及脱位，常伴软组织严重损伤，包括开放伤、皮肤潜行剥脱等。对于高能量损伤，软组织的安全及处理是治疗效果的一个重要的决定因素。随着生活方式的改变，中低能量损伤所占比例越来越多，生活伤及运动伤常见，这种损伤的特点是部分骨折移位不明显，诊断困难；对手术指征的把握还没有达成共识。对于 Lisfranc 损伤，要尽量解剖复位，内固定维持关节的稳定直到周围骨与软组织的强度足以承受负重应力，对于关节恢复确有困难而结果可能不理想的病例，第一、二、三跖跗关节的融合可以取得满意的临床结果。

前足的损伤主要包括跖骨骨折、跖趾关节的损伤及趾骨骨折，既可单独发生，也常见于多发伤的患者。Lisfranc 损伤常常伴随远端的跖骨骨折，注意不要漏诊。常见的跖骨骨折是第五跖骨基底部位骨折，按部位又分为Ⅰ区、Ⅱ区及Ⅲ区骨折，Ⅰ区骨折多可非手术治疗；Ⅱ区骨折为 Jones 骨折，骨折两端为不同血供来源的骨组织，愈合较慢，若移位明显可以考虑手术治疗；Ⅲ区骨折可能是疲劳骨折，一定要关注患者的足部整体力线。Ⅲ区疲劳骨折常发生于运动员或足内翻及高弓内翻足的患者。单独的跖趾关节骨折脱位临床报道较少，可能是其发生率较低且容易漏诊的原因；损伤机制很可能是近节趾骨的撞击导致跖骨头剪切骨折，常伴跖趾关节半脱位，临床上应注意。

一、损伤机制

常见的 Lisfranc 损伤及前足损伤的损伤机制是足部扭转、轴向力，也可以是前足内收外展及背伸跖屈应力。一般表现为前足固定，身体及后足相对前足移位造成中足跖跗关节部位的损伤。前足损伤还常见于直接暴力伤、挤压伤、砸伤等，也可见于运动生活伤中的间接暴力伤。

从损伤能量分析，可以分为中低能量损伤（生活伤、运动伤）、高能量损伤（机动车事故伤、高处坠落伤、挤压伤、砸伤）。

二、损伤形态特点

常表现为前足疼痛肿胀，损伤严重的患者不能负重行走。部分中低能量损伤的患者可以行走，但快走及跑步运动时可能会疼痛。所以医师对中足部位的损伤要提高警惕，考虑 Lisfranc 损伤的可能。前足损伤因软组织疏松可能肿胀较明显。

常表现为中足足底淤青，压痛发生于损伤的部位，不论是骨折脱位还是关节囊损伤，都常伴有压痛。注意后足 Chopart 关节及跖骨头部位有无损伤压痛，注意区分内侧柱及外侧柱的损伤，有些患者跖跗关节部分损伤，即仅损伤第一或第二、三跖跗关节等，难以从 X 线片及 CT 扫描上判断，主要依靠临床查体做出判断。检查前足各个跖骨、跖趾关节及足趾有无压痛及各个关节的活动度，注意有无关节绞锁，注意足趾的感觉及血运，注意可能伴发的足部筋膜间室综合征。

在足部的正侧斜位 X 线片上需要注意跖跗关节的对位情况，注意脱位的方向及程度，注意骨折块的位置大小及移位程度、骨折与脱位的关系，观察后足及前足的骨折脱位情况。再次强调，Lisfranc 损伤常伴后足距舟关节、跟骰关节的骨折脱位及跖趾关节的骨折脱位，要提高警惕，避免漏诊。对于低能量损伤及陈旧病例，负重位 X 线检查可以发现创伤性平足及中前足的力线不良，是一种不可忽视的检查方法。要注意前足足部正侧斜位的综合阅片，因前足足骨较小，骨折线不明显，所以一定要结合查体仔细分析。

CT 扫描时需要注意各个跖跗关节、跖趾关节和各骨的对位情况，以及相邻各骨的骨折情况。足部结构复杂且有时 CT 扫描对损伤部位显示的层面及角度可能不理想，造成阅片困难，要尽量明确涉及的各个关节及骨的损伤，包括距舟关节、跟骰关节及前足。

三、术前处理

对于无脱位、骨折移位不明显且患者要求不高的 Lisfranc 损伤病例，可以考虑非手术治疗。具体方法可以是石膏制动 4~6 周，之后穿行走靴逐渐从部分负重到完全负重，一般需要 2~3 个月的时间。期间注意足趾的康复训练，重点是足内在肌的功能练习。跖骨及趾骨的骨折如果无关节脱位、不影响关节活动，首先考虑非手术治疗，可以穿前足免负重鞋尽早部分负重行走。

根据损伤能量不同，Lisfranc 损伤治疗的手术时机也有所不同。明显的脱位、软组织风险大，是急诊手术的指征。低能量损伤患者，在水疱出现之前尽早手术，能够取得良好的疗效；对于高能量损伤患者，如果肿胀严重，可以考虑在消肿治疗皮肤皱褶出现后再进行确切的手术治疗。手术方法包括闭合或切开复位内固定，第一、二、三跖跗关节可以用螺钉或钢板内固定，第四、五跖跗关节用克氏针内固定。内固定的螺钉或钢板可以在术后 6 个月左右拆除，也可以保留直至患者有局部症状后拆除，克氏针一般在术后 6~8 周拆除。对于关节粉碎难以很好复位内固定的病例或陈旧性损伤病例及以单纯韧带损伤为主的病例，第一、二、三跖跗关节融合术效果较好。一般情况下，第四、五跖跗关节不做融合手术，如果第四、五跖跗关节处有疼痛，可以考虑做第四、五跖跗关节关节成形术。近来也有采用袢钢板弹性固定跖跗关节及跖跗关节周围韧带重建的报告，但未有长期报告及确切的结论。

部分第五跖骨骨折可以采用髓内螺钉或钢板固定，跖骨头关节内骨折脱位可采用切开复位埋头螺钉或克氏针固定，踇趾趾骨骨折如明显影响关节活动可采用手术 ORIF 治疗。总的来讲，前足损伤的治疗原则是先判断有无脱位，如果存在脱位，非手术方法治疗无效可采用手术复位脱位。一般认为：跖趾关节以远水平出现轻度力线异常时，预后不会很差；所以对于关节内骨折，如果不合并关节脱位，也并不需要积极采取手术治疗。

四、手术入路选择

根据术前 X 线片及 CT 扫描图像，判断骨折脱位的位置，并据此确定最容易显露脱位及骨折部位的手术入路。Lisfranc 损伤及前足跖骨骨折常用入路如下。

1. 第一跖跗关节背内侧入路　切口近端起自内侧楔骨处，向远端延伸跨过第一跖跗关节至第一跖骨近端背内侧。切开时注意皮神经并尽量保持皮下组织瓣的完整性，将其作为一个全层皮瓣切开，以保留更多的皮肤血供，切口内可见胫前肌腱，从其上方或下方进入，显露受损的第一跖跗关节及骨。

2. 第二、三跖跗关节背侧入路　摸及足背动脉，在其外侧约 1cm 做纵切口，切口起自舟楔关节水平，向远端切开至第二跖骨近端。切口下方一般是中间楔骨或中间楔骨与外侧楔骨交界处。切开皮肤后要注意保护足背动脉及腓浅神经，将其向内侧拉开，显露第二、三跖跗关节。

3. 第四、五跖跗关节背侧入路　在第四、五跖骨近端间做切口，在趾总伸肌腱与第三腓骨肌腱间进入，显露第四、五跖跗关节。

4. 足背入路　在足背动脉上方做切口，从胫前肌腱外侧、足背动脉内侧或足背动脉外侧进入，显露第一、二、三跖跗关节。切口向上延长可以显露至距舟关节、舟楔关节，向下延长可以显露至第二跖骨中段或远端。

5. 跖跗关节横行入路　理论上讲对皮肤血运影响较大，无明显优势。

6. 跖骨的直接背侧或外侧入路　在骨折背侧或外侧直接切开，保护相邻的肌腱及神经血管，直视下显露处理。

五、手术操作技术

1．闭合或切开复位内固定　麻醉后先试行闭合复位，在急诊手术中，许多单纯脱位的病例可以闭合复位成功或者畸形明显减少。如果闭合复位成功，术中正侧斜位透视证实为解剖复位，可以考虑经皮穿钉及克氏针维持复位。但一般来讲，只要患者情况允许，应尽量切开查看以明确复位的质量，并可靠固定。切开显露关节后，直视下复位脱位，复位顺序每位医师的做法不同，可以先复位第一跖跗关节，然后依次复位第二、三、四、五跖跗关节的骨折及脱位。如果第一跖跗关节粉碎没有解剖标志，可先复位解剖标志明显的第二及第三跖跗关节，然后复位第一、四、五跖跗关节。复位后以螺钉或钢板固定第一、二、三跖跗关节，第四、五跖跗关节以克氏针固定。同时要注意楔骨间关节有无脱位及分离，常见的是内侧楔骨与中间楔骨的分离，如果有损伤，则需要复位并用螺钉或钢板固定维持跖列间的稳定。

2．第一、二、三跖跗关节融合术　对于骨折粉碎病例、陈旧病例或单纯韧带损伤为主的病例，因为术中复位固定不可靠，部分患者术后仍残留疼痛，可以行第一、二、三跖跗关节融合术。显露相应跖跗关节后，先处理关节面，去除关节软骨，鱼鳞化软骨下骨并用钻头在关节钻若干孔以产生部分骨屑促进愈合。关节融合的位置非常关键，复位跖跗关节使前足力线良好，注意第一跖骨相对于内侧楔骨应轻度内收，同时注意足弓的恢复，固定方法可以选用螺钉及钢板固定。

3．第四、五跖跗关节成形术　对于陈旧性第四、五跖跗关节损伤，部分病例需要行跖跗关节成形术。成形术的方法有很多，可采用部分趾短伸肌填塞关节间隙，效果较肯定。具体做法是沿第四、五跖跗关节间纵向切开，显露的是趾短伸肌，将其向内侧拉开显露第四、五跖跗关节，去除骰骨远端及跖骨近端的关节面，造成约 5mm 的间隙，取趾短伸肌的外侧半，自其近端劈开，保留远端肌肉肌腱部分的连接，将肌瓣向下翻植入跖跗关节间隙。术中确认跖跗关节有活动且关节间隙被肌肉组织填满。

4．跖骨骨折的固定手术　可以切开显露骨折端后，直视下操作复位固定。部分第五跖骨基底骨折也可以进行闭合复位髓内固定，第五跖骨髓腔较细且弯曲，注意髓内固定螺钉的入点及方向。

5．闭合切口　一般都能在无张力下闭合切口，最好是在止血带下闭合切口，不必放置引流条及引流管。如果张力明显，需要考虑筋膜间室综合征的可能，必要时做减张口或使用 VSD 覆盖创面，待软组织条件改善后再闭合切口。切口缝合完成后，外敷料均匀加压包扎以减小血肿的形成，使用小腿前后石膏托将足踝固定于中立位。

6. **术后处理** 术后抬高患肢,可予以隔敷料及石膏冰敷。术后 3~4 天第一次打开敷料换药,过早换药会造成术区的加压效果不充分,容易形成血肿进而增加切口并发症的可能。对于软组织损伤不严重的病例,可以术后 2 周第一次打开敷料换药拆线。Lisfranc 损伤视术中固定稳定性,一般石膏固定 3~6 周,然后在充气行走靴保护下扶双拐部分负重。固定的克氏针要在术后 6~8 周取出。对于内固定病例,保守观点认为需要患足免负重到内固定物取出,一般 6 个月左右,但因生活不便导致患者难以严格遵从医嘱。建议患者可以谨慎负重,告知其有内固定物断裂残留体内风险的可能。对于跖跗关节融合的病例,术后 3 个月 CT 证实关节愈合后逐渐完全负重,融合的病例内固定物如果无症状不必取出。对于前足损伤病例,负重可以在术后 3~6 周,一般不必将内固定物取出,更强调足趾的功能康复训练。

六、预后

骨折与脱位的解剖复位是 Lisfranc 损伤切开复位内固定取得良好预后的关键因素。粉碎、陈旧及单纯韧带损伤病例切开复位内固定的结果可能不佳,对于这些患者,一期行第一、二、三跖跗关节关节融合术可能是一个较好的选择。获得前足损伤满意疗效的重点是判断手术指征;通常,在非手术治疗仍有脱位或是存在延迟愈合或不愈合可能时,选择手术治疗可能会带来更好的预后。

病例1 Lisfranc 损伤病例(经皮固定)

病历摘要

38 岁女性,19 天前从 1 米高处跌落扭伤右足,就诊于当地医院,X 线检查后诊断为软组织损伤,给予对症治疗。现因中足持续肿胀和负重时疼痛,就诊于我院门诊,体格检查:中足跗内侧可见足底瘀斑(图 6-1A),第一至第四跖骨基底压痛。X 线检查可见右侧第四跖骨基底无移位骨折,Lisfranc 关节小骨折片影(图 6-2),予以石膏固定,收入院手术治疗。术前完善 CT 检查诊断为第一、二、四跖骨基底骨折,内外侧楔骨骨折,内侧楔骨和第二跖跗基底间隙增宽(图 6-3A),第一、二跖骨基底间隙内可见小骨折片影(图 6-3B)。患者属于被漏诊的 Lisfranc 损伤,负重时仍有明显疼痛,有手术适应证。

图6-1 中足跖内侧可见足底瘀斑（A），在足背标记出第一、二、三跖骨基底和楔骨形态，标记出Lisfranc螺钉的方向和经皮钳夹复位的小切口

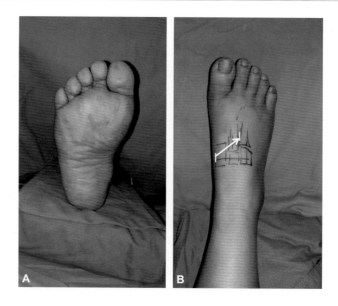

图6-2 足部正侧斜位片显示：第一、二跖骨基底间可见小骨折片影——fleck征（A，箭头所示），第四跖骨基底无移位骨折（C，箭头所示）

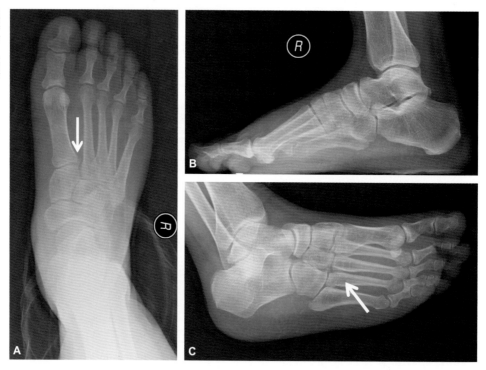

术前计划

根据X线和CT检查，可以确定存在第一、二列之间的不稳定，拟使用大巾钳经皮钳夹加压一、二列间隙后，使用螺钉固定内侧楔骨、中间楔骨和内侧楔骨、第二跖骨基底。但术中仍需在应力下透视，确定是否存在除上述两处外的不稳定。

手术操作

在体表标记出第一至第三跖跗关节和 Lisfranc 螺钉方向。在不同应力下透视检查 Lisfranc 关节稳定性，发现除第一、二跖骨基底间隙和第二跖跗关节不稳定外（图 6-4B，图 6-4E 和图 6-4F），第一跖跗关节也不稳定（图 6-4D和图 6-4F）。

螺钉固定顺序可以有不同的选择。本例患者首先固定内侧楔骨和第二跖骨基底间螺钉，即 Lisfranc 螺钉。根据足背标记在第二跖骨基底外侧和

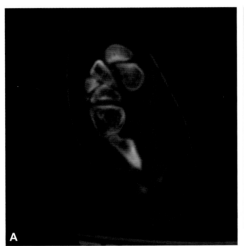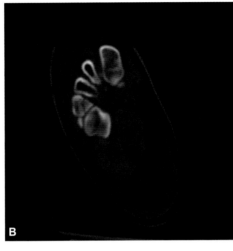

图 6-3　从背侧向跖侧 CT 扫描轴位片依次可见：内侧楔骨和第二跖跗基底间隙增宽（A），第一、二跖骨基底间隙内可见小骨折片影（B）

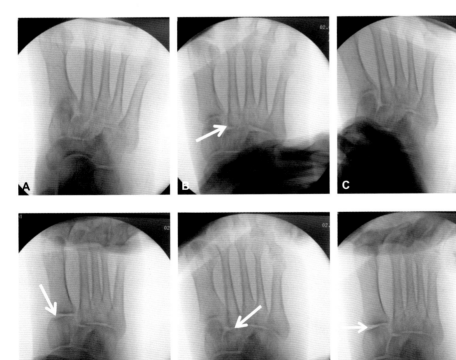

图 6-4　不同应力下透视检查 Lisfranc 关节稳定性，箭头所示为第一、二跖骨基底间隙增宽，第一、二跖跗关节不对合非应力相（A），外展应力（B），内收应力（C），外旋应力（D），内旋应力（E），外展外旋应力（F）

内侧楔骨表面做小切口，使用大巾钳经皮加压第一、二跖骨基底间隙恢复正常，透视下从内侧楔骨向第二跖骨基底拧入 Lisfranc 螺钉（图 6-5）。然后经同一切口拧入楔骨间螺钉（图 6-6B）。此时第一跖跗关节位置恢复正常，在距离第一跖跗关节远端 3cm 水平做小切口，钝性分离至骨面，拧入 3.5mm 螺钉固定第一跖跗关节（图 6-6C）。再次应力下透视检查外侧列稳定，未行第四跖骨基底骨折固定（图 6-7）。缝合切口（图 6-8）后石膏固定踝关节于中立位。如果骰骨第四、五跖骨关节存在不稳定，需要使用克氏针进行固定，术后 6 周取出。术后 CT 检查（图 6-9）证实骨折复位和螺钉固定位置满意。

病例特点

Lisfranc 损伤容易漏诊。本例患者在伤后 19 天仍有明显的中足肿胀和负重疼痛，提示不稳定明显。仔细查体和认真阅片是避免漏诊的必要条件。对于此类早期漏诊后未严格固定、限制负重的患者，建议选择手术治疗。

图 6-5　使用大巾钳经皮加压，使第一、二跖骨基底间隙恢复正常，透视下经皮用 3.5mm 直径钻头钻孔后，拧入皮质骨螺钉固定

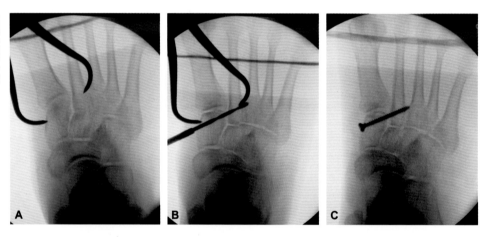

图 6-6　经皮从内侧楔骨横向拧入 1 枚 3.5mm 皮质骨螺钉固定至外侧楔骨，经皮从第一跖骨近端关节面以远 2~3cm 处拧入 1 枚 3.5mm 皮质骨螺钉固定至内侧楔骨

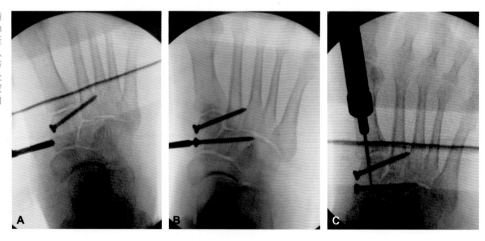

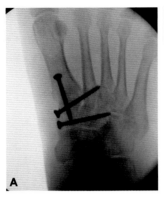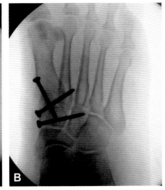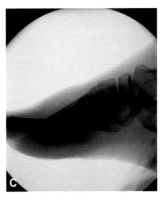

图6-7 透视足正（A）、斜（B）、侧（C）位片，观察内侧列跖跗关节复位，3枚螺钉位置良好；外侧列稳定，未行第四跖骨基底骨折固定

术中要根据应力下透视确定不稳定部位，然后使用大巾钳固定复位 Lisfranc 关节，依次固定不稳定的关节。由于第一、二列分离是本例患者损伤最明显的部位，且 Lisfranc 螺钉固定有一定难度，所以选择在透视下首先固定该枚螺钉，然后固定楔骨间螺钉和第一跖跗关节螺钉。在拧入第一跖跗关节螺钉时，要保证其与关节间隙之间有一定的距离，以免在螺钉拧入时出现背侧皮质劈裂影响固定稳定性。

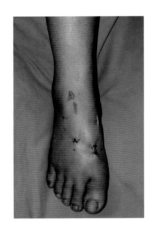

图6-8 缝合切口

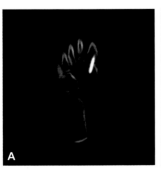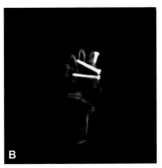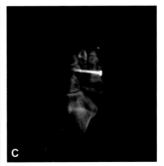

图6-9 从背侧（A）向跖侧（C）CT扫描轴位片依次可见第一、二列间隙恢复正常，3枚螺钉固定可靠

病例 2 1 枚螺钉固定内侧楔骨及第二、三跖骨基底

病历摘要

60 岁男性，10 天前从 0.5 米高处踩空落地，扭伤左足，自行冷敷，无法行走。伤后 5 天门诊行 X 线检查诊断为左侧 Lisfranc 损伤。体格检查未见神经血管损伤。足部正侧斜位 X 线片（图 6-10）显示第二、三跖骨基底粉碎性骨折，第四跖骨基底骨折（图 6-10C），第一、二跖骨基底间隙增宽，第二跖跗关节跖侧移位。Lisfranc 损伤骨折脱位明显，需要手术治疗。术前完善 CT 扫描（图 6-11~6-13），通过轴位、矢状位、冠状位片及三维重建图像显示第二至第四跖骨基底骨折、向背外侧脱位的第三跖跗关节及第一和第四跖跗关节对合欠佳。待软组织消肿，皮肤出现皱褶后手术。

术前计划

从三维重建图像（图 6-14）上可见跖跗关节骨折脱位以第二、三列最为明显，故选择以第二跖跗关节为中心做中足背侧入路（图 6-15A），术中需要注意保护背侧神经血管束，仔细探查显露第一、二、三跖跗关节间隙。

图 6-10　足部正侧斜位片显示：第二、三跖骨基底粉碎性骨折，第四跖骨基底骨折无移位（C），第一、二跖骨基底间隙增宽（A，箭头所示），第二跖跗关节损伤处向跖侧移位（B、C）（箭头所示）

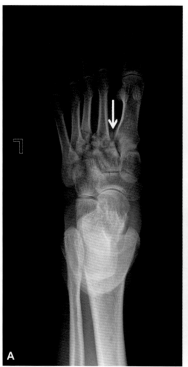
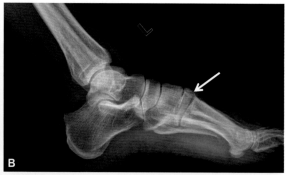
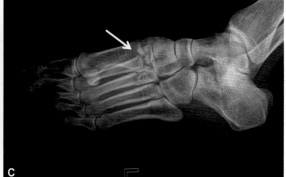

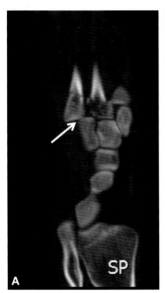
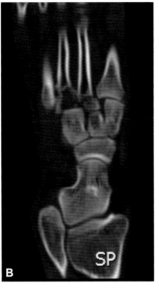
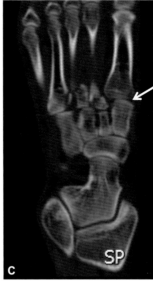

图 6-11 从背侧（A）向跖侧（C）CT 扫描轴位片依次可见：第三跖跗关节向外脱位，第二至第四跖骨基底骨折，第一跖跗关节对合欠佳

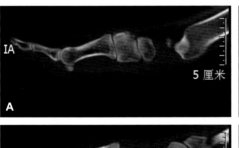
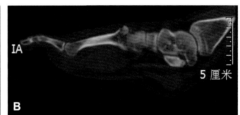
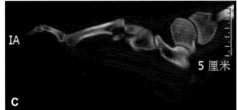
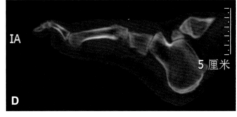

图 6-12 从内侧（A）向外侧（D）CT 扫描矢状位片依次可见：第一至第四跖跗关节可见，第二跖骨基底粉碎性骨折伴背侧半脱位（B），第三跖骨基底骨折背侧脱位（C）和第四跖骨基底骨折无移位与骰骨对合关系欠佳

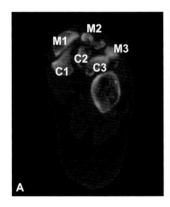
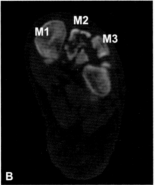
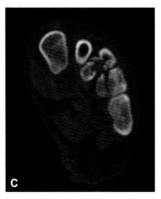

图 6-13 从近端向远端 CT 扫描冠状位片依次可见：内、中、外侧楔骨和第一、二、三跖骨基底及骨折粉碎切开（C1，内侧楔骨；C2，中间楔骨；C3，外侧楔骨；M1，第一跖骨；M2，第二跖骨；M3，第三跖骨）

图6-14 CT三维重建图像分别从背侧（A）、背外侧（B）和跖侧（C）显示跗跖关节骨折脱位情况，对手术计划设计有很好的参考价值

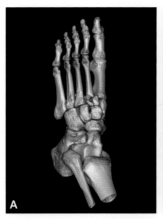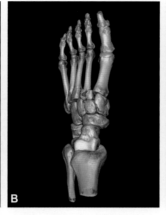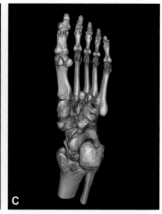

由于本例患者第二跖骨基底粉碎性骨折，需要注意在不增加骨折端粉碎程度的情况下恢复其长度，使用接骨板桥接固定。然后分别对楔骨间、跗跖关节间隙进行固定。

手术操作

以第二跗跖关节为中心做中足背侧入路（图6-15A），向内侧牵开踇短伸肌保护背侧神经血管束，显露第二跗跖关节间隙（图6-15B）。沿骨膜外分别向内外侧剥离显露第一、三跗跖关节间隙，探查发现：第二跖骨基底粉碎性骨折、内侧楔骨和中间楔骨间隙增宽、第三跗跖关节骨折伴背侧脱位、第一跗跖关节不稳定（图6-16）。

牵拉复位第二跖骨基底骨折长度后，克氏针临时固定（图6-17）。在第二跗跖关节背侧使用接骨板桥接固定骨折端和跗跖关节（图6-18A）；然后依次复位内侧楔骨和中间楔骨间隙及第一、三跗跖关节；使用螺钉固定内侧楔骨和第二、三跖骨基底及第一跗跖关节；再做外侧切口显露第四跗跖关节

图6-15 以第二跗跖关节为中心做中足背侧入路（A），用拉钩向内侧牵开踇短伸肌（B，箭头所示），保护背侧神经血管束，显露第二跗跖关节间隙（镊子所指为第二跖骨基底骨折端）

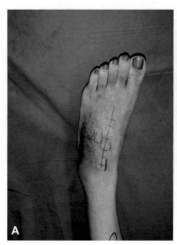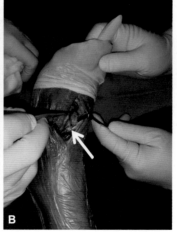

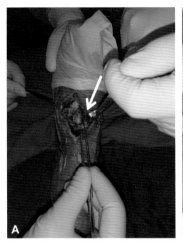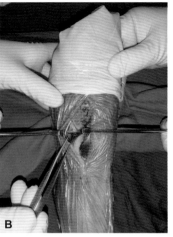

图 6-16　继续向内剥离，可见内侧楔骨和中间楔骨间隙（图A镊子所指）轻微增宽，在内侧楔骨内侧插入一把小尖撬向内拉开神经血管束（图A箭头所示，内侧拉钩深层）。向外剥离显露第二跖骨基底骨折远端（图A外侧拉钩深层为跖骨干）。向外剥离，经趾长伸肌进入显露向背侧脱位的第三跖跗关节（图B镊子所指）

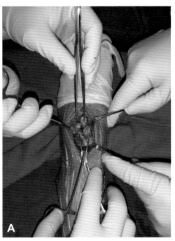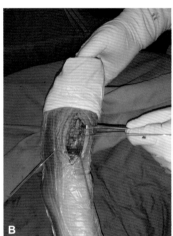

图 6-17　彻底显露第二跖骨基底骨折的远端（图A镊子所示）和近端（图A钳子尖所示），解剖复位后克氏针临时固定（B）。再依次复位内侧、中间楔骨间隙，第一、三跖跗关节

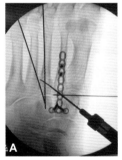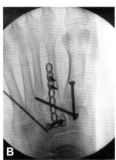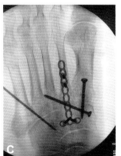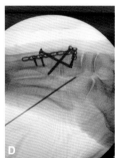

图 6-18　第二跖跗关节使用背侧桥接接骨板固定；从内侧楔骨向第三跖骨基底拧入1枚位置螺钉，达到内侧、中间楔骨间隙和第三跖跗关节的固定；经皮拧入1枚螺钉固定第一跖跗关节。经外侧切口显露第四跖跗关节间隙，复位后用1枚克氏针固定，固定完成透视确认各跖跗关节复位和固定满意

间隙，复位后用1枚克氏针固定。术毕透视足正侧斜位片，验证骨折复位固定效果满意后冲洗缝合切口，小腿前后托固定踝关节于中立位（图6-19）。术后复查CT（图6-20~6-23）多平面判断各跖跗关节复位固定满意。术后6周取出克氏针，复查X线片关节间隙维持良好（图6-24）。

图 6-19　冲洗缝合切口（A）后使用小腿前后托固定（B），以利软组织恢复

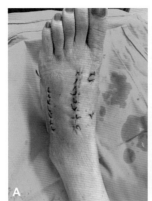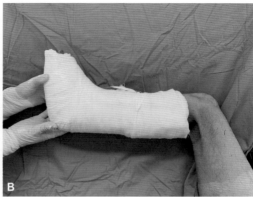

图 6-20　从背侧（A）向跖侧（C）CT扫描轴位片依次可见第一至第四跖跗关节复位固定情况，注意从内侧楔骨至第三跖骨基底螺钉固定方向

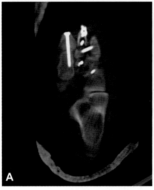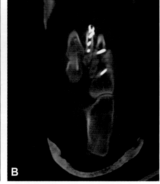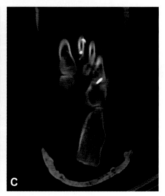

图 6-21　从内侧（A）向外侧（D）CT扫描矢状位片依次可见第一至第四跖跗关节均得到解剖复位和良好固定

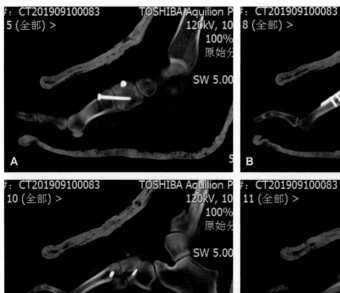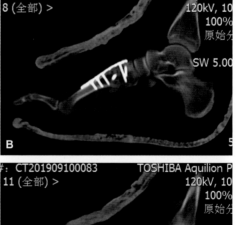

病例特点

Lisfranc 损伤容易漏诊，本例患者在伤后 5 天无法行走时方就诊于医院门诊即说明了问题。本例 Lisfranc 损伤的特点在于：①第二跖骨基底粉碎性骨折，术中首先要完全恢复第二跖骨的长度并使用接骨板螺钉桥接固定。在这一步的处理中要尽量减少对基底 4 个骨折块的软组织剥离，通过牵拉达到解剖复位；②第三跖跗关节骨折脱位虽然也可以使用接骨板螺钉固定，但对软组织的剥离会更大。虽然第三跖骨骨干与干骺端之间骨折线无移位，而且第三跖骨基底本身也骨折成背跖侧两个骨折块，但背侧骨折块较大，通过 1 枚螺钉从内侧楔骨固定到第二、三跖骨基底，即可获得内侧三列之间的稳定固定。术中注意螺钉的固定方向至关重要，需要在直视下确认钻头从第三跖骨基底钻出，并透视螺钉的位置（图 6-18A）。

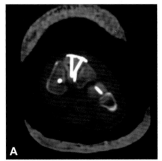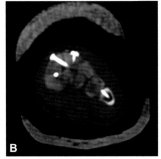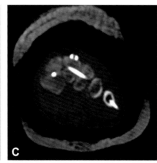

图 6-22 从近端（A）向远端（C）CT 扫描冠状位片依次可见：楔骨间间隙和跖骨基底间间隙均获得解剖复位

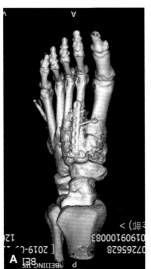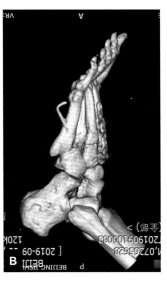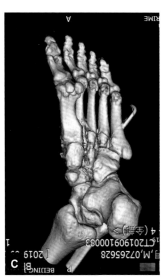

图 6-23 CT 三维重建图像从多角度观察第二、三跖跗关节复位情况

图6-24 术后6周取出克氏针后复查足部正侧斜位片，骨折脱位固定良好。跖骨基底骨折线模糊

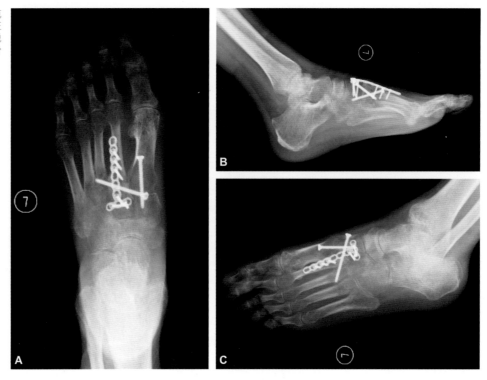

病例3 Lisfranc 陈旧性损伤，第二和第三跖跗关节一期融合

病历摘要

58岁女性，25天前摔伤致右足肿痛，外院拍片示第二跖骨骨折，Lisfranc损伤（图6-25），行石膏外固定治疗。体格检查：患足轻微肿胀，中足内侧皮肤结痂，中足跖侧瘀斑（图6-26）。第二、三跖跗关节压痛明显，第四、五跖跗关节有压痛，第一跖跗关节无压痛。双侧足部正、侧、斜位片对比：右侧第二、三跖跗关节对位欠佳，第二跖骨颈骨折并移位（图6-27）。CT检查（图6-28）可见第二、三跖跗关节脱位，合并第二、三跖骨基底部位骨折，第四跖跗关节半脱位。诊断：右足Lisfranc损伤，第二跖骨颈骨折。

术前计划

手术适应证：患者中老年女性，Lisfranc损伤3周余，有跖跗关节脱位，非手术治疗预期效果欠佳。

手术方案：本例跖跗关节损伤患者年龄58岁，伤后已3周，切开复位

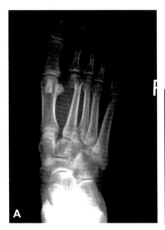
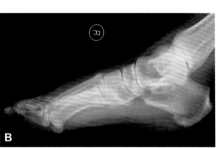
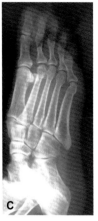

图 6-25 右足正位片（A），可见第一、二跖跗关节间隙增大，第二跖骨颈骨折移位。右足侧位片（B）。右足斜位片（C），可见第三、五跖跗关节关系异常，第二跖骨颈骨折

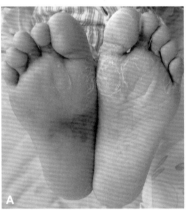
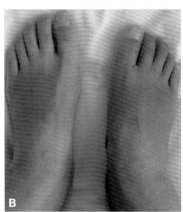

图 6-26 可见中足足底瘀斑（A），中足内侧皮肤结痂（B）

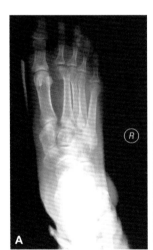
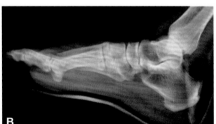
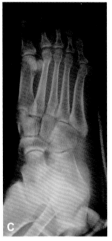

图 6-27 正位片（A），可见第一、二跖跗关节间隙异常，第二跖骨颈骨折移位侧位片（B），可见跖跗关节向背侧脱位，斜位片（C），对损伤显示不清

内固定和一期关节融合这两种方法各有利弊，ORIF 术后免负重时间较长，去除内固定后关节残留疼痛可能性大。一期关节融合术后大约 3 个月恢复负重，且不必担心术后关节疼痛问题；融合术后所丧失的跖跗关节活动度对患者生活影响不大。术前检查未见第一跖跗关节损伤表现，术中需要检查关节稳定性决定是否进行固定。手术入路：选择足背第二、三跖跗关节间纵切口，第四、五跖跗关节闭合复位后克氏针固定。

手术操作

在足背动脉外侧做中足背侧入路，纵切口显露第一至第三跖跗关节背侧。首先探查：第一跖跗关节稳定，关节囊无破损，第二、三跖跗关节脱位，背侧韧带断裂（图 6-29A）。按照术前计划行第二、三跖跗关节融合术。显露第二、三跖跗关节面软骨并去除（图 6-29B）。复位第二、三跖跗关节后克氏针临时固定，第四、五跖跗关节闭合复位后克氏针固定，透视确

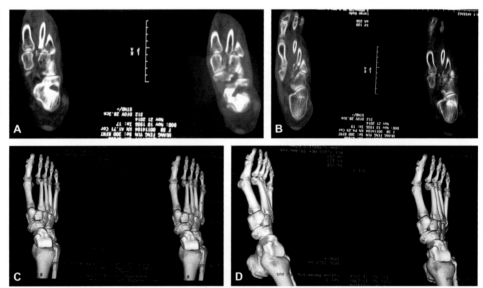

图 6-28　横断面 CT 检查可见第一跖跗关节对位好（A、B），第二、三跖跗关节骨折脱位，第二、三跖骨基底骨折，CT 三维重建（C、D）可见第一、二跖骨间隙增宽，第二跖骨颈骨折

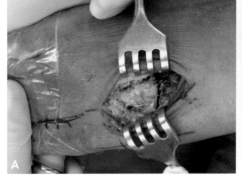
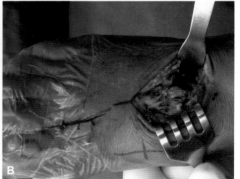

图 6-29　可见第二、三跖跗关节脱位，Lisfranc 背侧韧带断裂（A），去除二、三跖跗关节面软骨（B）

认跗跖关节复位满意（图 6-30C）。第二跗跖关节背侧接骨板固定，第三跗
跖关节空心钉固定，自内侧楔骨至第二跖骨基底以 1 枚空心钉导针固定，
术中透视确认内固定钉板及导针位置好（图 6-30D）。选择合适长度空心钉
经皮自内侧楔骨至第二跖骨基底固定。第二跖骨骨折交叉克氏针固定（图
6-30E）。

术后小腿前后石膏托固定踝关节于中立位，拍片示跗跖关节融合位置
满意（如图 6-6F～图 6-8H）。石膏固定 6 周后，更换为行走靴部分负重
行走，至完全负重。术后 1 年随访，患足无疼痛，生活及爬山等运动无受
限。体格检查：足部力线好，各跗跖关节无压痛。X 线片及 CT 扫描显示足
部力线正常，第二、三跗跖关节融合，第一跗跖关节无退变（图 6-31）。

病例特点

本例患者为 Lisfranc 脱位合并第二跖骨颈骨折，具有中足跖侧瘀斑这
个典型的 Lisfranc 损伤体征，保守治疗未能复位跗跖关节脱位。患者为中
老年女性，Lisfranc 伤后时间较长。选择治疗方案的争议点在于：①选择
ORIF 还是融合脱位的 Lisfranc 关节；②第一跗跖关节是否需要处理。作者
的治疗思路是：关节融合效果确切，可以较早负重活动，尤其对于陈旧性病
例，相对更有优势。第一跗跖关节处理与否，要精确判断损伤情况。查体
及影像学检查虽然可以提供信息，但最终要在术中探查第一跗跖关节损伤

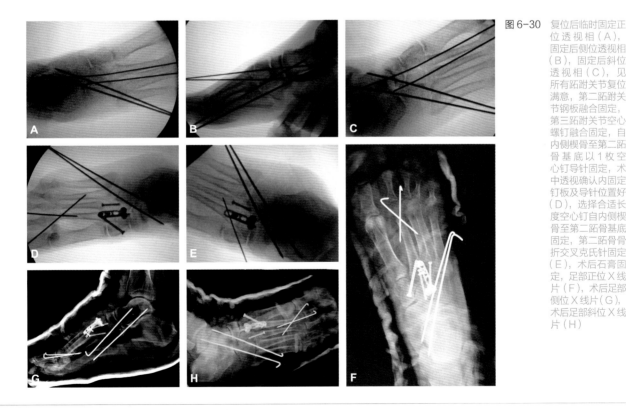

图 6-30 复位后临时固定正位透视相（A），固定后侧位透视相（B），固定后斜位透视相（C），见所有跗跖关节复位满意，第二跗跖关节钢板融合固定，第三跗跖关节空心螺钉融合固定，自内侧楔骨至第二跖骨基底以 1 枚空心钉导针固定，术中透视确认内固定钉板及导针位置好（D），选择合适长度空心钉自内侧楔骨至第二跖骨基底固定，第二跖骨骨折交叉克氏针固定（E），术后石膏固定，足部正位 X 线片（F），术后足部侧位 X 线片（G），术后足部斜位 X 线片（H）

情况。术中未见第一跖跗关节损伤，所以未予处理，保留正常的第一跖跗关节。患者术后1年随访预后效果较好，行走无疼痛，第二、三跖跗关节融合好。术后6年电话随访，患者对功能结果满意，静息盘腿坐偶感酸胀不适，行走3km或60分钟无困难，可以进行自己喜爱的娱乐活动（爬山），负重行走无疼痛。

图6-31 术后1年正位相（A），可见第二、三跖跗关节愈合，第一跖跗关节无退变，第二跖骨颈骨折愈合好，术后1年侧位相（B），术后1年斜位相（C），术后横断位CT（D、E、F）扫描可见第二、三跖跗关节愈合，第一跖跗关节无退变，矢状位（G、H）可见关节融合愈合良好，冠状位（I）可见第一至第五列相对位置好，三维重建CT（J）可见各骨对位好

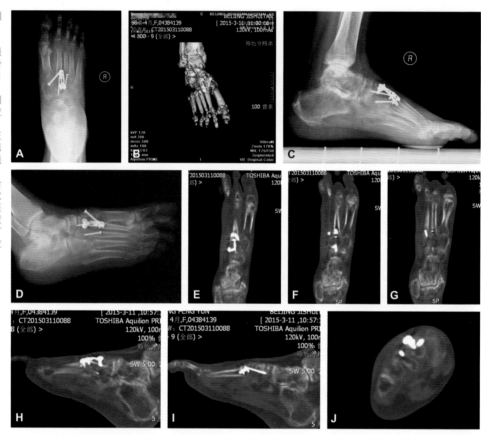

病例4 陈旧性损伤病例，第二、三跖跗关节融合，内侧楔骨到第二跖骨的Lisfranc螺钉断钉）

病历摘要

56岁男性，左足扭伤肿痛不适2个月，既往有精神病史。查体，患足肿胀，压痛，X线片示跖跗关节脱位（图6-32A~C）。CT示跖跗关节脱位（图6-32D~F）。

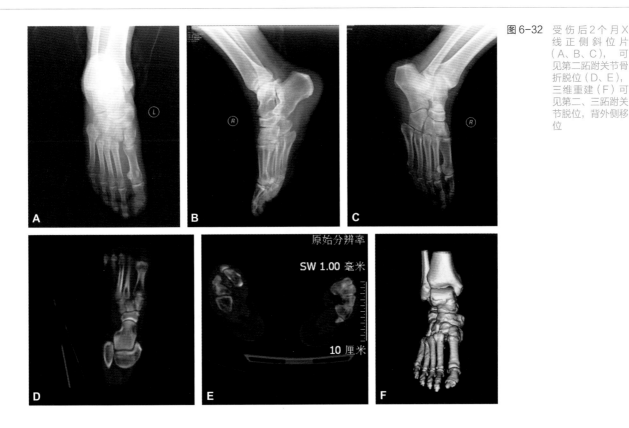

图6-32 受伤后2个月X线正侧斜位片（A、B、C），可见第二跖跗关节骨折脱位（D、E），三维重建（F）可见第二、三跖跗关节脱位，背外侧移位

术前计划

手术适应证：患者既往有精神病史；Lisfranc 损伤后2个月，足部疼痛，非手术治疗不能缓解症状，有明确手术指征。

病例分析：患者 Lisfranc 陈旧性损伤，关节脱位严重，患有精神疾病，术后依从性差，如选择切开复位内固定远期效果差，关节融合手术结果肯定，固定方法可以选用螺钉＋钢板固定。

手术操作

取足背第二、三跖跗关节间入路，显露损伤的第二、三跖跗关节，去除关节面关节软骨，鱼鳞化软骨下骨并用钻头在关节钻孔若干以产生部分骨屑促进愈合，依次复位、螺钉固定第二、三跖跗关节并融合，以钢板加强固定第二跖跗关节（图6-33）。

术后定期复查，监测关节融合及恢复情况。复查可见，术后3个月内侧楔骨至第二跖骨基底的固定螺钉断裂（图6-34），但关节间隙正常，第二、三跖跗关节融合牢固，患足无明显不适，对生活无影响。术后6个月复查，患者无不适主诉，查体力线好，无压痛，X线片见第二、三跖跗关节愈合好（图6-35）。

病例特点

本例患者的治疗过程存在以下特点：①陈旧性损伤；②患者有精神疾病，依从性差；③第二、三跖跗关节脱位；④术中选择二、三跖跗关节融合；⑤术后3个月患者固定内侧楔骨与第二跖骨间的Lisfranc螺钉断裂，印证患者依从性差。综上所述，对于陈旧性Lisfranc损伤患者，非手术治疗无效，可给予第二、三跖跗关节一期融合；应注意内侧楔骨至第二跖骨基底的固定螺钉有断裂可能。

图6-33　术中钳夹第一、二跖跗关节，位置满意后，克氏针临时固定，正侧斜位显示（A、B、C）。螺钉固定内侧楔骨与第二跖骨，融合固定第二、三跖跗关节（D、E、F）。术中用钢板加强固定第二跖跗关节，正侧斜位透视（G、H、I）

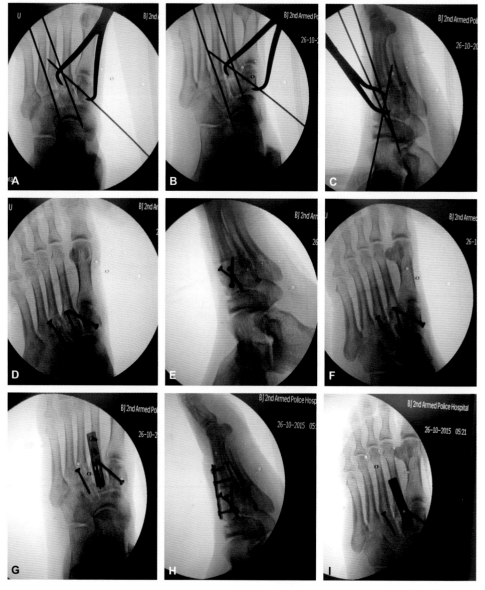

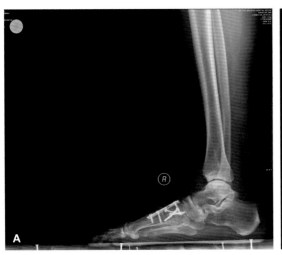
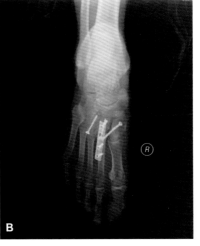

图 6-34 术后 3 个月复查见，内侧楔骨与第二跖骨间螺钉断裂，提示存在微动，但间隙正常

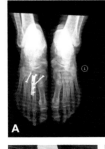
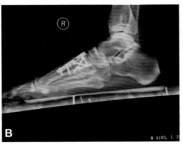
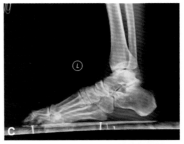
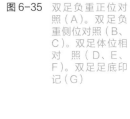
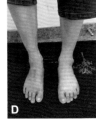
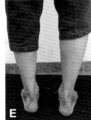
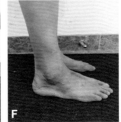
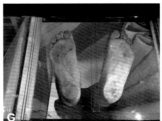

图 6-35 双足负重正位对照（A）。双足负重侧位对照（B、C）。双足体位相对照（D、E、F）。双足足底印记（G）

病例 5 复杂 Lisfranc 病例（合并舟楔关节骨折脱位）：切开复位内固定

病历摘要

36 岁女性，1 天前被轿车撞倒，伤后右足疼痛、肿胀、负重不能。体格检查：右足肿胀明显，可见大面积瘀斑，中足内侧可见张力性水泡（图 6-36）。触诊可及中足部压痛，各足趾活动好，皮肤感觉正常，末梢血运佳。足正斜位 X 线片可见内侧楔骨骨折，舟楔关节脱位，第二至第五跖跗关节脱位，骰骨骨折，跟骰关节半脱位（图 6-37A）。CT 可见内侧楔骨骨

折、舟楔关节脱位，第二跖跗关节脱位，外侧楔骨骨折，第四、五跖跗关节脱位，骰骨骨折，跟骰关节半脱位；第一、三跖跗关节未见脱位（图6-37B~F）。诊断：Lisfranc损伤（Myerson分型C2型），舟楔关节骨折脱位，跟骰关节骨折半脱位（右）。

术前计划

损伤机制：患者第一列损伤为内侧楔骨骨折及舟楔关节脱位，第二列损伤为跖跗关节脱位，第三列损伤为外侧楔骨骨折移位，外侧列损伤表现为第四、五跖跗关节脱位，骰骨粉碎性骨折合并跟骰关节半脱位。骨折脱位以远端部分向近端和背侧移位为主，表现为典型的Myerson分型C2型损伤，属于高能量损伤，要注意可能出现足筋膜间室综合征等问题。

治疗原则：遵循骨关节损伤的手术原则，首先复位关节脱位，其次恢

图6-36　右足肿胀明显，可见大面积瘀斑，第一跖跗关节内侧可见张力性水泡，前中足向内移位

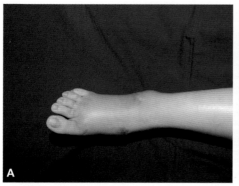
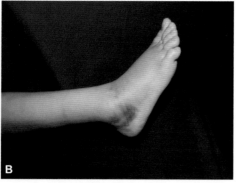

图6-37　X线片（A）见右楔骨粉碎性骨折，跖跗关节骨折脱位，骰骨粉碎性骨折。CT（B）示内侧楔骨粉碎性骨折，内侧舟楔关节脱位。CT（C）示中间楔骨骨折，舟楔关节脱位，骰骨粉碎性骨折。CT（D）见骰骨粉碎性骨折，骰骨远端关节面破坏。CT三维重建（E）提示右内侧、外侧、中间楔骨粉碎性骨折，跖跗关节骨折脱位，骰骨粉碎性骨折，跟骰关节半脱位。CT三维重建（F）提示骰骨粉碎性骨折，跟骰关节半脱位，外侧楔骨骨折，明显移位，第三跖跗关节对合良好

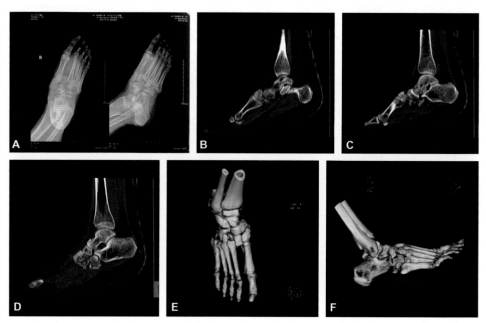

复力线及长度，最后复位移位骨折。本例患者要先复位内侧舟楔关节和第二至五跗跖关节。其次要在牵引前足恢复足整体长度的前提下，控制第一跖骨内收外展及跖屈背伸位置，恢复其力线。脱位、力线和长度恢复后，可简化骨折块的复位；此时即使无法解剖复位每一个骨折块，最终结果也是可以接受的。对于粉碎性骨折块，要注意保护骨折块血供，以达到功能复位，不应追求每个骨块的解剖复位。当关节面损伤严重时，创伤性关节炎可能难以避免，可以一期融合受累关节。

手术入路和固定选择：分别以第二、四跗跖关节为中心做背侧入路显露，内侧楔骨粉碎性骨折合并舟楔关节脱位，可选择接骨板螺钉固定第一列，外侧柱使用克氏针固定，中间柱根据具体情况选择接骨板或螺钉固定。

手术操作

以第二跗跖关节为中心在足背动脉内侧做中足背侧纵切口。切开皮肤，保护血管神经束，在其内侧进入显露内侧楔骨骨折及第二跗跖关节脱位；在血管神经束的外侧显露外侧楔骨骨折及第三跗跖关节（图6-38A~D）。以第四跖骨基底为中心做中足背外侧切口显露骰骨第四、五骨关节。清理骨折端及脱位的关节间隙，牵引下首先复位舟骨内侧楔骨关节及第二、四、五跗跖关节，控制第一列的内收/外展、跖屈/背伸。关节脱位复位后，为内侧楔骨和外侧楔骨骨折预留空间，简化粉碎性骨折端的复位。如前所述，对粉碎性骨折块复位不必追求全部解剖复位，但要尽量恢复脱位及力线和长度。直视下复位关节脱位、力线及长度满意后，所有关节以克氏针固定复位，透视确认复位满意（图6-38E~G）。接骨板螺钉桥接固定第一跖列，第二跗跖关节的脱位也用钢板固定，相比于螺钉固定更稳定且可减少对关节面的损伤。第四、五跗跖关节及骰骨维持克氏针固定，透视确认复位固定好（图6-38H，图6-38I）。术后复查足正侧斜位X线片，各跖列位置和固定满意（图6-39）。

术后小腿前后石膏托固定踝关节于中立位，术后6周拍片见足部各骨位置好（图6-40），拔除克氏针，免负重关节活动。术后8周穿行走靴部分负重行走，术后12周完全负重行走。术后7个月患足有轻度不适，查体见力线好（图6-41A~E），X线见关节对位好，骨折愈合，内固定物无断裂，有部分关节退变表现（图6-41F，图6-41G），行内固定物取出术（图6-41H）。内固定物取出术后4个月复查，患足仍有轻度不适，但完全恢复日常生活及工作，各关节活动好，足弓略高。足弓略高是足部创伤后常见的畸形，需要加强足踝部的康复训练。X线示足部关节对位好，骨折已愈合，内侧舟楔关节、第一跗跖关节等部分关节有轻微退变表现（图6-42），考虑

图 6-38　在足背动脉内侧以第二跖趾关节为中心做纵切口，可见内侧、中间楔骨粉碎性骨折，碎骨块分离，第二跖骨基底部向跖侧移位，中间楔骨远端关节软骨碎裂，局部软组织挫伤严重（A）。以第二跖趾关节为中心做纵切口，可见内侧、中间楔骨粉碎性骨折，碎骨块分离，第二跖骨基底部向跖侧移位，中间楔骨远端关节软骨碎裂，局部软组织挫伤严重（B）。内侧楔骨粉碎性骨折，关节面破坏，内侧舟楔关节脱位（C）。第一跖趾关节本身无脱位（D）。直视下复位各骨折脱位并予克氏针固定后，术中透视正位片见内侧、中间楔骨骨折对位好，各 Lisfranc 关节对位好（E）。术中透视斜位片内侧、中间楔骨骨折对位良好，Lisfranc、Chopart 关节对位好（F）。术中透视侧位片：第一跖趾关节、距舟关节、跟骰关节对位好，克氏针位置恰当（G）。内侧跖列从距骨至第一跖骨以钢板桥接固定，第二跖趾关节以钢板固定。术中透视正位片见 Lisfranc 关节及各骨位置好，钢板位置好（H）。术中透视侧位片钢板、克氏针位置恰当，固定可靠（I）

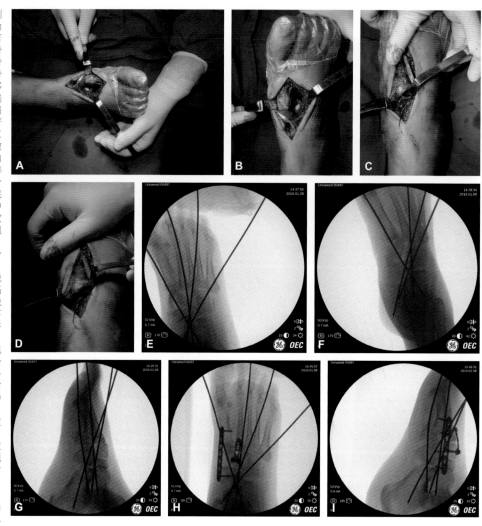

图 6-39　术后 X 线片见骨折对位良好，跖趾关节对合良好，距舟关节、跟骰关节对合良好

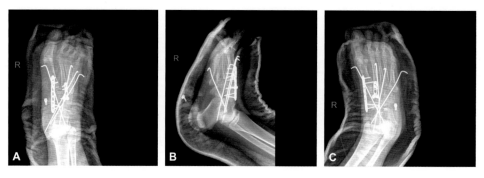

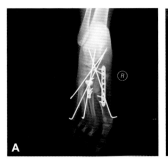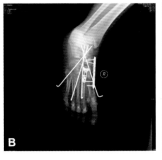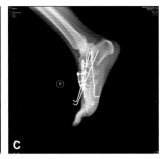

图 6-40　术后 6 周 X 线片见骨折对位良好，跖跗关节对合良好，距舟关节、跟骰关节对合良好

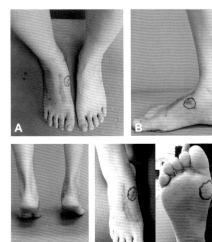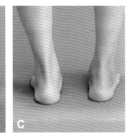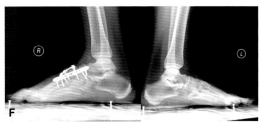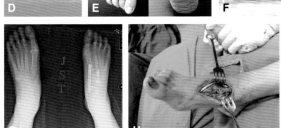

图 6-41　术后 7 个月，足部外观同健侧（A）。足部外观无明显变化，两侧足弓基本相似（B）。后足力线基本正常（C）。双足提踵基本正常（D）。长距离行走时仍感第一跖趾关节背侧及第一跖骨头跖侧酸痛，休息后可缓解（E）。X 线双足负重侧位片（F、G）见骨折已愈合，部分关节有骨赘形成，和健肢对比，足弓略增高。内固定未见松动断裂。取内固定术中见骨质疏松，跖趾关节及舟楔关节周围大量结缔组织增生（H）

与损伤程度有关，患者对治疗结果较满意。

病例特点

本例 Lisfranc 关节损伤属于 Myerson 分型 C2 型，是高能量损伤；内侧柱为内侧楔骨骨折脱位，外侧柱为骰骨骨折跟骰关节半脱位。根据 X 线片骨折脱位方向，明确损伤机制是直接暴力还是轴向或剪切应力，尽量分析受力方向。术中首先复位关节脱位，其次恢复力线及长度，之后复位骨折，能简化手术操作，效果较好。患者术后出现轻微高弓足，是足部创伤后常见畸形，术后要加强康复训练以预防轻微高弓足。

图6-42 内固定取出后4个月，X线双足负重正位片（A）示骨折已愈合，第一、二跖趾关节和跟骰关节退变，有骨赘形成。右侧前足无内收外展畸形。X线双足负重侧位片（B）示骨折已愈合，部分关节退变，有骨赘形成。足弓略高

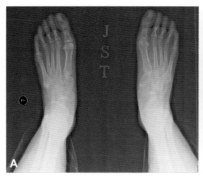
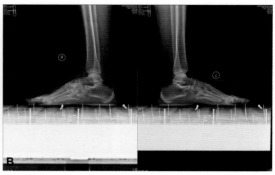

病例6 第五跖骨基底Ⅰ区骨折病例（外侧钩板固定）

病历摘要

32岁女性，9天前下楼梯时左足扭伤，致左足肿痛活动受限，于当地医院行X线检查诊断为左侧第五跖骨基底骨折，给予对症治疗。为进一步治疗来我院就诊。体格检查足部轻微肿胀，未见神经血管损伤。足部正侧斜位X线片显示第五跖骨基底骨折（图6-43），累及骰骨第五跖骨关节面，骨折端移位较大。该例骨折属于第五跖骨基底Ⅰ区骨折，移位超过5mm，累及关节面，有手术适应证。CT扫描确认为关节内简单骨折（图6-44）。

图6-43 足部正侧斜位片示第五跖骨基底骨折，累及关节面，移位超过5mm

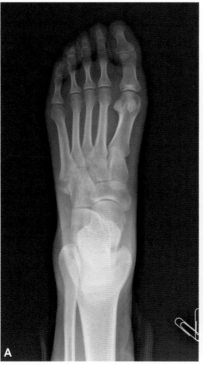
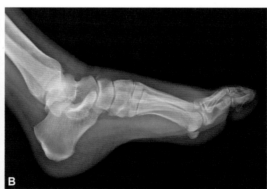
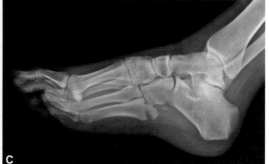

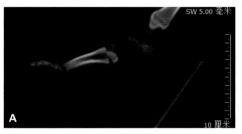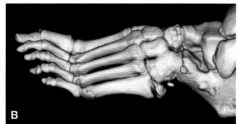

图6-44 足部CT可见移位的基底简单骨折累及关节面

术前计划

以骰骨第五跖骨关节为中心做中足背外侧入路，术中需要保护腓肠神经远端分支。显露第五跖跗关节间隙和骨折端后复位固定。由于骨块较小，需要使用克氏针张力带固定或接骨板螺钉固定。

手术操作

于第五跖骨基底表面做背外侧切口（图6-45A），保护腓肠神经远端分支和伴行静脉（图6-45B）。显露止于基底的腓骨短肌腱和第三腓骨肌腱（图6-46B），显露骰骨第五跖骨关节间隙。清理骨折端血肿后复位，1枚2.7mm螺钉固定后，钩状接骨板螺钉固定（图6-46A）。透视证实关节面复位平整，固定可靠（图6-47）。

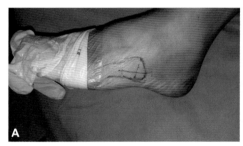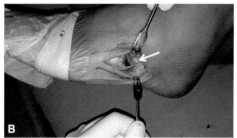

图6-45 在第五跖骨基底表面做切口（A），注意保护腓肠神经远端分支和伴行静脉（图B箭头所示）

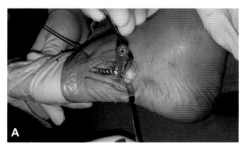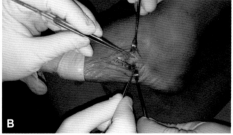

图6-46 复位后克氏针临时固定，外侧使用钩状接骨板螺钉固定（A）。注意（B）箭头所示为止于第五跖骨基底的第三腓骨肌腱和腓骨短肌腱

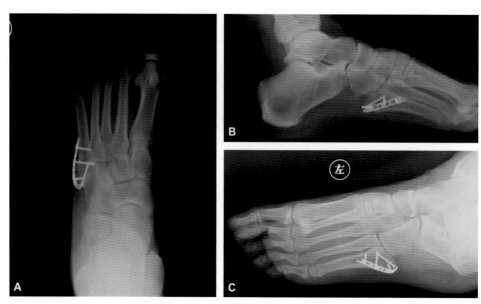

图 6-47 术后足正侧斜位片可见骨折复位固定情况，关节面平整

病例特点

对于第五跖骨基底 I 区骨折，当骨折移位大于 2mm 或累及关节面时，有手术指征。由于近端骨折块较小，且有肌腱附着，单纯使用 1 枚螺钉固定稳定性不足，需要结合克氏针张力带固定或迷你接骨板螺钉固定。

病例 7 第五跖骨基底骨折（II 区）

病历摘要

44 岁男性，在不平地面行走时，左足踩踏到台阶后，外翻位扭伤左足，听到响声，继续行走后疼痛逐渐加重。就诊于急诊，体格检查：左中足外侧稍肿伴瘀斑，第五跖骨基底局部压痛。X 线片可见第五跖骨基底骨折（AO/OTA 87.5.1.A），骨折移位轻微，骨折线位于骨干干骺端交界区（图 6-48）。给予小腿石膏后托制动。骨折处于干骺端与骨干血供的交界区，属于血供相对不良的位置，与患者沟通后决定手术治疗。

术前计划

手术适应证：虽然采取严格制动、石膏固定等非手术治疗骨折也可愈合，但该骨折处于血供较差部位，存在延迟愈合或不愈合可能。患者第一跖骨短缩明显，可能存在前足源性后足内翻和足外侧负重增加的问题。手术内固定可能改善愈合率。

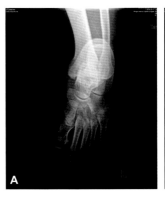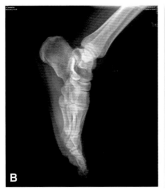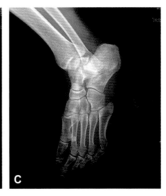

图 6-48 足正侧斜位 X 线片示第五跖骨基底骨折线移位轻微，骨折线位于骨干与干骺端交界区，注意第一跖骨长度过短

手术计划：经皮螺钉内固定手术创伤小，不会加剧骨折端血供破坏，可增加局部稳定性。

手术操作

体表标记出第五跖骨基底和骨干走向，在透视引导下钻入直径 4mm 空心钉导针（图 6-49），足正侧斜位透视证实导针位置良好（图 6-50）。使用 15# 刀片做小切口后，使用空心钉钻头扩髓，拧入合适长度空心钉直至与对侧皮质接触，继续拧入数圈以更好地加压骨折端（图 6-51）。缝合切口后石膏托固定踝关节于中立位。如果没有空心钉器械，也可以选择拉力螺钉经皮固定。首先使用 4mm 直径钻头在干骺端钻出滑动孔，然后更换钻头导向器，再使用 2.5mm 直径钻头在骨干部钻孔直至钻头接触到对侧皮质。测深后选择合适长度螺钉拧入加压固定骨折端。

患者术后 6 周内不负重，术后 3 个月完全负重，术后 6 个月 X 线片显示骨折愈合良好（图 6-52）。

病例特点

①骨折原因分析：患者存在第一跖骨长度过短的解剖学特点，存在前

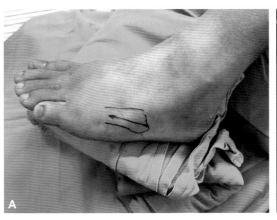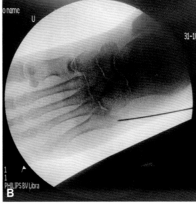

图 6-49 术中体表标记第五跖骨基底形态和空心钉导针方向（A），透视下定位导针入点（B）

图 6-50 经皮钻入导针后，透视足正侧斜位片，证实导针位置良好

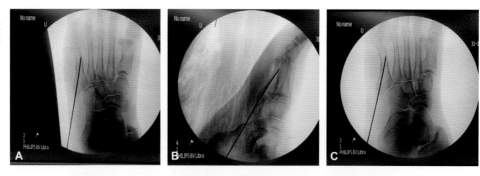

图 6-51 经皮小切口拧入空心钉后再次透视足正侧斜位片，可见空心钉长度合适

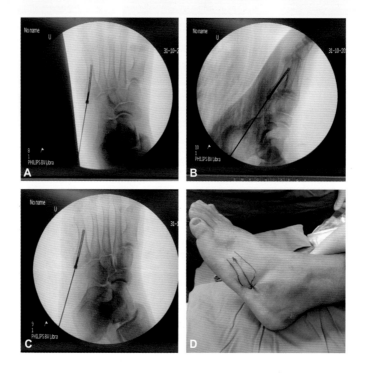

图 6-52 术后 6 个月复查足正侧斜位片可见骨折愈合良好

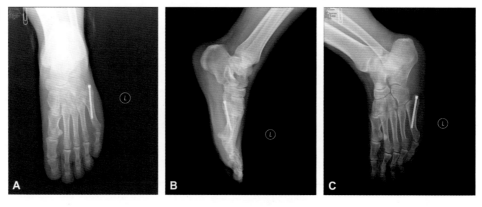

足源性后足内翻和足外侧负重过大的生物力学基础。在行走于不平地面这一轻微损伤暴力的作用下造成骨折；②固定选择：使用空心钉钻头扩髓本身有刺激骨内膜的作用，同时所产生的骨屑对局部有一定的植骨作用。经皮螺钉固定不显露骨折端，不会进一步破坏骨折端血供，所以通常不需要植骨。

病例8　第五跖骨应力性骨折

运动员，非手术治疗无效，髓内加髓外固定

病历摘要

21 岁男性，职业篮球运动员，半年前训练时致左足第五跖骨骨折，石膏外固定 1 个月后逐渐恢复运动。1 个月前运动时左足再次疼痛，活动受限，X 线检查后诊断为左足第五跖骨骨折。患者日常生活及行走时无疼痛，但运动时疼痛，难以完成训练及比赛。体格检查：外形正常（图 6-53A，图 6-53B），第五跖骨基底压痛，神经血管肌力正常。X 线检查：第五跖骨骨干干骺端交界处骨折不愈合，骨折端硬化（图 6-53C，图 6-53D）。CT 检查：第五跖骨骨干干骺端交界处骨折不愈合，骨折端硬化（图 6-53E~G）。

术前计划

损伤机制：年轻职业篮球运动员，长期超负荷运动，导致足部外侧负荷过重发生第五跖骨疲劳骨折，非手术治疗时间不足。

手术适应证：非手术治疗耗时长且预后不确定，影响运动生涯，考虑手术治疗。排除足部力线和肌力异常，选择手术固定。

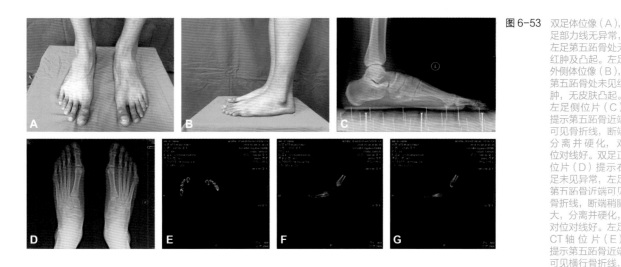

图 6-53　双足体位像（A），足部力线无异常，左足第五跖骨处无红肿及凸起。左足外侧体位像（B），第五跖骨处未见红肿，无皮肤凸起。左足侧位片（C）提示第五跖骨近端可见骨折线，断端分离并硬化，对位对线好。双足正位片（D）提示右足未见异常，左足第五跖骨近端可见骨折线，断端稍膨大，分离并硬化，对位对线好。左足 CT 轴位片（E）提示第五跖骨近端可见横行骨折线，断端硬化未愈合。左足矢状位 CT（F）提示第五跖骨近端骨折，断端无移位，断端硬化未见愈合。左足矢状位 CT（G）提示第五跖骨近端骨折，断端无移位，断端硬化未见愈合

固定选择：新鲜骨折常用手术方式为闭合复位经皮螺钉固定，患者为职业篮球运动员，局部应力大，为尽早恢复比赛，选择髓内螺钉加接骨板固定，局部植骨加强。

手术操作

以骨折端为中心做第五跖骨背侧切口，逐层切开暴露骨折端（图6-54A）。清除骨折端硬化及纤维结缔组织，判断骨缺损情况（图6-54B）。在同侧髂骨上取松质骨骨块备用（图6-54C，图6-54D）。复位骨折，由基底部沿髓腔打入1枚导针，松质骨植入骨折端，拧入长85mm、直径6.5mm无头空心钉固定（图6-54E，图6-54F）。第五跖骨接骨板加强固定（图6-54G，图6-54H）。

术后治疗：术后2周拆线后到专业康复机构规范康复治疗，术后3个月X线片（图6-55A~C）和CT检查（图6-55D）显示骨折愈合好，逐渐弃

图6-54　手术沿第五跖骨断端外侧切开，暴露断端，可见断端硬化，结缔组织增生填塞，断端有异常活动（A）。清理断端，使断端新鲜化后，打入导针（B）。于同侧髂骨用专用取骨器取出一圆形松质骨（C）。取出的松质骨条（D）。打入拉力螺钉后透视，见断端对位良好，螺钉位于第五跖骨干髓腔内（E）。给予断端植入松质骨（F）。骨折处再予钢板固定，增加断端的稳定（G）。透视见钢板螺钉位置好，骨折对位良好，植骨充分（H）

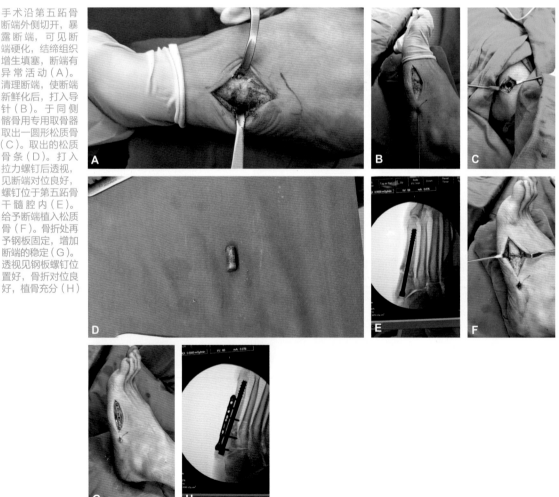

拐正常行走。患者自觉手术部位有异物感，无疼痛不适。术后9个月开始高强度锻炼及比赛，无不适，目前仍未取出内固定。

病例特点

患者青年男性运动员，平时训练及比赛对第五跖骨造成反复的应力，根据骨折的发病原因、部位及X线表现（第五跖骨基底Ⅲ区骨折端有硬化），诊断为应力骨折。对于应力骨折，首先要排除患足有无力线异常，最常见的是高弓内翻足畸形，该患者可以排除这种情况；其次，要排除局部骨质异常，即病理性骨折，患者的X线及CT检查未见局部骨质破坏，结合患者为运动员，平时训练及比赛强度大，支持应力性骨折的诊断。患者非手术治疗无效，考虑职业特点，要尽早恢复运动功能，所以考虑手术治疗。手术的方法有多种，单独应用髓内螺钉固定也可取得较好的结果，但患者体型较大且对运动要求高，故选择髓内加髓外固定，以增加固定强度，避免愈合不良。术后的康复训练也很重要，需要康复专业人士指导。术后3个月复查见骨折愈合后逐渐完全负重，并根据患者局部症状决定是否取出内固定物。

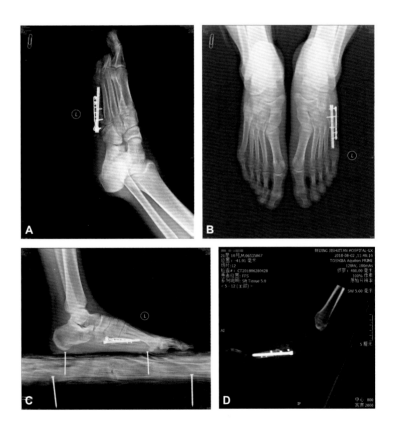

图6-55 术后3个月复查，斜位片（A）提示骨折对位良好，可见少许骨痂生长，内固定位置合理，未见松动断裂。正位片（B）提示骨折对位良好，前中足未见内收及外展，可见断端少许骨痂生长，内固定位置合理，未见松动断裂。侧位片（C）提示骨折对位良好，未见高弓足及平足，可见断端少许骨痂生长，内固定位置合理，未见松动断裂。矢状位CT（D）提示断端骨痂形成连接，内固定位置合理，第五跖骨断端对位良好

病例 9　趾骨骨折病例第一近节趾骨远端关节内完全骨折）

病历摘要

32 岁女性，9 天前踢伤左足，致拇趾疼痛伴活动受限。于外院 X 线检查诊断为第一近节趾骨骨折。就诊于我院门诊，体格检查：左侧拇趾肿胀、瘀斑、旋前背伸畸形。X 线检查和 CT 检查：拇趾近节趾骨远端关节内双髁骨折（AO/OTA 88.1.2.3C），趾间关节半脱位（图 6-56，图 6-57）。

术前计划

手术适应证：年轻患者，关节内骨折半脱位，合并旋转背伸畸形。

固定选择：双髁骨折通常需要使用接骨板螺钉固定。

手术入路：常用内侧入路。

手术操作

做左侧拇趾背内侧纵切口，从跖趾关节水平至远节趾骨基底，逐层切开，注意保护神经血管束（图 6-58A）；沿近节趾骨背侧骨面剥离（图 6-58B）显露骨干骨折，沿趾间关节内侧切开趾间关节囊，显露内侧髁骨折移位（图 6-58C）；沿近节趾骨跖侧剥离，经籽骨趾骨间隙显露外侧髁，旋转远节趾骨即可充分暴露近节趾骨远端关节面内外髁（图 6-58D）。清理骨折端和趾间关节内血肿。首先复位内侧髁骨折，使用 1mm 克氏针临时固定。旋前远折端，恢复趾骨远近端力线，直视下可见趾骨外侧皮质连续性改善，使用 1.5mm 克氏针斜向临时固定趾骨骨折近端和远端外侧部分，透视

图 6-56　足正斜位 X 线片见拇趾近节趾骨远端关节内双髁骨折，趾间关节半脱位，骨折远端旋转移位，可见趾骨下籽骨

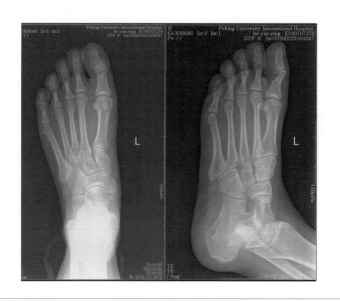

足正位、内外斜位确认骨折复位（图6-59）。

首先用直径2.0mm皮质骨螺钉横向固定关节内骨折和骨干骨折，然后在趾骨背内侧使用2.0mm锁定接骨板桥接固定骨干粉碎性骨折，骨干部分用1枚斜向螺钉加强固定强度（图6-60）。屈伸蹑趾，检查骨折端固定稳定。术后第1天患者可在耐受程度内进行踝关节屈伸练习。术后第3天患者可在耐受程度内穿着前足免负重鞋下地部分负重。术后6周穿运动鞋基本恢复完全负重。

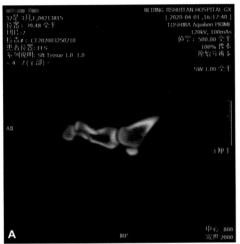

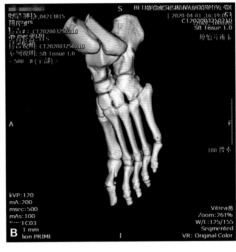

图6-57 足矢状位CT及三维重建片可见骨折端背伸伴旋前畸形

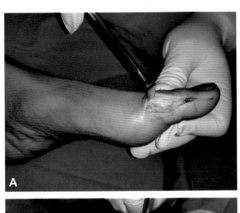

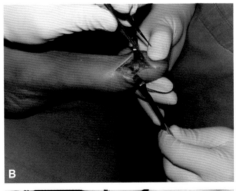

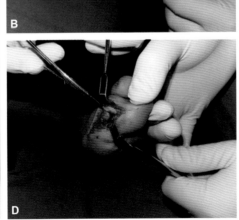

图6-58 蹑趾近节趾骨内侧入路，自跖趾关节至趾间关节水平，注意保护神经血管束（A）。沿骨面剥离至趾间关节水平（B）显露骨干骨折，切开内侧趾间关节囊，显露内侧髁骨折移位（C），沿籽骨趾骨间隙剥离，旋转远节趾骨后充分暴露趾间关节内外侧髁（D）

病例特点

骨折复位常规需要使用点状复位钳，但对于较小的关节内骨块，使用整形镊或手指按压骨块进行固定可能更为方便；对于骨干骨折，使用蚊式钳钳夹复位更为实用。通常情况下，对于体格较大的患者蹈趾近节趾骨近端骨折，可将 2mm 锁定接骨板螺钉放置在趾骨内侧进行固定；对于体格较小的患者，趾骨远端内侧面无法固定 2 枚螺钉，故选择将接骨板置于趾骨背内侧，虽然远端仅 1 枚锁定螺钉固定，但由于骨干部分斜向螺钉增强了整体结构的稳定性，术后检查骨折端稳定性良好。

图 6-59 术中透视正位（A）和内外双斜位（B、C），可见关节内骨折复位，骨干骨折对位对线恢复

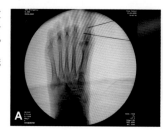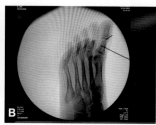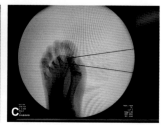

图 6-60 术中透视正位（A）和内外双斜位（B、C），可见各有 1 枚 2.0mm 皮质骨螺钉横向固定关节内骨折和斜向固定骨干骨折，趾骨背内侧 2.0mm 锁定接骨板桥接固定粉碎的骨干骨折，注意远排钉孔由于关节内螺钉位置影响仅固定 1 枚锁定螺钉

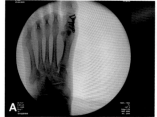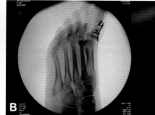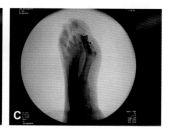

病例 10　第四跖骨头关节内剪切骨折畸形愈合病例

病历摘要

19 岁女性，舞蹈特长生，1 年前右足扭伤致第四跖趾关节疼痛伴活动受限，当地医院就诊未见明显异常，未予处理。日常生活无明显受限，但由于第四跖趾关节疼痛和活动受限，不能继续跳舞，就诊于我院门诊。体格检查：右足第四跖趾关节压痛及活动受限，关节被动活动可及摩擦感和疼痛（图 6-61，图 6-62）。X 线检查：右侧第四跖骨头骨折畸形愈合（图 6-63），CT 证实为第四跖骨头背侧关节内剪切骨折（图 6-64）。初步诊断：右侧第四跖

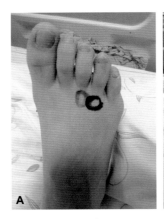
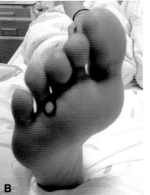

图 6-61 第四跖趾关节背侧和跖侧压痛点（黑色圆圈所示）也是行走疼痛点

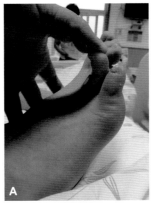
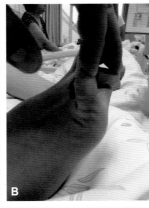
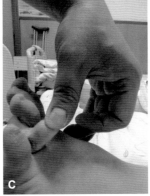
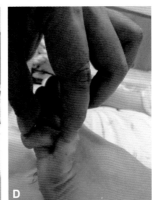

图 6-62 患侧第四跖趾关节活动受限，以背伸受限更为明显（A、B），健侧第四跖趾关节屈伸活动正常（C、D）

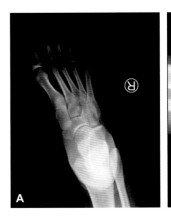
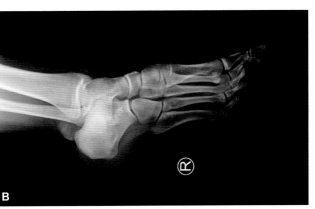

图 6-63 右足正斜位片：第四跖骨头陈旧性骨折，骨折移位，畸形愈合

图 6-64 右足矢状位 CT：
第四跖骨头陈旧
性骨折畸形愈合

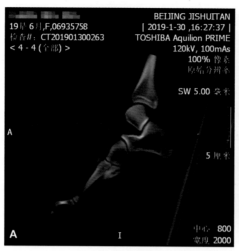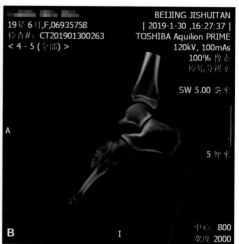

骨头骨折畸形愈合。

术前计划

手术适应证：本例属于关节内骨折畸形愈合，影响功能和职业生涯，非手术治疗无效，有手术适应证。

手术方案主要考虑两个问题：①骨折块大小是否适合进行内固定，需要通过术前 CT 确定。如骨折块太小不能固定则行骨折块切除，改善关节活动，但要注意避免出现跖趾关节脱位；②经骨折畸形愈合处截骨后是否有骨折端骨质吸收而无法达到解剖复位？这需要沿原骨折线截骨后根据跖骨头轮廓仔细复位判断然后固定。手术切口选择第四跖趾关节背侧入路。

手术操作

做第四跖趾关节背侧纵切口（图 6-65），逐层切开显露跖骨头，可见第四跖骨头关节内骨折，骨折远端向背侧近端移位畸形愈合（图 6-66）。沿原骨折线截骨（图 6-67，图 6-68），清理骨折面新鲜化。直视下复位骨折块，

图 6-65 以第四跖趾关节为
中心做背侧切口

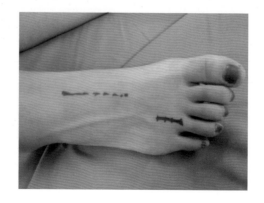

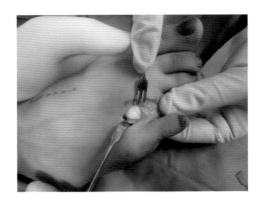

图 6-66　逐层切开显露第四跖骨头，见第四跖骨头关节内陈旧性骨折，远折端向背侧移位，畸形愈合

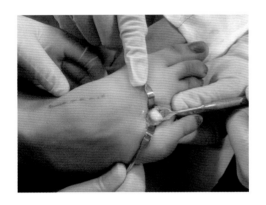

图 6-67　沿原始骨折线截骨

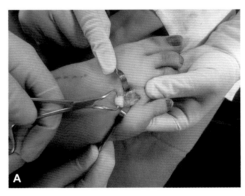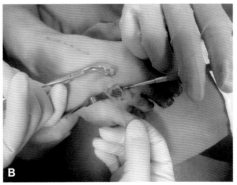

图 6-68　截下第四跖骨头，显露基底予以新鲜化

以空心钉导针固定后（图 6-69），检查关节活动正常，使用空心钉埋头固定（图 6-70）。术中透视见关节面复位好（图 6-71），关节间隙恢复正常。术毕逐层缝合，切口皮内缝合（图 6-72）。术后 X 线片可见关节面复位良好，骨折固定可靠（图 6-73）。术后足部石膏托固定 3 天后，前足不负重，开始练习足趾屈伸活动。术后 4 周逐渐前足负重行走。术后随访患者疼痛消失，关节活动度增加，恢复跳舞。

病例特点

在临床工作中，单纯跖骨头关节内剪切骨折较少见，临床症状较轻，

图 6-69　解剖复位后空心
　　　　钉导针临时固定

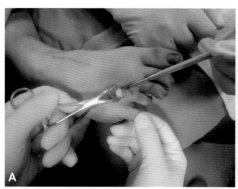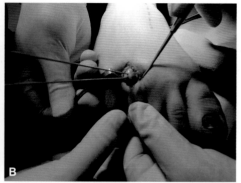

图 6-70　空心钉埋头固定

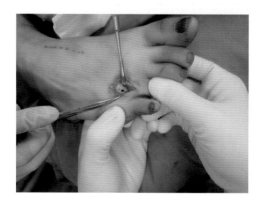

图 6-71　术中透视见骨折
　　　　复位和空心钉固
　　　　定位置满意

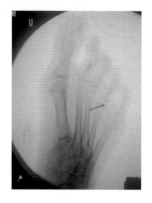

图 6-72　缝合切口

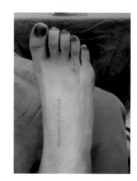

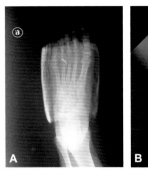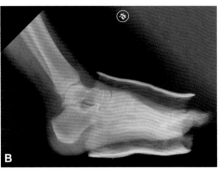

图 6-73 术后足正侧位 X 线片：骨折复位满意，螺钉位置及长短合适

容易就诊延迟。X 线片表现不典型，如果不在充分查体的基础上仔细阅读 X 线片，容易漏诊。本例即属于这种情况。

既往文献报道的单纯跖骨头剪切骨折多为个案报告。受伤机制多为近节趾骨撞击跖骨头所致的剪切骨折。总结我院资料发现：大约一半的单纯跖骨头剪切骨折发生于第四跖骨。分析原因可能与踝跖屈时，第四跖列受力较大相关，但仍需进一步研究证实。

移位的跖骨头骨折常伴有跖趾关节脱位或半脱位，骨折畸形愈合后造成疼痛及活动受限。体格检查可以发现跖趾关节压痛和活动受限，结合 X 线及 CT 可确诊。在治疗上与关节内骨折的治疗原则一致，需要切开复位，首先复位关节脱位，再处理移位的骨折块，根据骨折块大小，选择螺钉或克氏针固定。